走近西方心理学大师丛书

如何成为心理咨询师

来自咨询与治疗大师的启示

杨慧　熊哲宏／主编

中国社会科学出版社

图书在版编目（CIP）数据

如何成为心理咨询师：来自咨询与治疗大师的启示／杨慧，
熊哲宏主编．－北京：中国社会科学出版社，2009.9
（走近西方心理学大师丛书）
ISBN 978－7－5004－7786－0

Ⅰ．如…　Ⅱ．①杨…　②熊…　Ⅲ．心理卫生－咨询服务
Ⅳ．R395.6

中国版本图书馆 CIP 数据核字（2009）第 076316 号

策划编辑	陈　彪
特约编辑	李登贵　等
责任校对	曲　宁
封面设计	回归线视觉传达
版式设计	王炳图

出版发行	中国社会科学出版社		
社　　址	北京鼓楼西大街甲 158 号	邮　编	100720
电　　话	010－84029450（邮购）		
网　　址	http://www.csspw.cn		
经　　销	新华书店		
印　　刷	北京君升印刷有限公司	装　订	广增装订厂
版　　次	2009 年 9 月第 1 版	印　次	2009 年 9 月第 1 次印刷
开　　本	710×960　1/16		
印　　张	30	插　页	2
字　　数	405 千字		
定　　价	49.00 元		

目　录

精神分析咨询与治疗大师

人本主义咨询与治疗大师

存在主义咨询与治疗大师

行为主义咨询与治疗大师

认知主义咨询与治疗大师

家庭系统咨询与治疗大师

积极心理咨询与治疗大师

后现代主义咨询与治疗大师

20世纪人类心理咨询与
治疗理论的四大对立倾向

亲爱的读者朋友，当你拿起这本《如何成为心理咨询师——来自咨询与治疗大师的启示》时，你那被荡起的涟漪或许久久不能平静：曾几何时，你的心灵在被黑暗和阴霾笼罩的时候，也许你不安过、怯懦过、退缩过、恐惧过、抑郁过……在那人生最艰难的时刻，你就像漂荡颠簸在暴风雨中的一叶小舟，是多么渴望出现一盏明亮而温柔的灯塔，为你导航，为你抚慰心灵的伤痛。你何其幸运！这样的心灵"灯塔"终于跃现在你的生命中。正是她的大爱与关怀、她的豁达与尊重、她的周到与艺术，使你昂首阔步踏上了生命的新征程；而这样的心灵灯塔，就是心理咨询师！

本着"心理学知识的提出具有强烈的个人色彩，打上了心理学家深深的人格烙印"这一写作精神，我们从20世纪西方著名心理咨询与治疗学家中精选出35位大师，就他们的成长历程与人格特点、理论倾向和杰出贡献、经典成功案例及历史地位等，进行了全方位的描述和评价。

我们首先向读者展现了大师们是如何走向心理咨询与治疗的道路的。通过追溯大师生平的重大生活事件、他们独特的个人经历对其人格成长的意义、他们鲜明的人格特质与其咨询治疗思想的倾向性之间的关系，从而为读者揭示了心理咨询与治疗大师的成长历程。我们特别关注的问题是，大师们的童年经历（特别是某些创伤性经历），是

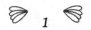

怎样塑造了他们坚韧的人格特质和非凡的人格魅力——包括他们一定的人格缺陷或人格障碍（甚或生活上的某些怪癖）？到底是哪些积极因素乃至某些消极因素（如一定的人格缺陷或障碍）促使他们走上了咨询师的道路的？

叙述和评价大师们对 20 世纪心理咨询与治疗的最富创新性的贡献及其历史地位，是本书的写作重点。根据我们研究西方心理学大师的一贯的方法论，本书是从"心理学范式"的视角入手的。对于每一位大师，我们考虑的主要问题是：提出了什么独到的"理论假设"？建构了什么极富特色的"概念框架"（或"概念网络"，即指具有内在的相互关系的一组概念）？在"研究方法"（包括临床治疗的技巧、程序和步骤等）上有哪些突破？他在心理咨询史上或当代心理咨询界的历史地位（特别是其在理论上、临床上的积极作用或消极影响）如何？

经典的咨询与治疗案例，是大师们的理论与方法的直接运用和亲身检验，为我们新一代咨询师提供了观察学习和实际操作的典范。本书所描写的"案例"都有相当的经典性：既有成功的，也有失败的；既有产生积极影响的，也有造成灾难性后果的。无论是哪种类型的案例，只要是能够说明或验证其理论的，就是有意义的或有效的案例。

最后，大师们成功的心理咨询之路对我们中国的心理咨询师的启发意义，这是我们全部写作的"落脚点"。诚如我们的一位作者所指出的那样，"中国心理咨询与治疗的发展与其说缓慢，不如说是停滞在一个尴尬的位置。当我们不断地重演经典的正确性时，我们是否逐渐遗忘了开拓自己独特的视野"。但愿读者在大师的启迪之下，尽快走上作为"心灵灯塔"的咨询师之路！

在概括地说明了本书的写作内容和鲜明特色之后，我们想通过宏观地勾画一下 20 世纪人类心理咨询与治疗的发展脉络，特别是通过阐明 20 世纪心理咨询与治疗理论中的四大对立倾向，从而总体地展示该领域的重大成就。这也正是我们编撰本书的目的或初衷。

对立倾向1：是"无意识"起作用，还是"意识"起作用？抑或：是"过去"重要，还是"现在"重要？

无论是揭示一种心理障碍发生的原因，还是作为一种咨询与治疗的方法的切入点，20世纪的咨询与治疗理论，始终都在围绕这样一个对立倾向而展开：是"无意识"起作用，还是"意识"起作用？抑或：是"过去"（或"为什么"）重要，还是"现在"（或"做什么"）重要？

以弗洛伊德为代表的"精神分析"咨询与治疗家主张，"无意识"（unconscious）在心理障碍或人格障碍的形成中起决定作用。可以给无意识作出如下描述性定义：从内容来看，无意识是由（先天）本能和后天"被压抑的经验"这两方面所构成的；从产生的机制来看，无意识是因童年时期的"创伤性经历"经过长期的"压抑"而形成的（正如"伊底普斯情结"所表现的那样）。没有压抑，也就无所谓无意识；从功能上看，无意识总是潜伏在心理深处伺机而动，并无时无刻不在支配着人的行动（在这个意义上，弗洛伊德的 unconscious 译成"潜意识"则更为贴切）。

作为心理或人格障碍的"神经症"，说到底就是无意识冲突的表现。弗洛伊德惊世骇俗地发现了"童年期的性活动"，并在他独特的无意识概念的基础上，作出了"梦的解析"，进而逐渐澄清了心理病理学的分类，最终形成了有关神经症病因的设想：神经症是由童年期被压抑的性活动逐渐形成并长期维持的无意识冲突的表现。

既然无意识冲突是导致神经症的原因，那么作为治疗方法的切入点甚至目标就是：使无意识成为（或上升为）意识。弗洛伊德的"哪里有本我，哪里就有自我"这句话，恰到好处地表达了精神分析治疗的目的，即让自我重新到位，并控制本我的原始冲动。治疗方法是达到治疗目标的途径，二者是相辅相成的。在经典的精神分析治疗方法中，弗洛伊德一般采用的是自由联想（包括释梦）、抵抗的分析、移情和解释这四大治疗程序。

一个不争的事实是，从弗洛伊德经典精神分析到今天的"后现代"精神分析，尽管其学派内部的争端不断，例如，仅仅在"理论上的争议"（米切尔语）就有：什么是心理病理的原因，是"创伤"还是（无意识的）"幻想"（fantasy）？什么阻碍治愈，是（无意识）"冲突"还是"发展受阻"？"性欲"在心理病理的形成中究竟起什么作用？等等，但有一点是所有精神分析治疗家都认同的："过去"比现在更重要！换言之，也就是"无意识"比意识更重要。

但是，纵观整个20世纪，几乎精神分析学派之外的治疗家，都强调"现在"比过去更重要。格拉塞甚至创立了"现实疗法"与此相抗衡：因为传统精神分析强调的是过去的经验对现在的影响，而现实疗法则强调"现在和将来"；重视"怎么办"，而不是"为什么"。现实治疗法强调当事人的目前的行为。这种对于"现在"的重视，可从治疗者经常发问"你现在正在做什么"而看出；即使问题有可能源于过去，当事人也必须在现在学习更好的方法去处理。例如，如果有一位成年当事人小时候曾遭受过性虐待，咨询师仍会强调目前问题的解决。唯有在有助于解决目前的问题时，才可探索孩提时的虐待事件。显然，格拉塞对追究所谓"幼年时期的事件"的做法持怀疑态度。

皮尔斯创立的"格式塔疗法"（"完形疗法"）也是与看重过去相对立的。其鲜明特色是，注重个体和"情境"（context）的相互关系，强调自我觉察、"此时此刻"。作为"情境"对认知产生影响的一个例子，谁被当作"背景"，而谁又能作为"主体"，这是一个"奋争"的过程；只有"此时此刻"（now）最重要的需求（need），才能从背景中冒出头来，形成一种暂时的平衡。当这个需求被满足后，它又会回归到背景之中，给下一个需求留出空间。这里，皮尔斯所独到的关注点与弗洛伊德式的"过去观"冲突颇大：弗洛伊德关注的是个体在童年时期被压抑的内在心理冲突，而皮尔斯则把重心放在个体"此时此刻"所处的"情境"上。这样，格式塔疗法通常只会问当事人在"做什么"或者"怎么做"，而很少问"为什么"。因为那样的问题只会促使当事人去编造一些"合理化"的解释，并将他们带回过去的回忆中，从而脱离了现在的体验。

以宾斯旺格为代表的"存在主义疗法"也与传统精神分析分道扬镳。存在疗法的基本目标是，帮助来访者寻找生活的意义，使他充分地体验到个人的存在即"此在"，让他认识到自己存在的全部潜能，重拾生活的信心。纵观治疗的全部过程，宾斯旺格都只强调"此时此刻"，而对于过去和未来并不重视。这恰好体现了海德格尔的人的"此在"（Dasein）——在"时间"中存在；而且是"此时此刻"的存在。

"认知疗法"的创始人之一贝克，在年轻时就用扎实的科学研究功底撼动了当时盛极一时的精神分析。他撇开了传统的（无意识）动机模式，而向新兴的信息加工模式靠拢，从而改变当事人的不合理的认知观念。也就是说，贝克所关注的是，人们在心理病症期间，其心理功能是如何运作的，而不是关注为什么会有这个"病症"。这样，认知疗法减少了对于童年期的探索，将治疗集中在对日常问题的探索上；祛除精神分析式的"象征意义"，关注当事人的报告的实际价值。总之，认知疗法主要关注当事人的认知或思维，而不是潜意识的动机或驱力。

对立倾向2：是"问题本身"导向，
还是"问题解决"导向？

在咨询与治疗中，来访者总是要带着"问题"而来。但是，纵观20世纪咨询与治疗的整个演变就会发现，各种各样的心理疗法，

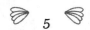

特别是不同的咨询与治疗者，对问题的看法却是大相径庭的，至少是看问题的角度不尽一致。同一个来访者的"问题"，精神分析学派认为是早期精神创伤所致，行为学派认为是有效学习的训练不足或奖惩不当造成的，认知学派则认为是不合理的认知所导致的，人本主义学派则认为是由缺乏应有的尊重和接纳所致……

因此，后现代主义学派的一个精辟见解是，问题既是来访者、也是治疗者"主观建构"的；而且，各种心理治疗学派用专门的语言所"建构"起来的各种所谓心理治疗假说，只能是反映了冰山的一角，充其量如同是瞎子摸象得出的片面认识。那么我们不妨这样假设："问题本身"不是问题，而是"解决问题"的方法不当，才导致了问题的出现甚至加重。这样，心理咨询和治疗的策略不就可以聚焦到问题解决、而不是似乎已经约定俗成了的问题本身了吗？

沙泽尔和贝尔格所创立的"焦点解决短期疗法"正是立足于上面的假设。在咨询过程中，来访者对问题的一再叙述，往往使他们的内心被无助与挫折的情绪塞满。但是，如果咨询师能引导使之注意力转向思考"希望情况有何改变"，来访者就不再陷于抱怨而不能自拔，转而澄清自己的期待，去思考改变问题的可能及寻找自己的着力点。也就是说，来访者的身心开始准备，为朝向解决问题的目标而动员起来。这正是焦点解决短期疗法把焦点放在问题的解决上，而不是局限于"问题情境中的主旨"的具体体现。

问题解决的短期疗法，也从"太极图"中受到启发：人的心理系统是平衡的，就像太极图的黑白两部分分别代表阴阳，二者互补互动，相辅相成。心理及行为的改变，可以由黑的部分着手，去修改问题的结构，也可以由白的部分扩展，探讨问题不出现时的状态。传统的治疗方法是从问题的原因入手，努力减少"黑"；而焦点解决短期心理疗法主张扩展取向，从解决入手，努力增加"白"。"白"之增多，"黑"即减少。即焦点解决短期心理疗法着重于探讨来访者身上问题不发生时的状况，而不像通常的咨询那样把重点放在问题的修订上。

　　既然有可能在不探究问题原因的情况下就成功地解决问题，那么就有可能将"问题"与"人"相分离——这正是怀特和艾普斯顿的思路。他们发现，针对同一个来访者的问题，不同文化背景的专家会运用不同的治疗理论作出不同的解释。如果来访者向不同的治疗师咨询，就会得到多种多样的反馈，那问题不是变得更加混乱吗？所以他们的叙事心理疗法提出，要将问题释放到"谈话"中，通过"说"让来访者自己寻找谈话内容的意义、生活的意义，让他们用自己的语言叙述着自己的"故事"；不再像传统疗法那样，去解释问题的产生，追溯其源头，而是将焦点放在人身上，亦即将问题与人相分离。

　　"积极心理治疗"的倡导者之一塞利格曼指出，好的心理咨询与治疗应该遵循培养人的积极力量和积极品质的原则。其重点应该放在培养个体的积极力量和品质（如"幸福感"、"自我决定"、"乐观情绪"、"爱与被爱的能力"和"快乐感"等）上，而不仅仅是教来访者学会暂时地摆脱"问题"困境的办法。只有培养个体的积极力量和品质，才能从根本上预防个体心理障碍的发生。

对立倾向 3：是"病态者"角度，还是"健康者"角度？

　　众所周知，弗洛伊德是"病态者"角度的始作俑者。他认为，"只有研究了不正常的东西，才能试着弄明白正常的东西"。在他那里，精神分析不过就是一种日常生活中的"心理病理学"。作为一种心理的"病理学"，总是要与如下语汇打交道："病人"、"病态"、"疾病"、"症状"、"变态"、"失调"，等等。尽管他的"疾病"概念具有心理动力学的维度——本我、自我与超我之间的相互作用，并断言导致心理病理状态的前提条件，是"自我"正常功能的被削弱或被瓦解，但这毕竟还是一种"医学的"或"病态的"治疗模式。

诚然，随着精神分析运动的发展，其学派内部这种医学或病态的治疗模式有所遏制。例如，沙利文就认为精神分裂症是由不良的人际关系造成的，进而把传统的精神病学改造成了"人际关系理论"；克莱因的"客体关系理论"，为精神分析由"驱力结构"的模式向"关系结构"模式的转变奠定了基础；埃里克森反对对潜意识的挖掘，轻视对梦的分析，主张分析师与患者的平等，强调把社会环境因素加入进来，把患者作为真正的"社会的人"来分析；柯恩伯格把客体关系理论与经典精神分析的本能理论整合在一起，并利用他整合后的概念模式来分析边缘型人格和自恋型人格；默瑞的理论曾深受弗洛伊德和荣格的影响，却从正统的精神分析中脱离，建立了自己的基于需要和压力的"人格学"。和大多数的心理咨询大师不同，他通过对"正常人"的实验研究发展出了更具广泛意义的临床治疗技术；米切尔的"关系精神分析"，将美国人际关系学派、英国客体关系理论、自体心理学理论的长处，整合成为一种独特而有效的关系理论，即使用"关系"一词来强调精神分析的所有学派背后共同的理论框架。

但是，在新兴的"积极心理学"看来，至少从弗洛伊德以来，心理学大多专注于心理的"障碍"、"病态"、"消极"方面的研究以及咨询与治疗。实际上，这样的心理学，说到底是一种"消极心理学"。其主要问题在于，消极心理学只看到心理的各种问题、外部世界中的不良事件乃至那些恶劣的环境，从而把心理学定位于消除人们心理上的各种问题上。消极心理学家期望，在心理问题被消除的同时，能使人们自然而然地体验到快乐。美国心理学家谢尔顿曾生动地描述了这种现象：一个人回顾自己的一生，言简意赅地总结"我是一个好人"时，精神分析家则马上给他这样一个专业性的评语："在一定程度上说，这是一位自恋狂"；当一个人很热心的去帮助素未谋面的陌生人时，心理学家则竭尽全力从此人的行为中找到他"自私自利"的阴暗面。

　　或许，这有些言过其实，但于此我们也可以看到消极心理学的理论基础和目的。在消极心理学看来，"消极的"动机是真实的、普遍的，而"积极的"动机则是人们的偶然为之。佩塞施基安强调，作为积极心理治疗的前提，我们需要人的天性中的那些"积极"方面，并给予它养分，让它苗壮地成长为主流。只有这样，我们的社会才能四处洋溢着爱的空气；只有这样，生活最终才有意义；付出奉献的社会那才是一个美丽的社会。这样，佩塞施基安就为心理治疗开辟了另一条从"健康者"角度看待心理治疗的有效途径。这一角度的要义在于，一开始的时候我们就选择一种健康的生活方式，从而放弃那些曾经经历的痛苦。

　　塞利格曼的"健康者"角度充满着"乐观主义"维度。他所推崇的乐观，并不是盲目的乐观，并不是"阿Q精神"，而是要帮助人们在心中树立坚定的信念。其目标是使人们变得乐观，但却不否认客观存在的环境或突发的事件。积极心理治疗希望帮助人们达到这样一个目的：在面对挫折和失败时，从积极的视角作出一种合理的解释，争取从挫折和失败中找到原因，吸取经验教训，让自己在挫折和失败中成长，为将来的成功奠定基础。这样一来，心理治疗就必须坚持慢慢灌输的原则。不能指望像治疗身体疾病那样，药到病除。心理治疗更应该起到改变人的一种行为、一种态度的作用，这是一个慢慢积累的过程。

对立倾向 4：是"功能障碍"，
还是"正常功能反应"？

　　我们经常用所谓"失调"（maladjusted）、"适应不良"（maladaptive）、"变态"（abnormal）等词汇来描述心理障碍，但我们都知道，

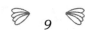

这些词汇往往缺乏一种清晰而明确的标准；尽管美国精神病协会在1994年发布的《心理障碍的诊断与统计手册（DSMMD）》中，详细阐述了心理障碍的具体标准，但这些标准充其量只是一系列简单的"启发式规则"，如主观忧伤、怪异、社会危害性和无能等。因此，明确心理障碍的具体标准对于心理咨询与治疗的发展至关重要。有了明确的标准之后，咨询与治疗师就能以此为框架，对个体的正常和异常状况进行测评和诊断，并且提出行之有效的治疗方案。

问题的关键在于，个体的某个行为，到底算是一种"功能障碍"，还是属于一种"功能正常"的反应，有没有什么理论上的原则加以区分与确认？以弗洛伊德的"神经症"概念为例。他认为，神经症（不像传染病）没有特殊的决定因素，寻找病源之类的刺激物是徒劳的；而且神经症容易转变为一般所谓的"正常"。因此，如果神经症与"正常人"的心理特点的确没有差别，那么神经症的研究对我们了解正常人就有极大的价值。通过这一研究，我们可以发现正常人的心理组织的"弱点"。显然，弗洛伊德式的"神经症"，到底是功能障碍还是功能正常，其分界是不清楚的。

随着进化心理学范式的兴起，目前在西方形成了"进化临床心理学"。它试图提供一套更加严格的理论原则来确认心理障碍的存在与否，从而避免对心理障碍的直觉性误解。根据目前进化心理学领军人物巴斯的假设，"一旦我们能够对进化形成的心理机制进行描述，对它们的功能予以确认，那么我们就能够得到一套确定功能障碍的具体标准。在相应的背景下，如果一种机制未能执行它在进化中所形成的设计功能，那我们就可以说该机制发生了功能障碍"。比如说，如果你的皮肤破了，但血液却不能凝固；周围很热，但你却不能排出汗液；或者当你在进食和下咽时，你的喉部却不能上升来阻止食物进入肺部，那么就可以说这些进化机制都出现了功能障碍。

根据对功能障碍的这一定义，进化机制所出现的问题往往表现在

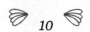

以下三个方面：（1）"激活失败"：当面临相应的适应性问题时，机制未能被激活（比如一个人看到蛇时不觉得害怕，也不知道逃走）；（2）"背景失败"：机制在不应该激活的背景下却被激活了（比如对不合适的对象——如近亲——产生了性欲望）；（3）"协调失败"：一种机制未能与其他机制相互协调（比如，对自身配偶价值进行评估的机制未能指导个体去追求合适的择偶对象）。这三种失败可称之为"机制失败"。只有进化机制失败了，才构成所谓功能障碍。

这样一来，"功能正常"与"功能障碍"的划分标准就出来了：

第一，只要进化形成的心理机制仍然在正常地发挥它们的"设计"功能，那就不能算是功能障碍。

进化心理学关于"择偶机制"的研究表明，人类进化出了对自身和周围其他个体的"配偶价值"进行评估的专门机制。在远古时代，人类一直过着小规模的群居生活，每个群体的总人数从50到100不等。所以在那个时候，个体对自己和他人的配偶价值的评估都相当精确。这样一来，每个人都可以将主要的精力和策略用在吸引与他自己比较"相配"的对象身上。但是，在我们现在所处的环境中，群体变得非常庞大，个人的形象可以通过各种媒体（特别是电视和网络）呈现在他人面前，这就为我们提供了一个前所未有的评估标准。比如说，时装模特和女演员通常都非常漂亮。尽管非常漂亮的女性只是所有女性中的极少数，但是她们在主流媒体上的曝光频率却非常之高。这些情况便引发了一种人为效应：女性在将自己和周围的所有竞争者进行比较时，总是倾向于"低估"自身的配偶价值。于是，女性之间的同性竞争不断升级，有的女性还会采用一些非常手段来增加她们的吸引力。这样，有的女性患上体形障碍（疯狂瘦身、苗条）、饮食障碍（厌食症和贪食症）或抑郁情绪。不过，从进化的观点看，这些问题都不能称作为功能障碍，因为进化形成的"择偶机制"仍然在正常地发挥它们的设计功能。

第二，心理机制的"平均"功能所伴随的正常错误，不能算作功能障碍。

我们现在所拥有的机制之所以能够进化，不是因为它们在所有情况下都能发挥作用，而是因为它们在远古环境中给我们祖先所带来的平均收益超过了平均代价。正因为自然选择是根据进化机制的"平均效应"来决定它们的去留，所以每一种正常运作的机制都有可能产生某些"错误"，但这些错误并不意味着功能障碍。比如，对方明明对你没有任何性欲望，而你却认为对方有。在这种情况下，你确实犯了错误，但是它们并不是功能障碍。因为平均而言，你觉察这些现象的阈限值比其他的阈限值为你带来的性接触机会更高。所以，正常的错误和真正的功能障碍是不同的。比如，远古男性在推测女性对他们的性欲望时，通常会出现两种情况："错误的"积极推测（女性对他们没有兴趣但他们认为有）和"错误的"消极推测（女性对他们有兴趣但他们认为没有）。但是，后者给男性带来的损失却远远大于前者。所以，自然选择在男性身上塑造的推测机制所采用的实际阈限值，比最准确的理论阈限值要低得多。总之，有些现象初看起来是功能障碍，但它们很可能只是进化机制的正常功能而已。进化形成的心理机制之所以会出现错误，其原因在于它们只能"在平均意义上"解决适应性问题，而不是在所有的情况下都能成功。

第三，心理机制的正常功能运作所带来的"主观困扰"，也不叫功能障碍。

有许多进化机制所产生的结果都会给人带来困扰。比如，在年轻人中大约10%的人曾经有过抑郁体验。尽管抑郁情绪毫无疑问会让人感到灰心、失落，但是它也拥有一定的适应性功能：抑郁有助于我们离开那些希望渺茫的事业，转而考虑其他的发展方向；抑郁可以削减我们的"盲目"乐观，让我们更加客观地重估自己的目标。焦虑也是如此。当我们面临危险时，我们的功能机制马上开始正常运作，从而产生了焦虑情绪。焦虑也会给人带来困扰，但它同时也改变了我们的想法、行为和生理状态，让我们全力应对眼前的问题；焦虑情绪让我们保持警觉，注意周围潜在的物理伤害和社会危害。不过，尽管这种情绪非常有用，但它所产生的压力反应却要让人付出一定的代价（过度消耗卡路里，造成机体损伤等）。所以，焦虑情绪之所以如此频繁地出现，一定有它的原因所在。从进化的视角来看，这个答案非常明确：在100次潜在的危险情况中，1次死亡比99次的虚报警告所带来的损失要严重得多。主观困扰也许并不总是功能障碍，它可能只是进化机制的正常功能反应。

第四，心理机制的正常功能所产生的不符合社会规范的行为，也不算是功能障碍。

我们的部分进化机制所产生的结果，往往与社会规范相违背。反社会型人格障碍就是一个很好的例子。医学治疗对于这类障碍基本上无能为力，因为患者通常很少理会那些用于维持互惠合作的社会规范。但是，患者所表现出来的行为其实是一种机制的正常功能——该机制被设计来促进远古祖先在特殊背景下的欺骗行为。比如，当欺骗者不想参与稳定的社会交换活动时，在他们的欺骗行为被识破并且必须付出一定的代价（比如说离开原部落去加入一个新的群体）之前，他们可以通过不对等的社会交换活动而获得收益。这样，患者表现出来的某些行为，很有可能是进化形成的"欺骗机制"所产生的结果。这些行为有：喜欢突然改变计划、富有吸引力、流动性很高、性乱交以及喜欢用假姓名等。所以，进化心理学有助于我们理解我们为什么会认为反社会型人格障碍患者的行为是令人讨厌的，因为他们对我们自己的繁殖利益带来了威胁；我们也明白了我们为什么对潜在的欺骗者如此敏感，这是因为我们已经进化了相应的心理机制来保护我们自己的利益。

总之，进化临床心理学的意义重大深远，它为我们理解什么是心理障碍提供了新颖而独到的视角，特别是为区分功能障碍与正常功能反应确立了可行的具体标准。

如何成为心理咨询师

　　亲爱的读者朋友，以上我们所概括总结的 20 世纪人类心理咨询与治疗理论的四大对立倾向，可以作为你阅读本书 35 位咨询与治疗大师的一个主导性线索。有了这样一个带有统括性的线索，你就可以慢慢地欣赏和品味各位大师的人格魅力与创新思想。请跟随我们一起，去追寻一下 20 世纪心理咨询与治疗大师们的成长之路吧！

精神分析咨询与治疗大师

弗洛伊德："潜意识"
是开启神经症之门的钥匙

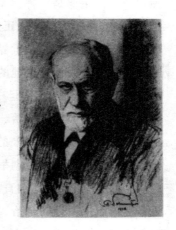

*假如我不能上撼天堂，我将下震
地狱。*

——弗洛伊德

西格蒙德·弗洛伊德（Sigmund Freud, 1856—1939）是奥地利著名的精神病学家，"精神分析"的创始人，现代心理学的奠基者。他的贡献是巨大的，因为其创建的"精神分析"理论对后世心理学及其他文化领域的发展都有着深远的影响。

我们或多或少都了解一些有关弗洛伊德以及他提出的一些概念，比如自由联想、梦的分析、潜意识、自我防御机制、自我分析、"力比多"、本我、自我和超我等。不管是一个普通的大学生，还是一名演员、一位作家都大体知道这些名词及其含义。可想而知，弗洛伊德和他的理论的知名度和影响力有多大。

弗洛姆在《弗洛伊德的使命》中对弗洛伊德是这样评价的："通过阐发人类心理实在的一个崭新方面——潜意识，以启发和帮助人们用理性控制自己的非理性情感、欲望，实现理性，提高人类的文明，这就是弗洛伊德的使命。弗洛伊德企图以救世主拯救人类的理想来征服世界。他是人类的领路人，但是他自己必然怀着深深的失望死去。弗洛伊德的使命决定了他的精神分析不是纯粹的精神病诊疗技术或心理学说，而主要是一种体系庞大、立意新颖的人生哲学。它关心人、研究人、以人为目的。"正是由于这种政治伦理的宗旨，精神分析才逐步形成一种运动，在世界各地广泛传播开来，越来越多的人开始知道弗洛伊德，开始讨论他的理论，也开始重新审视自己的人生和周围的世界。所以说："这是一种多么奇怪的现象：围绕着一种科学理论，居然能够形成半政治、半宗教的运动！"而这一切，大部分都是由弗洛伊德一手创办出来的，也是使他的名字永记史册的最佳证据。弗洛姆把这一切伟大的创举称为："弗洛伊德作为一名先锋战士的使命。"正是由于这份勇往直前的使命感，弗洛伊德的精神分析学说才会迅速地渗入西方的政治、法律、文学、艺术等各个领域，融入整个西方文化。

天才的心理学史家波林也这样赞扬弗洛伊德的伟绩："他是一个思想领域的开拓者，思考着用一种新的方法去了解人性。尽管他的概念是从文化的潮流中取得的，他仍然是这样的一位创始人，他忠于自己的基本信念而辛勤工作了 50 年，同时他对于自己的观念体系不惮修改，使它趋于成熟，为人类的知识作出贡献。……谁想在今后三个世纪内写出一部心理学史，而不提弗洛伊德的姓名，那就不可能自诩是一部心理学通史了。这里你便可有一个关于伟大的最好标准：身后的荣誉。"

当然，我们崇拜弗洛伊德，不光是因为他为世界所作出的贡献，更因为他的个人魅力。正如他自己所说："我的自传有两个主题贯穿于始终：我个人的经历和精神分析学的历史。这两条线是互相交织的、密不可分的。我的自传既展述了精神分析学是如何占据我的全部生活的，又如实地告诉人们，我个人生活中没有任何其他经历能够超过我和精神分析学的关系。"

心灵王国勇士的成长

诞生

1856 年 5 月 6 日，弗洛伊德诞生于当时的奥匈帝国一个偏僻小镇弗赖堡的家中。父亲是一个纺织品商，母亲是父亲的第三任妻子，而弗洛伊德是母亲的第一个孩子，所以他深受母亲的喜爱；而弗洛伊德在其自传中关于母亲的回忆都是非常美好的。弗洛伊德出身于犹太人家庭，他一生因为犹太人身份而遭受到很多嘲讽和冷落，但他作为一个发现真相的征服者的命运却从未改变。在这一点上，他一直认为是他的母亲使自己获得了不可估量的力量和优势。在自传中，弗洛伊德这样肯定母亲在他心中的地位："一个为母亲所特别钟爱的孩子，一生都有身为征服者的感觉；由于这种成功的自信，往往可以导致真正的成功。"弗洛伊德的父亲虽然是一个没有受过什么文化教育的商人，但他很重视对弗洛伊德的教育，从小就让他通读了很多文学著作，而弗洛伊德从这些文学著作中寻找那些"英雄人物"作为替代父亲的可敬的对象。

跨入精神王国

1876—1882 年，弗洛伊德在布吕克的门下从事生理学研究。而 1882 年被弗洛伊德称为是"我生命中的转折点"。由于家庭经济窘迫，在导师布吕克的劝告下，他放弃了生理学研究，转入全科医

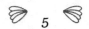

院，开始走上医学道路。由于犹太人身份，弗洛伊德总是遭人冷落，但他凭着聪慧的才智和勤奋努力，很快由一名实习医生晋升为住院医生。在医院中他经常接待很多从神经科转来的病人，这不仅使他积累了很多有关神经生理病理学的临床经验，而且他敏锐地发现这些病人的症状不光与其生理上的病变有关，还与一些心理上的问题有关。他在医院里的知名度很高，而且经常在小组讨论中担任主导者的角色。

爱的渴望和追求

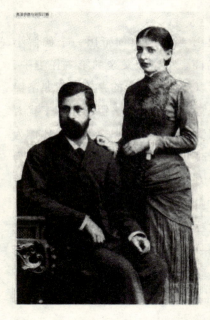

弗洛伊德和玛莎的订婚照

就在弗洛伊德年富力强但家境窘迫的时候，他遇到了他这一生最爱的女人——玛莎。弗洛伊德在第一次对玛莎表达爱意时是这样形容她的："一位嘴唇会衔来玫瑰和珍珠的'神仙公主'。"弗洛伊德与玛莎交往了四年多的时间，但其中有三年时间都是靠书信交往的；弗洛伊德总共写了900多封情书给玛莎，在信中无时无刻不表现出他对玛莎炽热的追求和强烈的占有欲：只要玛莎在信中提到一位她比较亲近的男士，弗洛伊德都会非常苦闷，都会着急地写信表达他对玛莎永恒不变的爱以及对那位男士的忌妒。最终，在四年爱情长跑后两人结婚了，并安家于维也纳。

与布洛伊尔的交往

弗洛伊德进入医院后，他发现当时盛行的电疗法虽然对精神科

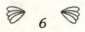

病人有短暂的效果，但没有一种有效方法可以治愈病症。这时他开始与布洛伊尔交往并合作，布洛伊尔是当时维也纳著名的医生和科学家。布洛伊尔提出了一种治疗精神病病人的方法——"宣泄法"，这种方法是在一个名叫安娜（Anna O.）的病人的案例中使用并提出的。安娜是一个 21 岁的姑娘，却在服侍她衷心敬爱的父亲时出现了歇斯底里症状，比如痉挛性的麻痹、精神抑制和意识错乱等。布洛伊尔在治疗过程中偶尔观察到，当姑娘病症发作时，她会用言语表达出那些笼罩着她的幻想和妄念，就能去除她的那种意识错乱状态。也就是说，当一个病人在催眠的虚幻状态之下，回想起某一情景，而达到自由表达其情感、或表达出原先被压抑的动机或目的时，症状就自然消失而不再出现。布洛伊尔使用这种方法治愈了这位病人，并开始提倡使用"宣泄法"治疗歇斯底里症病人。弗洛伊德也支持、并在他的病人身上开始使用这种方法。他发现在人的正常精神状态背后或在意识的深层，存在一种原始的意识形式，只有当人处于催眠状态下，人们失去自控能力，这种原始意识状态才可以表达出来。这些思考都经过弗洛伊德的种种试验后，逐渐形成了关于潜意识的原始概念。但这个案例也成了布洛伊尔与弗洛伊德关系恶化的起因。弗洛伊德进一步把布洛伊尔无法接受的、把性的因素归于歇斯底里症的病因中去，而布洛伊尔深受宗教和维多利亚时代的禁欲主义的影响，无法接受把性与精神上的病态联系在一起的思想。

《癔症研究》的发表——精神分析学的建立

一开始，弗洛伊德一直在使用宣泄法治疗病人，但他逐渐从治疗过程中认识到，歇斯底里症患者的病因并不是在于器质上而是由于心理上的冲突，尤其表现在与性欲有关的冲突上。有一位叫伊迷夫人的患者从 1889 年 5 月 1 日开始接受弗洛伊德宣泄法的治疗。在治疗中，弗洛伊德使用了"宣泄法"，同时进行暗示、推拿、洗浴等方法。他在治疗中得知，精神治疗的效果取决于病人与医生之间个人关系的改进。如果双方关系不好，就会使所有治疗失效。有一天，病人突然用双臂搂住他的脖子，好在进来了一位工作人员把弗洛伊德从尴尬处境中解救出来。从这里，弗洛伊德理解到，医生与病人的关系之所以对治疗效果起着如此重大的影响，就是因为人的精神活动大都以性欲为基础。此后20年，弗洛伊德才明确地指出：所有这些"移情"现象都证明了心理冲突起源于性欲。这是一个重要的起点，它预示着弗洛伊德精神分析学的未来发展方向——从性欲当中去寻找精神现象的根源。

从此，弗洛伊德完全放弃了医学上的治疗方法，开始使用精神分析的方法，试图到性冲动中去寻找精神问题的根源。这时，"精神分析"的概念已经开始萌生。1895年弗洛伊德发表《癔症研究》一书，标志着弗洛伊德的精神分析学的初步建立。

与弗利斯的交往

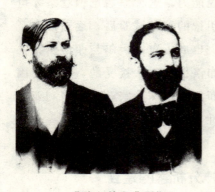

弗洛伊德和弗利斯

当弗洛伊德提出歇斯底里症与性欲冲突有关之后，引起了维也纳医学界和评论界的一片反对和嘲讽，空前的冷落和排斥使他已经无法维持生计。此时弗利斯出现了，他不光帮助弗洛伊德解决生计问题，还支持他的观点和研究。而弗洛伊德此时正值理论发展的关键期，他开始从关注歇斯底里症转向精神疾病背后的一般心理性根源，把注意力指向了人类意识背后的神秘精神力量——潜意识。正是在这个转折期，弗利斯的支持给予弗洛伊德巨大的动力，很自然弗洛伊德就把弗利斯看作自己最亲密的朋友。

"自我分析"开始——《梦的解析》的发表

弗洛伊德在1895—1900年短短五年内的成就是巨大的，他在这五年里并没有从事很多的治疗工作，而是专心于精神分析理论的奠基工作。而这一切很大程度上是由于1896年弗洛伊德父亲的去世，父亲的去世给他的打击很大。弗洛伊德在致弗利斯的信中写道："我一直高度地尊敬和热爱他，他的聪明才智与明晰的想象力已经深深地影响到我的生活。他的死终结了他的一生，但却在我的内心深处唤起我的全部早年感受，现在我感到自己已经被连根拔起来。"丧父的痛苦带给弗洛伊德不断的焦虑和不安，甚至恐惧也间歇发作，这让弗洛伊德深感总有一种无形的力量在自己心中滋生并影响着当前的意识和行为表现；此外丧父唤起了他的早年感受，这促使弗洛伊德开始回忆过去来进行"自我分析"。在怀念父亲中，弗洛伊德一遍遍地回忆旧日生活，尤其是童年往事，花大量时间整理自己的过去。他不断地寻找蛛丝马迹，发现现在的无意识动作、习惯性行为和感情都在早年已发生过，都只不过是童年的"翻版"。随着自我剖析的深入，他发现自己对母亲的依恋之情，致使自己产生了对父亲的憎恨和反感。弗洛伊德生动地用"伊底普斯情结"来说明这种现象——男孩都有一种热爱母亲而仇恨父亲的倾向（女孩则反之亦然），而他认为性欲在这中间起到了最关键的作用。由此，弗洛伊德看到了童年经历的重要性，同时发现了性欲在人的心理活动中所起的作用。弗洛伊德从以前治疗病人的过程中开始发现宣泄法越来越艰难，因为病人会由于精神治疗而产生各种形式的"阻抗"，由此引出了他后来的"防御机制"理论。而自我分析的方法给了弗洛伊德很大的启发：只有当人的"自我"处于浑噩状态时，被压抑的"潜意识"才有机会突破封锁，才有机会活动，才会产生梦；他逐渐找到了通往"潜意识"的大门。后来他把自我分析的方法演变成"自由联想法"，用于病人的精神分析。

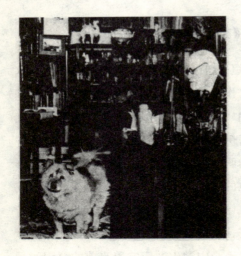

弗洛伊德和他的爱犬

1900 年，弗洛伊德把五年的思想探索和临床经验写成书，于是《梦的解析》一书出版。虽然现在这本书已经无人不晓，但讽刺的是当时初版发行了 600 本，却花了 8 年的时间才卖完，当时没有人去关注这本书，更没有人想到过了几十年这本书和它的作者已经家喻户晓。

《梦的解析》一书出版后，并没有受到医学界、舆论界的关注，弗洛伊德仍然是一名在街道中小有名气的心理诊所的医生。但是在这本书中，弗洛伊德提到了如何面对病人的梦的问题，这个问题一直横阻在弗洛伊德使用自由联想法去寻求神经症的解决途径上。因为，除了病人精神生活上发生的问题外，他们还吐露出很多梦的故事，而这些梦似乎必须介入于病的症状与病态的想法之间。所以，弗洛伊德认为，有关如何解读梦的语言，如何将梦的语言翻译成一般通俗的语言，这些知识对精神分析师来说是必须的；因为"梦是通达潜意识层面的途径之一。由于某种精神内容受到意识的反对，而被打消或压抑，因而成为病源。简单地说，梦是避开压抑作用的迂回之路，它是所谓心灵间接地表白所使用的主要方法之一"。

开创精神分析运动

弗洛伊德一生致力于创立精神分析理论，推进精神分析运动。而这一划时代的思想和理论，使人类的自我形象受到了重大冲击。弗洛伊德在《自传》中这样自我评价他新创立的精神分析的意义："自从《梦的解析》一书问世后，精神分析再也不是纯粹属于医学的了。在德国和法国，它被应用于文学和美学，并向宗教史、史前史，神话、民俗学乃至教育学等领域迅速拓展。'精神分析'已经成为一门专论潜意识心理过程的科学，它似乎注定要对许多知识领域提供最有价值的援助，已经成为这个伟大的时代中不可缺少的一门辅助科学。"

"精神分析的基本规则"——治疗方法

"自由联想"

弗洛伊德认为，"自由联想法"是整个治疗过程的前提，因为它可以为分析师提供非常有价值的有关患者的资料。所谓自由联想，简单地说，就是不要让患者的意识去指导他的思维；让他想到什么，就说什么。患者必须保证一五一十地说出自己感觉到的东西，而分析师也用不着反复关照他必须讲真话。"患者不仅应该告诉我们他想说和愿意说的，像忏悔一样得到解脱，而且他同样应该告诉我们其他一切他自我观察到的、出现在他的脑海中的事情，即使这些是他讨厌说的，似乎对他是不重要的，或者实际上没什么意义的。"自由联想的预期效果是，患者在汇报其回忆的往事时，不光把自己意识到的东西报告出来，还要把被抵抗所压抑的潜意识内容，包括被压抑的情绪、被遗忘的一些回忆，直接或者间接地表达出来。如果患者在接受分析师尽量坦诚的要求之后，不再进行自我抵抗或压抑，"那他就将为我们提供大量的思想、观念和回忆，这些材料已受到潜意识的影响，常常是潜意识的直接派生物，从而使我们能够推测到患者受到压抑的潜意识材料，使我们能够通过给患者以信息来扩展他的自我对其潜意识的了解"。

"抵抗的分析"

弗洛伊德在研究歇斯底里症时指出，"是那些正常的受压抑的精

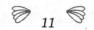

11

神力量，在反常条件下转化为变态的心理"。人们心中会产生一种特别的冲动，有可能是来自本能的，也有可能是来自外界刺激的，这种冲动总是要往外宣泄掉。但当冲动受到各种形式的约束和阻止时，冲动就会被人自身压抑到潜意识当中去，而且引起冲动的事实可能会埋藏于潜意识当中，或被扭曲，或被遗忘，或被转移到其他人身上；同时那种冲动的力量无法发泄出去。这种得不到宣泄的"潜能"，就是发生歇斯底里症的原因。弗洛伊德把这一过程称为"压抑作用"。

弗洛伊德认为："分析面临着一个任务，就是去掉抵抗，自我矫正是用它来表示自己与被压抑的东西无关。"患者的这种抵抗会使治疗工作进行得更加困难，甚至有使工作完全停顿下来的危险。抵抗分为两种：一种是由压抑引起的抵抗。这种抵抗在临床上的突出表现是，当患者在对过去自由回忆中逐渐接近自己不愿意去想起的东西时，他的联想就会中断或消失，报告给分析师的要么是"想不起来了"，要么是"不会是那样的"；当分析师告诉他，"其实这个东西是发生过的，你当时就在场"时，他对这一事实还是一无所知，甚至是极力地反对分析师的肯定的告诫。另一种是持续于整个治疗过程并随工作进展而更新的抵抗。"患者的自我会由于畏惧危险和不快乐而从与分析师的合作中退缩，但只要它不打算拒斥分析师，那它就肯定会不断接受鼓励和安慰。"在患者与分析师剖析有关患者的回忆的时候，患者的自我（现实中的"我"）反对分析师，反对分析师对他不愿意承认的事实的肯定；而通常是分析师必须主动并且在强烈的治愈动机下冲破患者的抵抗和心理防线，引导患者进入自我，从而帮助患者把那些事实带入意识中，让患者利用自我的力量进行治愈。

弗洛伊德指出，克服抵抗是最费时间和最麻烦的，然而又是最值得做的工作。因为这一工作有利于"自我的转变"。因此，分析师应努力使患者自我免受潜意识的改变。弗洛伊德写道："只要我们能在自我中检查出潜意识的派生物，我们就能指出其不合理的根源，并促使自我拒绝这些影响。应当牢记，潜意识元素对自我的改变不应超出一定限度，这是我们帮助病人抵御潜意识侵犯的契约的先决条件之一。”

“移情”

所谓移情，是指“患者把分析师看成是自己童年或过去的某一重要人物的再现或化身，结果把无疑用于原型的感情和反应转移到了分析师身上”。其实，“移情只能说是由精神分析揭示并分离出来的。移情是人类精神生活中的一种普遍现象；它决定着一切医疗效果的成功与否，而且实际上，它还支配着个人与社会环境的所有关系”。

分析师通常被患者当成自己的父亲或母亲。移情是两极化的，它既包含着对分析师积极的、温情的态度——正移情，又包含着对分析师消极的、敌对的态度——负移情。在正移情的情况下，患者会取悦分析师，赢得分析师赞扬和喜爱，就像是依恋于分析师。这种依赖感成了患者按照与分析师合作、依从分析师的安排的真正动力，患者会觉得自己是为了分析师对自己的赞赏而去做那些平时他做不到的事。这种巨大的动力是促使治疗能够顺利进行的一个推动力来源，而且不可小视这个力量，因为分析师的赞美和表现出对患者的喜爱会强化患者再次发展移情，所以移情的力量会不断强大。

既然移情再现的是患者与其父母的关系，那它也会继承这一关系的两极性——爱与恨。终有一天，患者对分析师的积极态度会转变成消极、敌对的态度即负移情。这实际上是患者在重复过去。“显然，这些移情状态的危险在于患者不理解移情作用的性质，误把移情作用当作新的现实经验而不是当作过去经验的反映……分析师的任务是，坚定地使患者摆脱危险的错觉，反复地向他表明他自以为新的现实生活不过是过去生活的反映。”正因为移情在精神分析活动中是经常出现的，所以分析师一定要敏锐地发现患者对分析师自身的移情的现象，并且根据分析师的职业道德，不仅要尽早发现并采取对策，而且要防止分析师自己陷入对患者的移情当中。"移情只是用来促使病人进行一种精神活动——即克服他自身的移情抵抗，这会使他的精神结构发生一种永久性的变化。"分析师要让患者意识到移情的出现，并让他相信，当他表现出移情的时候，正在重新经历着童年受压抑时期产生于最早的客体依恋的那些情感。或者说，病人所无法回忆的一部分情感生活又在他和医生的关系中重新体验到了。正是这种移情中的重新体验，才使他确信这些潜意识冲动的存在和力量。这样，移情便从一种最激烈的抵抗手段，一跃成为精神分析治疗的最佳方法。

开启智慧之门的经典案例

"性是开启神经症之门的钥匙"——少女杜拉的故事

在经历了很多案例后，弗洛伊德遇到了改变他一生理论研究道路的案例——病人少女杜拉（Dora）。弗洛伊德从少女杜拉的病例中，总结出早期性经历对人格发展过程的阶段性影响、歇斯底里症的遗传因素、身心症状之间的关系、潜意识与现实之间的转化活动对于病人症状的表现的影响，以及潜意识幻想与性生活的密切关系等重要观点。经由对杜拉的梦的精神分析过程，弗洛伊德发现杜拉是处于几重三角关系当中：由于杜拉迷恋父亲，常与母亲作对，形成了"三角关系"；杜拉既羡慕又妒忌父亲的情人克女士，一面暗地模仿她，一面又想从她手里把自己的父亲抢回来，形成了一个新的三角关系；而杜拉又拼命与克先生接近，与其妻对抗，又形成了另一个三角关系。杜拉与他人之间的"三角关系"是导致她歇斯底里症发作的主要起因。而杜拉在发病时总会伴随着身体上的问题，比如呕吐、麻痹、痉挛等。弗洛伊德认为歇斯底里身体上的症状也是神经症的一种表达方式。这可能是因为潜意识幻想具有主动性，这些幻想在遭到意识的压抑之下横冲直撞，希望有一天找到一个通道可以从潜意识世界中突破出去；而这时潜意识的念头找到了身体这个很好的通道，于是就通过身体的一些生理反应进行释放。所以在治疗神经症时，如果发现了精神上的病因并进行相应的治疗，身体上症状的解除在一定程度上可以反映出精神层面上的解放和治愈。弗洛伊德在这个案例当中对少女杜拉的一些性心理和行为上的观察和分析，并把这些与她的现实生活和潜意识分析结果联系在一起，整理分析出杜拉的病因以及相应的治疗方法；虽然这种方法在这个案例当中最后产生了很好的效果，但弗洛伊德却咬定神经症的产生是与性有关，尤其是潜意识幻想与性活动有关，后来提出了"力比多"（Libido）的概念，但现在有不少学者认为这个看法存在很多偶然性和漏洞，而且从有关弗洛伊德对母亲的依恋的传记中可以看到，弗洛伊德总是试图用性欲来文饰一些更本质的心理现象。有人认为，弗洛伊德把性欲与神经症之间的关系看得过于重要，因而存在一定的局限性。

"梦是愿望的满足"——"爱玛梦"

另一故事更为有趣：1895 年夏，弗洛伊德用精神分析法治疗了一位女患者，她叫爱玛。在治疗过程中，弗洛伊德在一个晚上做了关于这位爱玛患者的梦，梦醒后他立即记录下梦的内容，并在《梦的解析》一书中，用长达 14 页的篇幅作了详细的描述和解释，由此标志着弗洛伊德对他自己的自我分析的开始。

患者爱玛既是弗洛伊德的病人，又是他的朋友。有一天，弗洛伊德的同事奥托医生拜访了这位女患者，回来后与弗洛伊德谈起爱玛的情况。奥托说："她看来似乎好一些，但仍不见有多大起色。"那种语气听来就犹如指责弗洛伊德没尽到责任。弗洛伊德猜想肯定是有别人说他的坏话以及对他的治疗效果不满，当时弗洛伊德并不在意，但当晚弗洛伊德越想越委屈，便奋笔疾书，把爱玛的整个治疗过程整理了一遍，并寄给了一位精神病治疗权威的同事 M，目的是想让同事评判一下他的治疗到底有没有令人非议之处。就在当天晚上即 1895 年 7 月 23—24 日那个夜晚，弗洛伊德做了一场梦。他梦见爱玛来参加他的家宴。弗洛伊德埋怨她没能采用他的"治疗方案"，而爱玛则一再抱怨，说她的嗓子、胃和腹部都疼得厉害。弗洛伊德让她张开嘴，吃惊地发现在她嘴里有"一大片白色块和卷曲如鼻梁骨一样的东西"。弗洛伊德随后叫来了 M 医生，又检查了一遍，证实了他们所看见的一切。另外两位医生，"我的朋友奥托和里昂柏德"也出现了。医生诊断为感染，并且"我们也立刻查明了感染的原因"；"我的朋友奥托曾给她打了一针，但是当时注射器没有消毒"。

后来弗洛伊德在《梦的解析》中对这个梦的分析和解释是："……在这个过程中，我逐渐体会到这个梦的意思。我意识到梦中的事件是我的一个意愿引起的。这个意愿肯定就是我做梦的动机，梦恰好满足了我由于前一天晚上的事而产生的愿望。梦的结论就是说，爱玛的病不见好不是我的过错，而是奥托的失职。事实上，我是因为奥托提起爱玛的病没治好而感到恼怒，而梦则把责任推到他头上去，从而报复了他。在梦里，爱玛的病况是由于其他原因引起的，和我的治疗没有关系，我的责任也就推卸得一干二净了。梦所表现的是我所希望的一种情况，因而它的内容便是愿望的满足，其动机也是一个愿望。"

弗洛伊德的"爱玛梦"及其解释似乎给他极大的启示，后来在 1900 年 7 月 12 日写给弗利斯的信中，还真的幻想着有那么一天，在他做这个梦的屋子前会竖着一块大理石碑，上面写着："1895 年 7 月 24 日，S. 弗洛伊德博士于此屋发现了梦的秘密。"弗洛伊德之所以这样自信，是因为这一梦的解释向他表明，他可以把自由联想的方法用到自己身上。从中他发现梦对现实的反映，梦的结构与神经症的结构相同：它们都是象征性的。这一发现本身是在做梦过程中产生的，因而显示了梦的创造性。

弗洛伊德如何成为我们眼中的勇士？

战场——维多利亚时代的腐朽和保守

基督教几乎禁锢了所有人的精神世界，它所提倡的禁欲主义危害着欧洲社会的各阶层的人们。人们即使被偷情、乱伦、性侵犯等不符合伦理道德的行为所威胁着，也必须正襟危坐沉默地忍受着痛苦和折磨，也就造成了很多人生活混乱，甚至意识恍惚、精神错乱。敏锐的弗洛伊德很快就发现了这一点，并以此作为自己奋斗的战场。

敌人——树敌众多

不光有禁锢人们精神世界的宗教观念，使得被束缚思想的大众无法接受弗洛伊德打破自己原先所坚持的伦理观念，还有当时保守的医学界，弗洛伊德刚开始涉及歇斯底里症患者时就提出了男性病人中也存在歇斯底里症的观点，而这种观点触犯了医学界权威，自从这里开始，弗洛伊德提出的理论、案例都遭到医学界人士的冷落和排斥；还有弗洛伊德身为犹太人的血统，总会受到那些所谓高贵血统的日耳曼人的冷嘲热讽。

武器——天赋和丰富的临床经验

从小的聪慧才智和后天培养出的深厚的文化功底，在我们看来，是促使弗洛伊德展现其思想和研究成果的不可缺少的工具。而多年从事精神科医生以及自己开设诊所接待心理疾病患者的经历，为他提供了丰富的治疗经验，也为他的思想的萌生、发展和验证奠定了坚实的基础。

可见，弗洛伊德在具备了这些条件的情况下，才有可能成为一名勇士。但是并不是因为这些条件我们才认为他是一名勇士。只有认清了真正的弗洛伊德，才能知晓答案。在我们看来，真正的弗洛伊德是一个有勇气、有自信、热切追求真理的理性主义者，但又是一个抱有强烈依恋、不安全感以及时常产生恐惧的普通人。

弗洛伊德——与命运抗争的真正勇士

热爱真理

弗洛伊德身上最显著的，也是最强烈的情感力量就是他热爱真理、坚信理性。弗洛伊德在初步涉及歇斯底里症时就认为男性病人也有可能患有歇斯底里症，这与当时医学界持有的"只有女人才会患歇斯底里症（hysteron，直译为子宫，因为只有女人有子宫所以才有可能患上歇斯底里症［hysterical]）"的观点完全违背，因此弗洛伊德遭到维也纳医学界各层人士的排斥甚至是叱骂嘲讽。但弗洛伊德没有像众人那样屈服于大多数人的想法，他感到自己从这些纷繁复杂的明显现象中发现了通往真理的大门，他坚定地认为只有紧紧抓住这个违背大众的想法，不懈地摆脱权威的桎梏，才能建立真正的权威。所以即使提出的结论似乎荒诞不经，不能被当时的社会主流所认同，但弗洛伊德的内心中对英雄和权威的向往，让他知道真理对于人类社会是具有极其重要的价值，只有掌握了真理的人，才可以是真正的权威人，才是拯救这个世界的英雄。

除了他自身的动机和内在原因以外，弗洛姆认为，"弗洛伊德的生活环境，比如他所生活的时代，奥匈帝国的腐朽分裂的政治状态很容易唤起一个聪颖孩子的怀疑，刺激他那喜好发问的大脑。官方意识形态和政治现实事实之间的不一致很容易削弱人的信念，使人怀疑言词、口号以及官方声明的真实性，益于促进批判精神的发展"。弗洛伊德所在的这个动荡社会，使他感受到社会、政治、国家、经济都处于不可信赖的状态，无法给自己提供任何安全感。"对于一个天资非凡的孩子，除了完全相信自己、相信理性，并把它当作敢于信赖的唯一武器而外，这样一些经历还能把他引向何方？”

真正的勇气——与孤立斗争

而正因为他对理性的无限信仰，弗洛伊德对这一信仰可以无所畏惧地牺牲一切，包括生计、名誉和地位。这是一个站在激烈战场忘我战斗的勇士所表现出的勇气。弗洛伊德表现的勇气更难得，因为他对真理的信仰需要他敢于面对孤独或孤立。对许多人来说，孤立的威胁往往比对生命的威胁更加难以忍受。但是弗洛伊德的魄力已经到了惊人的程度。想想看，《梦的解析》初次发行的 600 本花了整整 8 年时间才卖完；自己的理论完全被医学界所排斥；身边又没有什么朋友给予支持和鼓励；这些苦难，弗洛伊德都一一承受过，但是他根本没有作出一点儿妥协，他仍然坚持着自己的思想，坚持着自己所从事的这项工作，坚持着自己对真理和真爱的追求向往。

自信心

自信心是弗洛伊德自认为自己一定会征服世界的保护神。他的自信心说到底源于他母亲给予他的那些无条件的爱。正因为弗洛伊德是母亲的第一个儿子，而且天资聪慧，所以从小深受母亲的疼爱，这使弗洛伊德从小就保持着胜利者姿态，也使他非常依恋母亲，甚至在结婚安家后他每周还总会去看望母亲，从不落一次。弗洛伊德的密友琼斯在《西格蒙特·弗洛伊德的生活和事业》中曾经谈过有关弗洛伊德对母亲的依恋：“这种自信心是弗洛伊德突出的性格特征之一，它几乎没有受到任何损害，这是因为弗洛伊德无疑正确地看到它以母亲的爱作保障。”所以，弗洛伊德对母亲的依恋上的满足就是他最大动力的来源，这种动力促使他更加自信，更有征服世界的决心。

但是，弗洛伊德向其他人，也许是向自己都隐瞒了他对母亲的热切依恋，这个事实不仅对理解弗洛伊德的性格，而且对解释他的一个

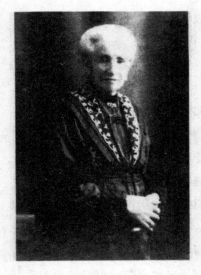

弗洛伊德的母亲

基本发现，即"伊底普斯情结"，都是极为重要的。弗洛伊德对母亲抱有强烈的依恋感情，但又试图压抑这种感情的事实，他为什么如此？在笔者看来，这是他作为母亲的儿子所表现出的典型的伊底普斯情结：他渴望母亲的照料、保护、无处不有的爱和赞许。作为母亲的儿子，这是他的最基本动力之一，即弗洛姆所说的"永远依附于母亲，也就是永远依附于子宫，依附于自然，依附于前个体"；但是父亲角色的存在对于他来说，如同第二个自己，如同一个竞争者，在与自己争夺母亲的爱，所以他痛苦却无能为力；但是为了能得到母亲的爱又为了不让别人发现自己是在与父亲抢夺母爱，他不得不把自己对母亲的依恋解释为是由于儿童受他最熟悉女人的性的吸引。由此可见，弗洛伊德自己也完全沉溺于伊底普斯情结之中，他的发现虽然被自己的伊底普斯情结所束缚，但现今的人们稍微作些分析，也就会发现弗洛伊德提出的伊底普斯情结虽然经过自己的文饰防御，略显局限，但还是很具有说服力和理论上的价值。

可见弗洛伊德也并不是完人，就如他对母亲的依恋的强烈感情虽然使他有很强的自信心，但也使他产生了对无条件的爱的强烈依赖感。这种依赖感甚至从母亲一个人身上扩散到他的妻子、儿女和朋友身上；一旦他所需要的爱和赞许不能得到满足，他立刻就会产生压抑感和不安全感。弗洛伊德自己也表示过自己的一生中充满了焦虑不安，这一点可以从他不断与曾经的密友绝交的事实看出来。此外，长期的焦虑和不安带给弗洛伊德的是惊慌和恐惧，甚至演变成了广场恐惧症、对火车旅行的恐惧症，而且弗洛伊德在《自传》里还提到，在自我分析的时期，他因为现在和过去带给自己的焦虑不安而差一点得了神经症。

追求真理的理性主义者

总的来说，真正的弗洛伊德最突出的特点是：追求真理的理性主义。正是这一点，他愿意付出一切，征服人类的内心世界就成了他一生的使命；这份使命感造就了弗洛伊德，也造就出一位真正的勇士。

了解了弗洛伊德的一生，我们心中都很明白，他所处的那个维多利亚保守时代或许早已逝去。那么，我们生活的这个时代又是什么样子的？很多人都是困惑的，觉得世界有些不对劲，但却不知道为什么。好像人人都活在梦中，任人摆布。冥冥中总有一个声音在询问：你坚信不疑的东西都是真的吗？你能从那样的梦中醒来吗？当你真的醒来时，你能面对这一切吗？面对强大的敌人，个人的挣扎显得那么苍白和无力。对于未来，人们不安、恐慌，但是人们又梦想着、寻觅着一个真实的现在。而弗洛伊德留给我们的正像是当头一棒，把我们从梦中敲醒：这个时代有着各种事物，我们的一生不光是为了自己活着而努力，更是为了——面对这个繁杂突兀的时代，崇尚真理、相信自己对真理的信仰、坚持抗拒时代命运的勇气，看到它最好的一面，更要看到它最坏的一面，突破时代的枷锁，为更多的人看到世界的真相。弗洛伊德向世人表明：个人的力量是巨大的，即使面对的是一个时代，你也可以发光，甚至照亮后世；只要你相信真理，愿意付出征服世界的勇气和一颗充满博爱的心灵。

阿德勒：“自卑”不是
无情物，化作动力育大师

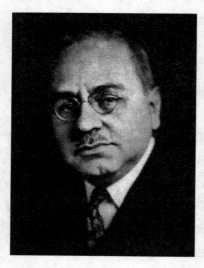

我们每个人都有不同程度的自卑感，因为我们都发现自己所处的地位是我们希望加以改进的。如果我们一直保持着勇气，就能以直接、实际而完美的唯一方法改造环境，来使我们脱离这种感觉。

——阿德勒

常言道：人生不如意事十之八九。当你面对与生俱来的缺陷，当你遭遇前行路上的阻碍时，是在自卑自弃中倒下，还是在自强自立中爆发？如果你选择了前者，那么不妨读一读阿德勒，或许他的故事能改变你的人生；如果你属于后者，那么推荐你学一学阿德勒，也许他将赋予你勇往直前的力量。

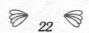

阿德勒，何许人也？

阿尔弗雷德·阿德勒（Alfred Adler，1870—1937），"个体心理学"（individual psychology）的创始人。他让心理学由原来的生物学定向转为社会文化定向，对后来西方心理学的发展具有重大的意义。

因自卑开始超越

1870年2月7日，一个小生命阿德勒诞生在奥地利维也纳市郊。出生，对于一个灵动的个体来说，总是充满兴奋与喜悦，但阿德勒是一个例外。摆在他面前的是一段自卑的生活、是些许苦难的经历，然而，也正是从此刻开始，一出超越自卑的精彩表演就徐徐拉开了帷幕……

维也纳历来是一个艺术殿堂，这里洋溢着人间的幸福，充斥着世间的美好。然而，这一切美好似乎都与少年阿德勒无缘。虽然阿德勒的家境富裕、家庭和睦，但他也有自己的烦恼，那就是无法挥遣的强烈自卑。

阿德勒从小便拖着一个孱弱的身体——自小患上的佝偻病使得他总挺不直腰板，喉部也常因哭叫而感觉窒息；3岁时由于目睹了弟弟的死去而熟悉死亡的味道；直到4岁才学会走路；5岁时险些因患肺炎而丧生；童年时在大街上玩耍还曾遭遇过两次车祸……对于这番经历，阿德勒后来回忆说："我五岁时得了肺炎，医生认为我已经没救了，然而几天后，我又奇迹般地康复过来。从那以后，我时常想，我将来要做一个医生。这意味着在那时，我已经为自己树立了一个目标，以此来解决我童年时的苦恼和对死亡的恐惧。"

折磨着小阿德勒的远不止这些，更令他难以忍受的是时常被鄙视的经历。阿德勒在兄弟六人中排行老二，妈妈却偏爱哥哥。阿德勒身材矮小，其貌不扬，行动笨拙。然而，哥哥和他形成了鲜明对比——身材高大、相貌英俊，是父母的宠儿、小伙伴的焦点。在哥哥的光芒下，阿德勒自惭形秽。然而，这种自卑并未将他击垮，不屈的性格驱使阿德勒试图在各方面超越哥哥。

　　阿德勒的学校生活也颇为不顺。自从 9 岁进入学校后，他就沦为差生。有一年他的数学更是到了不得不重修的地步。连老师都看不起他，劝告其父亲带他离开学校，跟鞋匠去当学徒。但父亲鼓励他道："凡事皆不可信！"这句话也成为阿德勒的人生准则。从此，他发疯般地学习，后来成为班上的数学尖子生。这段经历留给阿德勒不可磨灭的印象。也许，正是从那时起，阿德勒就更坚定地走上了超越自卑的道路。

　　1887 年，17 岁的阿德勒如愿考入了维也纳医学院。他不仅受到了系统的医学训练，更是博览群书，接触了心理学、哲学、政治经济学和社会学等多门学科。至 1895 年，阿德勒获得了医学博士学位。1899 年，他在维也纳著名的布雷特公园开设了自己的诊所。他的病人中不乏演奏家、画家和杂技演员。阿德勒发现，这些艺术家们常常是在克服了自身的弱点和意外事故的基础上，发展了他们的杰出才能。

　　1902 年，阿德勒在拜读了弗洛伊德的《梦的解析》后，撰文为弗洛伊德的观点辩护。为此弗洛伊德邀请他加入"周三精神分析学会"（维也纳精神分析学会的前身）。1910 年，阿德勒成为该学会的第一任主席和学会杂志《精神分析杂志》的主编。然而，随着对弗氏理论的深入理解，阿德勒开始反对弗洛伊德的性本能理论，他发表一系列文章，表明性不是人类活动的全部原因，更为重要的是社会因素，这使弗洛伊德大为不满。终于，两人于 1911 年分道扬镳。此后，两人的友谊完全破裂，再未谋面。

让个体追求优越

　　与弗洛伊德分手之后，阿德勒另组了"自由精神分析研究学会”，并建立了个体心理学的理论体系。他所指的个体是一个与社会、与他人不可分割的有机整体，一个有自己独特的目的、寻求人生意义、追求未来理想的和谐整体。

阿德勒认为，生活是不确定的，我们无从知道明天的日子会如何、将来的事态是怎样，因此在不确定性中，人需要有一定的目标，这个目标就是“优越”。优越是追求个人成就，是满足自我实现。比如，一些儿童会说：“我要成为医生”，这就是他的优越感。我们绝大多数人都会有自己的理想，而这种理想就可以被认作是我们自己的优越感。

那么，是什么驱动人们去追求优越？阿德勒相信，自卑感是追求优越的动力。最初，他将这种自卑感与身体的缺陷联系起来。例如，跛脚的孩子希望能跑得更快。后来，又将这一范围扩展到任何身体的、精神的或是社会的障碍。每一个婴儿都会因其弱小而产生自卑感，在人们意识到自卑的同时，也被天生的为争取优越而奋斗的精神所驱使着，这就是自卑感的“补偿”。正如前文所说，一些儿童立志要成为医生，这可能源于他因从小体弱多病而产生的自卑感。为了补偿自卑，于是他幼小的心中埋下了希望的种子，他今后的一生都可能在为这个目标而奋斗。

后来，阿德勒还发现自卑感也会导致过度补偿。有些人因不现实的补偿目标而感到无能为力，正可谓在自卑中消亡。这样的人被认为具有“自卑情结”。因此，自卑既可以是成长的促进因素，也可以是摧残的力量。

在个体心理学理论中，生活风格理论也是其重要的内容之一。阿德勒认为，个体由于所处环境不同，因此所追求的优越目标不同，当然追求优越的过程也不尽相同。这种独特的追求优越的方式就是“生活风格”。他指出，儿童在四五岁时就已形成了自己的生活风格。从这点上看，我们不难发现阿德勒理论中留下的弗洛伊德印记。至于生活风格是如何形成的，这取决于儿童所处环境，包括出生顺序、早期记忆和潜意识梦境，他尤其强调出生顺序的影响。阿德勒认为，在每个家庭中，第一个出生的儿童和最后一个出生的儿童都较有可能发展出行为和心理问题，而中间出生的儿童会有更积极的发展。

阿德勒在其理论中强调人格的形成主要取决于社会，但也不能忽视遗传的作用。人是有意识的个体，每个人都会积极主动地选择自己的生活道路，参与决定自己的命运。正如现实生活中一些穷苦孩子悬梁刺股般地发奋学习，希望以知识改变命运。他们选择了读书，选择了知识，也选择了自己的人生道路。阿德勒称此为"创造性自我"。

当然，人是社会的人，不仅要掌握自己的命运，还需要与他人和谐相处，这种需要就是"社会兴趣"，它的含义非常广泛，包括合作、互助、人际关系、热爱、同情。也就是说，生活的意义不仅在于为个人优越而奋斗，还在于满足人类和谐友好的生活。为什么在我们身边，总有一些人为公益事业而奔走？为服务他人而忙碌？这大概也是源于他们的社会兴趣吧！因此，有无社会兴趣可以看作是一个人心理健康与否的标准。我们也可以认为，发展社会兴趣是个体对自然缺陷的一种补偿。

在提出这些理论后，阿德勒声名远播。他周游各国，到处讲学。1934 年起定居美国。然而频繁的演讲使他不堪劳累。1937 年，终因心脏病突发而客死苏格兰街头。阿德勒生前著有《超越自卑》、《优越感与社会兴趣》、《阿德勒的个体心理学》等书。

由生活洞悉自我

根据个体心理学的基本理论，阿德勒发展了他的心理疗法。在现今被称为"阿德勒疗法"中，来访者不被看做是有病的，而被看做是受到了挫折、需要通过鼓励来改正错误的自我感知的人。咨询要由来访者和治疗师朝着双方的共同目标而积极工作。

在咨询过程中，当事人有两项目标要达成，一是了解自己的生活方式，二是了解这种生活方式对自己生活中各项功能的影响。因此，

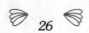

咨询师要求当事人系统地描述自己的生长环境、家庭成员及相互之间的关系，然后对其作出评鉴。之后，咨询师还会鼓励来访者检查其错误知觉，向自己的定论挑战，并详细记录自己的优点与才华。

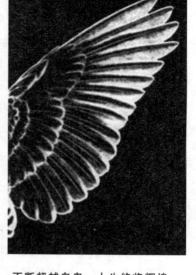

阿德勒一生没有专门地发表过他的治疗案例。下面的几个案例是他在《生活的科学》一书中提及的。

江河日下的沦落者

安妮，女，14岁。她在一个很诚实的家庭里长大。父亲是一

不断超越自卑，人生终将辉煌

个非常勤劳的人，只要还能干活，他就一直支撑着这个家。然而，父亲得了病。母亲是一个诚实而善良的人，非常喜欢六个孩子。老大是个聪明的姑娘，可惜12岁时就死了。二女儿有病，但后来恢复了，找了个工作来帮助养家。安妮一直都很健康。她母亲整个儿地被那两个有病的女儿和她的丈夫所占据了，没有时间顾及她。还有一个弟弟，也很聪明，但有病。结果，安妮发现自己被挤在两个受宠的孩子中间。她是一个好孩子，但她却感到她不像其他孩子那样得到同样多的喜爱。她满怀怨言，感到自己受到了忽略，受到了压抑。

但安妮在学校功课很好，她是最好的学生。由于她成绩优秀，老师推荐她继续升学。

可见，安妮的目标是受人赏识、被人宠爱和让人照顾。她发现自己只有在学校里——而不是在家里——才能得到这些。

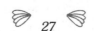

有了老师的推荐，安妮13岁半就进了高中。在高中，她发现有一个新老师不喜欢她。也许在开始时她就并不是顶好的学生，但由于得不到赏识，她就越发江河日下了。最终她终于开始逃学，一逃就是几天。当她回校时，情况变得更糟。最后老师建议将她开除。在她受到以前那个老师的欣赏时，她没有成为一个问题儿童，她得到很好的鉴定评语，也非常受同学们的喜爱。然而，她总是批评她的朋友们，总想指挥他们。她希望成为注意力的中心，受别人的恭维，但却绝不能受到批评。

在阿德勒看来，开除出校并不起什么作用，这无异于承认该教师无法解决这个问题，但如果他们自己不能解决，就应该请也许能够做点儿工作的人来。或许与她的父母谈过之后，可以安排她进另一所学校；也可能其他教师能更好地理解安妮。但她的老师却不那样想，她认为，如果一个孩子逃学、退步，她就必须被开除。这种思想方法是个人知识的一种表现，而不是常识。而对于一个教师来说，常识是特别重要的。

安妮在失去了最后一根支柱后，觉得在一切事情上都失败了。因为被学校开除，她在家里受到的很少的赏识也失去了。于是她又从家里跑了出云，消失了一段时间。最后情况发展到她和一个当兵的闹起了一场恋爱事件。

她的行为很好理解。她的目标是受人赏识，直到那时为止，她受的训练都是向着有用的方面，但现在她开始了向着无用的方面训练。

那个军人最初欣赏她、喜欢她。但后来她家里接到了她的信，说她怀孕了并想服毒自杀。

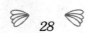

给家人写信这一举动与她的性格同出一脉。她一直不停地转变着方向，以期在那个方向上受人赏识。她不断地这样转变着，直到回到家里时为止。她知道她母亲已经绝望，因而不会再骂她。她觉得她的家庭能够再见到她，只会非常高兴。

阿德勒指出，在处理这一类病理时，“自居作用”——富于同情心地把自己放在他人的处境之中的能力——是最为重要的。这里有一个想要得到赏识的人，她朝着这个目标推进。如果谁要是想以这个人自居，他就会责问：“我要干什么呢？”性别和年龄也是必须考虑的因素。我们应该尽量鼓励这样一个人——鼓励她趋向于有用的一面。我们应该尽量使她明白到能这样说的程度：“也许我应该转学，但是我并不是退步了。也许我还训练得不够充分——也许我观察不正确——也许我在学校里表现出过多的个人智识，所以不能了解老师。”如果可能给他们以勇气的话，那么这些人就可以学着在有用的方面训练自己。

在这个案例的咨询过程中，阿德勒首先了解了来访者的生活目标，而通过分析，我们也不难发现，来访者的一切行为都是朝着她的生活目标进行的。而阿德勒对待来访者的态度也十分明显：他并没有把她当作不良少年，而是用自居作用去设身处地地体味当事人的感受。阿德勒所采取的方法也是鼓励性的，鼓励来访者洞悉自我从而找到前进的方向。

“优越情结”的强迫者

S，年轻女子。她的姐姐非常妖媚动人，深得众人的好评。

S的姐姐对于S来说非常重要，因为，如果一个家庭中的成员之一比其他成员都显得出色的话，那么后者多少会遭到些不利。他们往

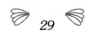

往会处于一种十分困难的情况之中，有时这种困境还会严重到使他们难以忍受的程度。

S 开始学音乐，但她总是过于紧张，老想着她那众人称赞的姐姐，从而发展成了一种自卑情结。由于这个原因，她在学习上便受到阻碍。当她 12 岁时，她姐姐出嫁了，于是她也开始物色丈夫以期能和她姐姐赛一赛。这样，她越陷越深，越来越背离了生活中健康的、有用的一面。她得出了这样一种想法，觉得自己是一个很坏很坏的女孩，掌握着可以把人送到地狱里去的魔力。

阿德勒觉得，这种所谓的魔力可以被看做是一个"优越情结"。

然而，另一方面她又抱怨不止。她不仅觉得她有这种把人送到地狱去的上帝般的力量，而且还常常感到她能够也应该拯救这些人。

虽然这些想法都是可笑的，但通过这种虚构信念，她使自己确信有一种力量高于她那备受宠爱的姐姐，她只要用这个办法就可以战胜她的姐姐。于是，她又开始抱怨她有这种力量，因为她越发抱怨，就越能使人相信她确实掌握着这么一种力量。可见，一个优越情结有时候可能是隐藏着的，未能作为现实而被承认，但事实上又存在着的，可视为对自卑情结的一种补偿。

当 S 还是婴儿时，她像所有的婴儿一样得到照顾、注意和娇惯，因此 S 处于一个受宠爱的地位，不需自己去努力，不需去争夺宠爱。于是她成长为一位非常甜蜜、温柔与讨人喜爱的姑娘——成了家庭的中心人物。

S之所以如此温顺可爱，完全是因为她太受娇宠。这类儿童的地位处于危险之中，他们自己也因此而感到自卑。不过只要他们处在顺境中，他们就不会觉察到这种自卑感。但一旦遇到逆境，他们不是完全垮掉、变得郁郁寡欢，就是发展出一种优越情结。

优越情结和自卑情结在一点上是相同的：它们都总是处在无用的方面。

S进入学校后，开始学习缝纫、钢琴等，但很短一段时间以后就停止了。同时，她对社会生活丧失了兴趣，再也不想走出去，终日郁郁不乐。她感到姐姐讨人喜欢的种种特点是罩在她头上的阴影。她犹豫不决的态度使她软弱，并引起了她性格的恶化。

在以后的生活中，她在职业问题上，从未做成过任何事情。在恋爱婚姻方面，她仍然彷徨不定。当她30岁时，她四处寻找，发现了一个患肺结核的男子。自然她的这一选择会遭到她父母的反对，他们阻止了这门婚姻。一年后，S同一个比她大35岁的男人结了婚。

我们不难发现，这桩婚姻其实也是毫无用处的。自卑情结常常表现在这样一种行动中，即选择一个年长得多或一个不能结婚的人——比如一个已婚男人或女人——作自己的配偶，而一旦遇到阻碍，他们总会露出懦弱来。由于S在婚姻中没能证实她的优越感，她便寻找另一条获得优越情结的途径了。

她坚持认为，世界上最重要的事情便是责任。她不停地洗手，如果什么人或什么东西碰到她了，她又得重新洗一遍。因为她无休止地洗手，使她的皮肤粗糙异常，以致手上沉积了大量的秽物。她还不断地批评指责其他人，因为他们没有洗手狂癖。

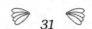

至此，我们能明确地看到，S 的自卑情结已经转换成了表现得异常清楚的优越情结。这个案例也印证了阿德勒的一些观点：出生顺序在孩子成长道路上起着莫大的作用；另外，被过分娇惯的孩子并不能得到很好的发展。

虽然阿德勒并没有详细叙述治疗过程，但从他对这个案例的逐步分析中，我们能体味到自我心理学家的咨询思路。

向生命索取感悟

阿德勒的个体心理学在心理学史上的重要地位不言而喻。他关于"人格受主观因素和社会因素双重影响"的观点深刻地影响了后来精神分析社会文化学派的成员；同时，他注重人们对理想目标追求的思想也对当代人本主义心理学产生了不可忽视的作用。

可以说，阿德勒的成就正是他超越自卑、追求优越的一生的真实写照。在他的理论中，布满了他童年生活的蛛丝马迹。

儿时的不幸在他幼小的心灵中埋下了自卑的种子。然而，他没有沉沦，而是在默默地积累、不断地充实，力争有朝一日彻底爆发。毕竟，他成功了，成功地让世人记住了他。谁能否认，他后来的"追求优越"、"自卑及其补偿"的理论不是建立在他童年的经历之上、没有留下他儿时岁月的烙印呢？

少年阿德勒还深谙兄弟出生顺序对孩子成长产生的影响。后来，他成为第一个提出出生顺序影响人格发展观点的人，而这恰恰也与他的童年经历有关。起初，在哥哥的光环之下，由于身体羸弱，他还能得到一些格外关怀，但当弟弟出生后，他就必须"自力更生"了。细读阿德勒的理论，不难发现，他对中间出生的孩子的评价最高，从某种角度上，这也是阿德勒对自我超越自卑的过程的一种肯定。

的确，一个成功的心理咨询大师必须是感性的、敏感的。这里的"感性"和"敏感"，是指他需要有一双慧眼来洞察生活的点滴，同时他更需要有深邃的思想，能从平凡的生活中有所领悟、有所收获。而阿德勒正是这么一个成功的典范，他洞悉了真实的生活，也提炼了平凡的人生。

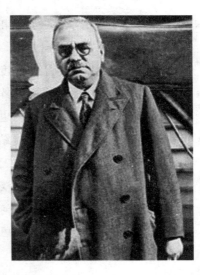

当然，阿德勒是幸运的，除了自己的人生感悟外，他还受到了很多大师的"教诲"。其中最为重要的无疑是弗洛伊德。

善于洞悉生活、提炼人生的阿德勒

早年的阿德勒是弗洛伊德忠实的"追随者"，也被弗洛伊德视作最有前途的弟子之一。然而，造化捉弄人，这么一颗冉冉升起的新星居然在不久后就和弗洛伊德分道扬镳。虽然阿德勒宣称他"从未把自己看做是弗洛伊德的门徒"，但在个体心理学的一些理论中还是能找到弗洛伊德思想的影子。例如，他提出早期记忆和潜意识梦境对儿童的人格发展有很大作用。所以，虽然后期的阿德勒与弗洛伊德形同陌路，但弗氏对他的影响还是明显地表露在了他的个体心理学中。

另外，德国新康德主义的代表人物怀亨格对阿德勒深有影响。怀亨格在《"虚构"的哲学》中主张：人都是依赖一些在现实中并不存在的虚构目标而生活着的。尽管这些东西在经验上都是虚假的，但我们的思想和行为却受其影响。阿德勒看后深有感触，很快把怀亨格的观点引入了他的研究中。他认为，促使人们做出种种行为的，不只是过去的经验，更出于对未来的期望。

纵观这些大师对阿德勒的影响，我们不难发现，其中绝大多数影响都是间接的，而阿德勒就是这么一个善于"站在巨人的肩膀上"

的人，他"取人精华、去其糟粕"，为我所用。

　　生活中的阿德勒外向开朗，广泛交际。他更是热爱生活，不知疲倦。也许正因他阳光的生活态度，使得来访者很容易就会对其敞开心扉。在咨询过程中，他也能发挥其敏锐的观察力，一针见血地指出症结所在。因此，阿德勒的成功也就不足为奇了。

　　可以说，阿德勒的一生凝结着取之不尽、用之不竭的生命宝藏。我们每个人都能从中找到对自己有益的财富。经历人生的种种不幸，你还哀叹不已吗？面对看似平淡无奇的生活，你还彷徨不决吗？身处信仰缺失的年代，你又将何去何从？

　　一连串的问号，一系列的思考。读一读阿德勒吧，他将给你无边的勇气、无尽的力量！

荣格：灵魂巨人的神秘之旅

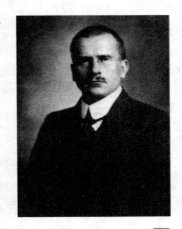

一块卑微的丑石摆在此地，
论价钱实在便宜之极！
傻瓜们越是看轻它，
智者贤人却越是爱惜。

——荣格

1875年7月26日，在瑞士康斯坦斯湖畔一个名叫凯斯威尔的小村庄里，卡尔·古斯塔夫·荣格（Carl Gustav Jung，1875—1961）降生于世。当村里一位权威的牧师——荣格的父亲——给荣格施洗礼的时候，他也许并没有想到，这个普通的婴儿在其平凡的成长历程中，产生过如此多的奇特想法和体验，并最终成为一名卓越的心理咨询与治疗大师。

别样的一生

独特的瑞士孩子

荣格似乎是个早熟的孩子，在他很小——小得还需要母亲每晚教他作睡前祈祷——的时候，他便有了自己的想法。母亲口中的祷告词听来让人安心，却又让他倍生疑问：上帝果真爱护着人们吗？第一次看见葬礼和死人，那一片黑压压的气氛把荣格给镇住了，这让他感到不可思议，既然上帝保护着所有的人，那为何又要把人装进黑盒子里带走呢？从那时起，除了怀疑，他更多的对上帝产生一种恐惧，这简直是与他父亲的职业完全对立的态度。荣格没有继承父业成为一名神职人员，与他小时候这种对宗教的态度密切相关。

荣格如同一个天生的哲学家，尚在孩提时，他便开始了主体与客体关系的思考。荣格有一块特别喜爱的石头，他常常坐在那块石头上思考。一次，一种奇怪的想法钻进他的脑子里：我是我，但石头也可以说"我"，那么"我"到底是坐在石头上的我，还是上面坐着他的石头呢？自此，荣格与"石头"结下一种难以言喻的情结。他喜欢石头，在他那著名的波林根塔楼下，他也放置了一块方形的大石，并把很多想法和意念刻于其上。

读中学时，荣格更深入地探索了自己。他认识到自己有着二重人格，一个是他父母的儿子，而另一个是个老人。他常常为第二人格的出现而感到惊奇，然而他又试图从第二人格那里获知一些第一人格所不知道的信息。他能够意识到这两种人格的转变，他甚至知道他的母亲也有着二重人格。对这一切，他都深信不疑。

1887年，荣格第一次接触到了神经病的概念。那年初夏的一天，荣格被一个同学推倒，头撞在了一块石头上，他立刻晕厥过去。此后，他便有了间歇性晕厥症，每当要去上课或是要做功课的时候，他的晕厥症就会发作。最后他的父母不得不四处求医，他也因此而停了将近半年的课。然而，他偶然地听到父亲跟别人的一次谈话，他听到父亲的叹息以及对他未来的担忧。突然间，他像是"遭到雷劈一般"，他意识到这个晕厥症只是自己不想去上学的借口，故而总是在面对学校和功课的时候发作。他开始努力克服这个病，每次看书看得快要昏过去的时候，他都咬牙坚持下来，果然，不久之后，他便痊愈了。他不敢将病愈的原因告诉其他人，但他却第一次知道了什么是神经病，他认为自己的这个晕厥症就是一种神经病。

除了在学业方面特别努力，荣格更是喜欢广泛的阅读，可以说中学时的荣格阅读量就已经远远超过了他的同学。荣格厌恶数学和写作，在这两个学科上，他并不在乎成绩，但他却又总是能拿到还不错的分数。在写作上，荣格厌恶那种虚假无聊的题目，但有一次作文题恰合他的兴趣，他费尽心思去完成，提出了他自己的独到见解。然而这篇精彩出奇的作文却被老师认为是抄袭。羞辱之余，荣格认识到这样一点："一个人除非跟人们谈些他们所知道的事，否则便只能是对牛弹琴。"从此他开始收起自己那些"奇特"的想法，他知道别人无法理解，那么他便没必要为了无谓的争执而被人当作怪物。后来，荣格被尼采所吸引，出于同样的原因，他不敢将此告诉旁人，他害怕被孤立，害怕像尼采一样站在大多数人之外。然而，有什么能压制住一个伟大人物的思想呢？即使他再害怕，他也仍如饥似渴的读完了尼采的著作，并最终成为当时被学术界所摒弃的弗洛伊德的支持者。

矛盾的青春

荣格的整个青春期都深感孤独，他希望向别人倾诉他的种种特殊体验，希望能找到一个"同类"，然而他又不敢说，生怕因此而变得更孤独。荣格没有能够互通心灵的朋友，甚至他的父母，也无法扮演这样的角色。荣格与他父母之间的关系是微妙的。他敬爱他的父亲，总是希望能从父亲那里得到一些疑惑的解答，然而多次尝试之后，他发现，他这个忠于职守的牧师父亲为了宗教几乎丧失了一切自己的信念，他默默维系着与妻子之间并不和谐的婚姻关系，把自己的一生都献给了上帝。荣格越来越无法与父亲进行沟通，他们甚至一谈话就要演变成争吵。荣格对父亲的敬爱越来越多的掺杂了一些怜悯之情。对于母亲，小时候的荣格是有点儿害怕她的，因为他曾经看见过母亲在夜间悄无声息地出没，他觉得母亲一到夜里，就显得"古怪、神秘"。长大之后，他开始愿意与母亲谈话，母亲的慈祥与宽厚可以让他觉得安全。然而，母亲总是以一种仰慕的态度来对待荣格，她更多的是聆听并赞许荣格的话，这对于荣格来说却并不是什么好事，他更希望母亲能跟他讨论，给予他解答。因此，荣格也渐渐不再与母亲探讨这方面的问题，而是更多的埋在了心里。

与父母间的鸿沟加深了荣格的孤独感，这种孤独感影响着他的一生。不少人认为荣格是一个怪人，但其实只是他有着太多无处宣泄的思想，而这些宝贵的思想却无法为大多数人所理解。

荣格在大学入学考试之前犹豫了很久，他既热爱自然科学，又喜欢历史和哲学，这分别对应于他的第一和第二人格。经历一番痛苦的抉择之后，他选择了医学。然而医学是一个需要有足够资金才能供得起的专业，荣格的父亲凭着自己作为牧师的威信为荣格凑了些钱，并帮他申请了一个生活补助，这些让荣格觉得很丢脸，但同时也促发了他努力学习的决心。就在荣格发奋读书的时候，他被克拉夫特－埃宾的《精神病学教科书》所吸引，并最终放弃了内科医学的研究，转而开始学习精神病学。这令荣格周围的所有人迷惑不解，因为当时的精神病学被认为是一派胡言的边缘学科，可只有荣格自己知道，精神病学对他的吸引有多大。

1900 年，荣格在苏黎世的伯戈尔茨利精神病院谋到了一个助理医师的职位，从此开始了他精神病学的学徒工作。在伯戈尔茨利的9 年里，荣格在学术专业上取得了很大进展，他开始研究联想实验，关注于精神病人的梦的分析，他的学术成就超越了瑞士边界，他有机会去德国等国家参与会议，并同其他的学者交换意见，他与弗洛伊德的友情也开始于这一期间。除了工作上的成就，荣格的私生活也在这一时期得到了重大的突破——婚姻。

大爱——两个女人的无私

荣格与埃玛·罗森巴赫的相识，得追溯到他在巴塞尔大学读医学的时候。那时，他受母亲之托去沙夫豪森拜访一位他们全家人的老朋友弗劳·罗森巴赫。在那次访问期间，他见到了一位十几岁的少女。一刹那，他猛地意识到，这个少女就是他未来的妻子。他将自己的这一念头吐露给了与他同行的朋友，但这却换来了一顿嘲笑。那时的埃玛才14岁，家庭富有，而荣格只不过是一个年轻的医学学生，且时值父亲去世一年左右、家道中落的时期。尽管如此，荣格对朋友的嘲笑不以为意，他早在中学时就已经了解到他将难以得到别人理解的事实，因此，虽然他坚信埃玛就是他未来的妻子，但他并不与朋友争辩。他知道，他确实是必须再等上几年的。

起初，对于荣格的追求，埃玛二话不说的就拒绝了，因为她曾经下过决心，绝不同一位教授先生结婚，而当时的荣格，最大的宏愿就是当一名教授。然而，如同荣格所坚信的，他们之间的关系是命中注定，埃玛注定要成为荣格的妻子，因此，埃玛很快就被荣格的追求打败，答应了他的求婚。

1903年，荣格与比他小9岁的埃玛结婚，在这一场长达52年的婚姻中，埃玛给予了荣格最深的爱和包容，她与荣格形成互补，弥补了他许多方面的不足，她为荣格生下了三个女儿和一个儿子。在工作上，荣格得到了埃玛全身心的支持；在情感上，埃玛对荣格的宽大与包容让每一个人为之敬佩和感动。

1911年，另一个在荣格的一生中有着重要影响的女性——托尼·沃尔夫出现了。当时的托尼是荣格的一名患者，她因为接受不了父亲的突然去世，患上了抑郁症和定向力障碍。荣格看出托尼是一个有着非凡智慧的姑娘，她需要一个新的生活目标来重新唤起她对生活的兴趣。因此，荣格便让她做自己的研究助手。这果然引起了她的极大兴趣，而她的抑郁症和定向力障碍也有了明显的好转。在他们结识了大概 3 年之后，荣格开始逐渐意识到自己对托尼的感情，这对他来说是一个严峻的考验，他"不得不去对付大概是一个已婚男人所必须正视的最大难题：他能同时爱他的妻子和另一个女人"。

托尼给荣格的爱并不少于埃玛。她陪伴着荣格度过了他"面对无意识"的最重要的时期，这对于荣格来说是最大的帮助；她是荣格所建立的心理学俱乐部的最有力的支持者，她为这个俱乐部付出了绝大多数的精力，并成为俱乐部"有史以来最好的主席"；她作为荣格婚姻之外的一个"第三者"，却从不对荣格提出结婚的要求，她在给予荣格莫大的爱与支持的同时，竭尽所能地保持了荣格婚姻的完整。

虽然一开始，埃玛与托尼之间存在着相互的猜疑与嫉妒，但也许正是因为埃玛的包容和托尼的善解人意，她们最终取得了一种平衡——她们都真心的爱着荣格，并给予他最大的支持和帮助，她们也深知自己和对方对于荣格的重要性，因此她们相互间从未采取具有破坏性的行为，她们共同地爱着一个人，同时又和平的共处着。

埃玛和托尼是荣格人生中最重要的两个伴侣，埃玛是他"命中注定"的妻子，而托尼则是他的"阿尼玛原型"。两个不平凡的平凡女子，陪伴了这位伟大的分析心理学大师的一生，为他的辉煌的事业作出了不可磨灭的贡献。

弗洛伊德：支持还是背叛？

荣格和弗洛伊德的友情持续了 5 年之久。起初，荣格被弗洛伊德的《梦的解析》所吸引，尽管一开始他就无法认同弗洛伊德对性的强调，但他仍然在弗洛伊德的压抑机制理论中得到了共鸣。在慕尼黑的一次会议上，荣格第一次站出来为弗洛伊德进行辩护，他还为

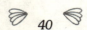

《慕尼黑医学周报》写了一篇文章，赞扬弗洛伊德的精神病理论对了解强迫观念性精神病起了很大作用。这些公开的支持使荣格遭到了学术界的警告和鄙夷，然而，荣格坚定地说："要是弗洛伊德所说的是真理，我就会站到他一边。要是学术必须基于限制探索及取消真理这个前提，对于这种学术我将弃如敝屣。"

1907 年，弗洛伊德邀请荣格前来探访，他们在维也纳的第一次见面，标志着两位精神分析伟人友谊的建立。在那次见面中，他们一连进行了 13 个小时的交谈，达成了一些共识，但同时荣格也明显的感到他与弗洛伊德之间存在着分歧——他实在无

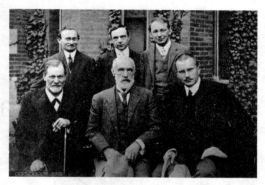

1909 年，荣格与弗洛伊德在克拉克大学
前排左起：弗洛伊德，霍尔，荣格
后排左起：布里尔，琼斯，费伦奇

法认同弗洛伊德把任何事情都归结于性的观点。同时，弗洛伊德忽视社会背景的因素，而只从个体来探索无意识的内容，这更是他们之间产生分歧的主要原因。尽管如此，荣格仍然成了弗洛伊德的一名弟子，并得到了弗洛伊德非一般的疼爱。弗洛伊德甚至把荣格看成儿子一般，希望他能完整地接过他的衣钵，将他的精神分析理论继续发扬与传承。

然而，从荣格自小就不服从权威的性格可以看出，他无法长久地在弗洛伊德面前压抑自己的不同想法，他们之间的决裂似乎早就已注定。对于他们之间的分歧，弗洛伊德非常痛心，有一次荣格当众提出跟他相左的意见，他突然就晕了过去，而荣格则意识到，弗洛伊德的这种晕厥是因为他"子杀父的幻觉"。

1912 年，荣格出版了《无意识心理学》。在撰写这本书的时候，

他就已经预感到，他和弗洛伊德的友谊将随着书的出版而走到尽头。果然，《无意识心理学》的出版标志着荣格和弗洛伊德正式分道扬镳。荣格为此感到十分痛苦，同时，他的一些朋友和熟人也一个个离他而去，因为他们无法读懂这本书，而荣格还因此被冠上了神秘主义者的名号。然而荣格从小就深知不被人理解的苦楚，因此他更坚定了自己的道路。而事实也证明，荣格在精神分析的道路上开辟出了不同于弗洛伊德的另一片广阔天地，他的成就并不亚于弗洛伊德，甚至在很多方面还超越了弗洛伊德。

无意识的升华——"分析心理学"

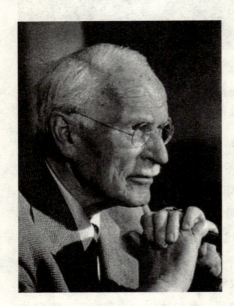

洞察到"集体无意识"
奥秘的年迈的荣格

"集体无意识"

"集体无意识"（collective unconscious）是荣格根据弗洛伊德的个体无意识——荣格认为弗洛伊德的"潜意识"不过就是"个体无意识"——所发展出来的概念，也是他总结了一生当中的各种体验和多年的探索成果所得到的精华。荣格认为，理论上讲，意识是没有明确的界限的，但从经验上说，当它遇到未知事物时，又显现出两个不同的方面。所谓未知事物，可以分为两类：一类是那些处在外部并且可以被感知到的客体，另一类则是那些处在内部且可以被即刻体验到的客体。第一类包括了外部世界中的未知事物，而第二类则包括了内部世界中的未知事物。无意识即指后者所代表的领域，同时也分为个体无意识和集体无意识。

个体无意识，包括"所有我知道，但在当时并未思考的事情；所有我曾意识到，但现在却已忘掉的事情；所有我的感觉已感知到，但并未被我的意识头脑注意到的事情；所有我不是主动地、对其不加注意地去感受、思维、记忆、渴望和做的事情，所有将塑造我、并在某些时候会进入意识的未来的事情"。然而除此之外，无意识中还有许多非先天的、但同时又是通过继承所获得的性质，这种更深层次的东西，就是集体无意识。

集体无意识是人类通过无数代的遗传所保留下来的种族经验，在心理的最深层所堆积而成的人类的普遍性精神。集体无意识随着人类的进化而积累、改变，"它隐藏在人类心灵的最深处，是一个超越所有文化和意识的共同基底"。集体无意识是一个很大的范畴，它包括本能和"原型"（archetype），而原型更是其主要内容。荣格认为，集体无意识是通过原型这种先存的形式继承或进化而来，它赋予某些心理内容以独特的形式。由于原型是已经存在的祖先的经验，是普遍的，因此，集体无意识也具有这样的普遍性，它组成了一种超个人的心理基础，普遍地存在于每个人身上，并影响着每个人的心理和行为，它使得所有的地方和所有的个人都具有大体相似的行为方式。在历史中的所有重要观念，无论来自不同的宗教思想，还是截然相反的伦理道德观念，都必然能回溯到一种或几种原型上。这些观念的现代形式，只是其原型的不同表现，是人们有意识或无意识地把原型应用到生活现实中的结果，但归根结底，它们是同"根"的。

原型意象

原型意象与原型不同，它是将自身呈现给意识的形式。正如申荷永教授在《心理分析体验与理解》中指出的那样，"原型本身是无意识的，我们的意识无从认识它；但是可以通过原型意象来理解原型的存在及其意义。于是，我们可以把原型意象看做是原型的象征性表现，通过其表现以及表现的象征，我们就可以认识原型"。荣格根据自己的分析、自身的体验，以及多年的临床观察，提出了阿尼玛、阿尼姆斯、智慧老人、内在儿童、阴影和自性等多种原型意象，其中又以阿尼玛和阿尼姆斯最为著名。

"阿尼玛"（anima）表示男性内在的女性原型意象，与之相对，"阿尼姆斯"（animus）则象征着女性内在的男性成分。荣格说，"这种心理双性同体现象是生物事实的一种反映，即，占更大数量的雄性（或雌性）基因成为性别决定中的决定因素；占很小数量的相反性基因则看来可以产生出一种与相反性别相等量的性格。这一性格常常不被意识到"。当阿尼玛/阿尼姆斯进入意识的时候，她/他就会有所成长与发展；而当她/他处于无意识中时，阿尼玛/阿尼姆斯就会通过投射等机制来影响人们的心理与行为。

当男性看到周围出现一个与自身的"阿尼玛"相似的女性时，他会被她所吸引，这是一种来自内心底层的、灵魂深处的吸引；当女性看到一个"阿尼姆斯"出现时，也会发生同样的情况。这是一种互补，也是对于自身完善的追求。对于荣格而言，托尼就是他的"阿尼玛"，正是因为如此，荣格很好地处理了与众多其他女患者之间的移情，却唯独无法割舍对托尼的爱。

荣格也用阿尼玛和阿尼姆斯来解释中年人的角色转换。中年男性逐渐从年轻时好斗好强的性格转变为淡定的生活态度，而女性则从青年时的追求安定逐渐变成中年时对成就的渴望，这正是阿尼玛和阿尼姆斯起作用的结果。人们到中年时，开始逐渐意识到自身的原型意象，因此，男性的阿尼玛和女性的阿尼姆斯都得到了成长和发展，进而影响他们中年后的性格和态度，男性向女性角色转换，而女性则向男性角色转换。转换良好的人将会得到一种平衡的满足感，而转换不良甚至没有进行角色转换的人，也许会降低晚年时的生活满意度。

医德与关怀——患者中心的实践者

酒精中毒的恋母男子——违规的拯救

荣格以联想实验和精神流电疗法实验在美国获得了声誉，很多美国患者主动前去瑞士寻求荣格的心理分析，其中一个患"酒精中毒性神经衰弱"的男子有效地证明了联想实验对精神病治疗的作用。

一开始分析时，患者对荣格有一定程度的阻抗，他对自己所患的病症进行了仔细的描述，但却只字未提发病的缘由。荣格发现语言诱导无效之后，对他进行了一次联想实验，并很快找出了患者的病因——恋母情结。这位患者出身自一个富有的家庭，他有一个强势的母亲，他的母亲自己经营了一个很大的公司，而他则在母亲的公司里做某个部门的领导者。一直以来，他都被母亲的强势所压迫，他很想挣脱母亲的束缚，开拓自己的成功道路，但同时他又不舍得抛弃这个优越的职位。很显然，他的无意识希望得到解放，但他的意识却犹豫不前。每当他的母亲干涉他的工作，而他却无能为力时，他便用酒精来麻痹自己的情感，来暂时忘掉那种压抑的情境，由此，他便患上了酒精依赖症。

荣格对他进行了短期的治疗，患者停止了喝酒，并自认为他的病已经痊愈。然而荣格知道，一旦他回到母亲的控制下，他的病一定会复发。他告诉患者："如果您重新回到您以前的情境，我不敢担保您不会旧病复发。"患者对此并不相信，依旧返回了美国。

不出荣格意料，患者回到美国没多久便旧病复发了。为此，他的母亲前去向荣格询问治疗办法。荣格看出了这位母亲的强势，他深知她的儿子是无力反抗她的。为了使患者能够摆脱她的控制，荣格设了一个善意的"计谋"。他在患者不知情的情况下，给他母亲开了一张医疗证明，大意是说她的儿子已经无法胜任他的工作了，建议把他解雇。患者的母亲接纳了荣格的建议，解雇了自己的儿子。而患者从母亲的手下独立出来之后，完全克服了酗酒的老毛病，并依靠自己的才智和能力获得了光辉的成就。

然而，荣格却因为背着患者开的那张证明而背负上了一种犯罪感，但他也知道，那会是治愈患者的一剂"烈性药"，如果不那样做，患者将永远无法得到解脱，更无法得到痊愈。尽管荣格的做法在医疗界是被认为不合伦理道德的，但以病人为重的他，宁可背负这样的"犯罪感"，也要尽力帮患者解除精神束缚，获得心灵自由。

精神分裂的老太太——关怀的力量

精神分裂症至今仍是无法治愈的顽疾，这种患者的幻视、幻听等幻觉很多时候被认为是疯癫的、无意义的，然而荣格却常常试着去理解精神分裂症患者那些不平常的观点和语言，他从中看到了患者们的"疯言疯语"的另一种意义，他认识到，对于无药可救的精神分裂症患者，给予理解和支持将会是最有效的良药。

荣格的众多患者中，有一位患精神分裂症的老太太，她总是听见自己身体内部有着各种声音，更重要的是，她能在她的胸膛中间听见"上帝的声音"。荣格没有反驳她这种荒唐的念头，更没有无视她的疯癫，他与患者共同研读《圣经》，并每隔两个星期给她布置一次作业——阅读《圣经》的一章内容，并在下次见面时给出体悟和感言。荣格通过这个方式给老太太进行了7年的治疗，他发现，老太太在他所布置的作业中能够保持较高的注意力，这有助于防止她更深地陷入她那精神分裂的梦境中。大约6年后，老太太以前周身存在的各种声音竟消失了一半，本来存在于身体右半部的声音完全消失，只有左半部能被听到，而左半部的声音强度也并没有加强，只是保持原状。因此，病人虽然没有痊愈，但至少是治好了一半。

"这是一次出乎意料的成功"，荣格原来并没有想到，这样的记忆练习能对老太太的精神分裂症产生效果。而通过这个病例，他开始关注精神病患者的思想和幻觉，并意识到对于精神分裂症患者最好的治疗办法，也许就是给予理解和关怀。这对今天的精神分裂症治疗研究是一个很大的启示。

一生的探索，人性的奥义

荣格是继弗洛伊德之后最负盛名的精神分析家，他促使精神分析理论从弗洛伊德的性压抑"死角"解脱出来，为精神分析理论开拓出了更广阔的发展道路。尽管荣格背叛了弗洛伊德，但不得不承认的是，他仍然是弗洛伊德最杰出的一名弟子。如果说弗洛伊德是精神分析学派的创始人，那么荣格就是学派中的中流砥柱，没有他后来发展的理论，精神分析必将走入死胡同。

回顾荣格的一生，对新鲜事物的兴趣和对未知事物的思考是他探索的动力，对精神体验的重视和对患者病痛的关注是他钻研的意义，对权威的反抗和对真理的不懈追求是他成功的信念。正是这些特质和信念，塑造了这一位伟大的心理咨询大师。

如今，荣格的分析心理学理论体系得到了不断的完善，同时也成为精神分析其他学派的重要参考，多种精神障碍和心理疾病的治疗都在分析心理学的指导下取得了巨大成果。这位灵魂的巨人，在为人类灵魂的探索作出巨大贡献的同时，也将他独特的人格与特质——展现给世人。他的理论将造福一个个心理疾病患者，他独特的人格魅力也将影响一代代心理学的追随者。

哈特曼：探寻自我真谛的
"自我心理学之父"

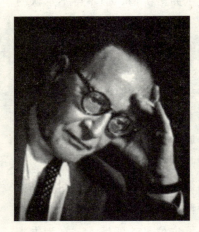

> 精神分析并没有宣称人类行为只是驱力与幻想的结果；人类行为直接指向由人们和事物所组成的外部世界。
>
> ——哈特曼

谈到精神分析，人们提到最多的往往是它的开山鼻祖——弗洛伊德。这位人类传统文明的颠覆者提出了精神分析学说的诸多重要理论，然而人们却始终对之争议不断。究其原因，恐怕主要是因为他一直坚持性本能起决定性作用的"泛性论"观点。而正是这一观点让人不免觉得有些紧张——梦是由于性驱力、抽雪茄是由于性驱力、孩童时期的行为是由于性驱力，似乎任何心理现象都来源于"本我"（包括性驱力）、"自我"和"超我"三者间发生的冲突。所以，在哈特曼之前，"自我"的功能一直被看做是被禁锢在不断的心理冲突之中。当哈特曼对"自我"进行了重新审视之后，随着"没有冲突的自我领域"这一概念被提出，致使他建立了整个"自我心理学"（Ego Psychology）体系。这一体系对经典精神分析过于强调自我与本我的冲突进行了开拓，使精神分析对自我的研究上升到了新的高度，极大地开阔了人们的视野，将精神分析中的心理病理学发展成为一种为人类普遍适用的治疗方法。自此，海因茨·哈特曼（Heinz Hart-mann，1894—1970）被誉为"自我心理学之父"，在精神分析的前进道路上留下了不可磨灭的一笔。

开拓者的童年

纵观一百多年的心理学史，有不少心理学家都自小成长于有深厚知识背景、富裕殷实的家庭环境下，比如罗杰斯、阿德勒等。饶有趣味的是，这一点有别于大多数的一般科学家。这或许暗示了对心理学研究的初始兴趣，很难发展于对温饱尚有疑虑的个体身上，而是需要在对其他物质条件都基本上没有烦恼之后，才开始对心理学产生兴趣并且从小立志。在这样的家族中，有一些人早已颇有名望或是小有成就，这就让年幼的后辈有着很好的条件去追寻自己的梦想。哈特曼正是出自这样的一个家庭。

1894 年 11 月 4 日，哈特曼出生于奥地利维也纳一个在知识界不可小觑的家族。他的爷爷莫利兹·哈特曼（Moritz Hartmann）是一位著名的诗人、散文作家和文学教授，同时还是在 1848 年德国大革命中有所表现的国会成员。在临时民主党政府被推翻以后，他逃离德国到了瑞士日内瓦，并在那里安顿下来，成了家。哈特曼的外公、鲁道夫·克罗巴克（Rudolf Chrobak）博士是一位有着卓著学术地位的医学教授，就任于维也纳大学医学系，同时也是一名有着丰富临床经验的出色的妇产科医生。正如弗洛伊德在他的《精神分析运动史》一书中所说的，"他可能是我们维也纳最伟大的医生"。哈特曼的父亲卢杜·哈特曼（Ludo Hartmann）是一位杰出的历史学家，同时也是成人教育运动的先行者。而哈特曼的母亲格丽特·克罗巴克（Grete Chrobak）则一直活跃在当时的绘画界与雕塑界，是一名不可多得的有着极高天赋与重大成就的艺术家。

　　成长在这样的家庭环境中的小哈特曼，几乎是日复一日的沉浸在各类知识汇聚的海洋中。缤纷多姿的艺术和文化深深地吸引了童年时期的他，从那时候开始，哈特曼对各种学科的广泛兴趣被激发了。由于平日里他家的宾客来自各个领域，包括文艺界、政治界、医学界、历史学界以及哲学界，小哈特曼置身其中，耳濡目染，小小年纪便领略了大千世界无尽知识的风采。如此家庭背景为哈特曼日后踏上精神分析的道路起到了奠定性的作用。他对于精神分析理论的开拓无疑受到了家庭的影响，他的创新与开拓精神源于其广泛的知识涉猎。此外，有学者认为，哈特曼提出的"没有冲突的自我（the conflict-free sphere）"正是他童年经历的体现，一帆风顺、衣食无忧使他在看待事物时抱有积极乐观的态度，并不注重强调"内在的冲突"。他所提出的环境对自我的作用正如他本身的发展一样，"知觉、思维、语言和创造力等的发展都属于自我去适应环境的功能"。另有观点提出，正是哈特曼的家庭背景，造就了他在精神分析领域中"保护者"和"妥协者"的身份。他的自我理论的提出，并不是想要推翻原有的弗洛伊德的理论，而是进一步拓宽、充实，从而更加全面地解释人类行为。从某种程度上来说，他对弗洛伊德的原有理论体系采取的是一种保护的态度，用自己更深远的剖析来捍卫整个体系。由于他的父亲和祖父均曾属于国家公务人员，因此国家法律、法规在哈特曼心中有着极为神圣崇高的地位，它们是不容挑战的。于是在经典精神分析理论与他的对原有理论的拓展和细化之间，哈特曼作出了巧妙的妥协。

永不停止的奋斗

哈特曼的早期教育完全是在家中完成的。父母请来的家庭教师教授给他这个年龄阶段所需要掌握的一切知识。直到 13 岁那年，哈特曼才告别了伴随自己 8 年的家庭教师，被父母送入了公立学校。

完成了基础阶段的学业之后，哈特曼凭借扎实的基础和优异的成绩考入了维也纳大学，从此开始了他在各个领域的学术探索。在那个时期，大多数成绩优异并且极具天赋的学生通常除了学习专业课程之外，往往会参加非本专业的课程，哈特曼即是如此。比如他曾经参加了马克斯·韦伯（Max Weber）的社会学课程，这让他受益匪浅并且还极大地影响到了他日后的思考模式。在专业方面，哈特曼最初的兴趣是药理学，并且先后发表了两篇有关奎宁新陈代谢的学术论文。但是很快他将目标转移并锁定在了精神病治疗学上，此时的他发现只有精神病治疗学领域才能更好地让自己施展。从接触这一领域开始，哈特曼与保罗·谢尔德（Paul Schilder）合作，先后发表了若干篇较有影响力的学术论文，开始在精神病学界崭露头角。在此之后，如同大多数研究精神病治疗理论的学者一样，哈特曼对弗洛伊德的相关学说产生了极大的兴趣，于是开始了对弗洛伊德及其理论的深入探索。而这期间哈特曼发表的一些论文成为实验性精神分析理论方面小有成就的作品，其中成果之一是他以动作倒错的精神病实验，检验了弗洛伊德的"象征作用"这一概念。1920 年，他成功取得了维也纳大学医学学位，并成为一名精神病医师，同时效力于威格勒－饶勒格（Wagner-Jauregg）诊所。然而哈特曼从来没有把学习限制在自己的学生时代，从维也纳大学毕业后，他依然学习各方面的知识——事实上，哈特曼的一生从来没有停止过刻苦的钻研。

从 1920—1934 年，也就是从 26—40 岁的繁茂年华，在维也纳大学的精神病与神经病学研究所里，哈特曼将自己全身心地投入到了精神病治疗的事业中。他继续进行了自己早先对精神分析的研究，通过大量实验与案例，在前人的基础上对这一学说进行了深入探索。在此期间，他曾经去往德国柏林研究所工作了一段时间，而正是在这短暂的一年时间里，哈特曼完成并出版了《精神分析的基础》（1927）。直到1937年，哈特曼发表的学术论文累计已经达到20余篇，其中包括了著名的双胞胎实验以及有关精神病、神经症、价值观现象、吸食可卡因等问题的研究。此外，他还为当时一部意义重大的《医学心理学手册》的编撰作出了莫大的贡献。哈特曼毕生发表与出版的历程可以粗略地被分为三个部分，而其中第一个部分就包含了众多关于临床诊断的论文。而这之中，最受人瞩目的莫过于他的双胞胎实验了。这一实验是以方法学理论为基础的，它最终成为双胞胎精神病治疗和双胞胎精神分析学的典范之作。

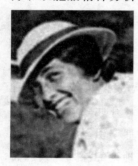

哈特曼的妻子

多拉·卡普拉斯

正当哈特曼的事业发展得如日中天之时，著名精神病学家阿道夫·迈耶（Adolf Meyer）向他发出了邀请——位于美国马里兰州巴尔的摩的约翰·霍普金斯大学的一个教授席位正等待着哈特曼。然而与此同时，弗洛伊德也向他伸出了橄榄枝——希望他依然留驻在维也纳。这对于哈特曼来说，无疑是一个艰难而又意义非凡的抉择。最终，哈特曼遵从了自己最初的追求，选择了后者。正如他一直所期盼的那样，后来的他最终成为那一代的维也纳精神分析协会中弗洛伊德理论追随者的领军人物。

对于工作的投入和事业上的忙碌曾经一度让哈特曼的婚姻之路受阻，然而他最终顺利地娶了妻、生了子。他的妻子多拉·卡普拉斯（Dora Karplus）早先是一位儿童学家。受到哈特曼的影响之后，成为一位儿童精神分析医师。他们育有两个儿子，恩斯特·哈特曼（Ernest Hartmann），后来成为一名睡眠与梦的研究专家，同时也致力于

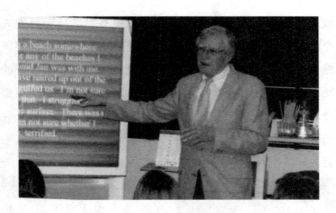

哈特曼之子 恩斯特·哈特曼

他的父亲所奋斗终生的精神分析事业；另一个儿子劳伦斯·哈特曼（Lawrence Hartmann），与他的母亲一样投入于教育事业，并成为儿童精神分析师，最终成为美国心理学会（APA）主席。

开辟"自我"的新天地

1938年，奥地利被德国纳粹占领，哈特曼被迫离开了祖国，来到了巴黎，就任于巴黎精神分析研究所，同时还担任着《国际精神分析杂志》的编辑。其后不久，他又去了瑞士，并最终于1941年来到美国纽约精神分析研究所。在纽约精神分析研究所里，哈特曼担任研究所诊疗中心的首席督导，很多年以来直接领导着整个研究所。在那里，哈特曼重遇了自己多年的好朋友恩斯特·克里斯（Ernst Kris）和洛伊温斯坦（Rudolph Loewenstein）。三个人通力合作，撰写了一系列核心论文。洛伊温斯坦在他的回忆录中认为，尽管哈特曼是一个友好且容易相处的好朋友，然而他却是退缩的、并且基本上属于一个孤独的人。他很有幽默感，但这仅仅表现在谈论别人的时候，他几乎很少谈到自己。除了几个非常亲密的朋友之外，他的自我压抑与自我约束使其对任何人都保持着一种明显的距离。这种特征可能起源于他的害羞或是自负，抑或是两者皆有。哈特曼当时的这种外在表现，也从另一个角度体现了他在进行开拓的过程中遭遇到各方面的压力而产生的退缩。洛伊温斯坦还被哈特曼对于研究的专注以及诊疗的敏锐深深地打动了。然而，在哈特曼的著作中临床数据总是很少被提及，甚至被完全忽视。这是由于在哈特曼的观念里，只有提出一个完整的宏观的理论体系才是主要并且重要的，而诸如临床观察等都似乎并没有那么重要。

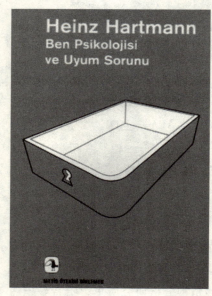

哈特曼的《自我心理学与
适应问题》一书，1939 年

随后的 1939 年对于 45 岁的哈特曼来说无疑是具有重大意义的一年，他出版了一本题为《自我心理学与适应问题》（Ego Psychology and the Problem of Adaptation）的书，这不仅震撼了整个精神分析学界，更是成为自我心理学的奠基之作。这本传世之作在当时只有德文版本，它是从哈特曼在 1927 年维也纳精神分析学会报告的一篇论文发展而来的。在一些评论者看来，这本书的意义非凡是因为它在现有的精神分析理论基础上提出了不同的观点，尤其是在自我心理学方面有着非常独到新颖的见解，这必然为经典精神分析理论的发展开辟了更加广阔的讨论空间。根据哈特曼的观点，诸如知觉、思维、记忆、语言、创造力的发展，包括各种动作的习得和熟练等一系列相关过程，都属于"自我的适应功能"，它们是在没有冲突的领域里发展起来的，而并不是自我与本我相互冲突的产物。他的这一学说标志了自我心理学的创立，他也被赋予了"自我心理学之父"的称号。此后，哈特曼就专心投入到自我心理学的研究当中。在他的理论体系中，"自我"是一种在"未分化的基质"中除了演变成驱力之外的另一部分能量，是一种可以自主发展的、不必依赖于本我的与生俱来的能量。同时，哈特曼将这种能量放入"进化"和"适应"的框架当中去思考，重点讨论了自我的一种生存本领。正是通过这种本领，人们才能很好地应对与处理现实中的各种纠纷。

正如弗洛伊德一样，哈特曼的自我心理学也十分关注童年时期的个体发展。1945年，他与安娜·弗洛伊德合作开办了《儿童精神分析研究》杂志，致力于用精神分析理论来探究儿童心理。哈特曼担任主编。这份杂志成了几十年内唯一出版的儿童精神分析方面的刊物。1948年，哈特曼被纽约精神分析研究所的诊疗中心任命为医学督导。1952年，哈特曼当选纽约精神分析协会主席。1951年至1957年，哈特曼担任国际精神分析学会主席。其后一直担任国际精神分析学会终身荣誉主席。

架设起连通的桥梁

哈特曼在1960年曾经这样评价自己的理论："自我心理学的发展扩展了动力等级的观点。"他自始至终对于经典精神分析理论持有一种极为尊重的态度，强调自己所做的研究仅仅是在其基础上的"扩展"、"补充"或是"修订"——显然他对自己理论在超越原有学说的方面表现得十分低调和含蓄。事实上，基于弗洛伊德精神分析的基本框架，哈特曼提出了创新性的意见；虽不能称之为"颠覆"，但在很大程度上是用更广阔的新思想解释了原有的问题。他很好地澄清了弗洛伊德体系中关于自我的一些未能作出明确解释的部分，并使之成为一个完整的理论框架，从而大大开拓了精神分析的研究视野，引导其中的一部分概念重新回归到传统心理学理论中去。这也使得原本被"驱力"统治了一切的经典精神分析终于冲破了束缚，为更广泛的精神分析师所接受，同时也能紧跟学院心理学家的快速发展步伐。

哈特曼还通过对自我的起源和本我的起源之平行关系的阐述，对自我的能量中性化、自我与环境相互作用的适应过程等一系列问题进行分析，修正了弗洛伊德和安娜·弗洛伊德原有的自我心理学思想：一是阐明了自我事实上并不隶属于本我的概念；二是纠正了"本我的防御功能主导了自我的外在表现"这一经典精神分析观念。哈特曼对于自我的结构、能量的中心化、自我对于环境的适应等问题的解释跨越了精神分析和普通心理学之间的鸿沟；尽管仍然存在一些矛盾之处，但还是成功地联系起了一直以来处于不合作状态的这两者。哈特曼的所有学术贡献都包含了这样一个思想：精神分析是一个建立在事实之上的、基于方法论的科学性的理论体系。

从历史的角度来看，哈特曼及其自我理论起到了承上启下的卓著效用。他将心理发展看作人类进化和适应的过程，并将自己的观点融入了原本就庞大的精神分析体系中，一方面保持着原有理论的经典性，一方面又做了极富建设性的加工。他的目标绝不是简单的批判，而是为精神分析乃至心理学更好地服务于人类而奋斗。作为精神分析理论的革新者，哈特曼倾其一生致力于发展主流精神分析学派。他的成就将会一如既往地为人类带来深远的影响——不仅仅是对于精神分析理论的发展，更是对于心理学的广泛领域。

沙利文：在黑暗中寻找光明的勇士，于孤独中探索人性的伟人

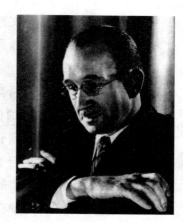

　　我们从不能与复杂的人际关系相隔绝，人们生活在这种复杂的人际关系中，并成为他自己。

　　　　　　　　——沙利文

　　在弗洛伊德创立了精神分析学派后，由此衍生出了一大批学者，他们推陈出新，形成了自己的人格理论，一般称之为"新弗洛伊德主义"。其中大家耳熟能详的有阿德勒、荣格、埃里克森、霍妮等。在新弗洛伊德主义者中还有一个重要的人物，他将社会因素引入精神分析理论中，是人际关系论的创始人。他以人际关系的概念解释人格发展，也以人际关系的观念从事心理治疗。虽然他的某些概念被后来的心理学家广泛采用，但是人们似乎淡忘了这位心理学大师。他就是哈里·斯塔克·沙利文（Harry Stack Sullivan，1892—1949）。正如佩

里所说，"沙利文是没有被广泛认识的伟大人物之一，而且就他研究的领域而言，他是一个传奇……"

沙利文的一生充满了神秘和争议，极富传奇色彩。与其他理论家比起来，沙利文对人格发展的描述带有明显的自传特征；他的著作也显示出，他的人生经验，特别是人际间的经验，是他的人格理论的重要来源。

天将降大任于斯人也

为了更好地理解沙利文的成长环境对他的深远影响，让我们先来了解一下他的家庭背景。沙利文的父亲汤姆斯·沙利文和母亲艾拉·斯塔克·沙利文都是爱尔兰人，由于爱尔兰的饥荒先后移民到美国。母亲的家族在爱尔兰和美国都有土地，并在当地爱尔兰移民中颇受尊敬。而父亲却是一名普通的体力劳动者，17岁就丧父，不仅要自食其力，还要养活年迈的母亲和弟弟妹妹。没有相关资料来解释这两个家庭背景差异如此之大的男女是如何相爱的，总之艾拉在她33岁那一年嫁给了比自己小4岁半的汤姆斯。对于这段婚姻，母亲的家族一直存有偏见和歧视，而这却在今后沙利文的成长过程中促使他去研究家庭内部的矛盾，并成就了他对社会和文化压力的描述特别生动。

童年时代——反抗母亲的过度保护与体验孤独

1892年2月21日，一个寒冷的冬天，沙利文出生于纽约州的诺威奇，一个位于纽约西北方的小农场。沙利文是父母的第三个孩子，前面的两个孩子分别比沙利文大2岁和4岁，都是在2月出生，却不幸都在动乱中因白喉而死去。这时艾拉已经39岁，两个孩子先后夭折带来的伤痛，再加上沙利文同样出生在2月，使得艾拉情绪紧张，并在与沙利文交往的时候，把这种焦虑传给了沙利文。不仅如此，当时他们一家周边的生活环境很恶劣，母亲一直过度保护着沙利文，这也导致了沙利文在今后的人生中对母亲和其他女人始终有一种厌恶的情绪。

生活继续用它特有的方式来成就一位伟人。不久，父亲工作的工厂突然倒闭了，一家人陷入了严重的经济危机，正好这时沙利文的外公辞世，留下在士麦那的农场无人经营。迫于生活的压力，一家人搬到了这个位置偏僻、经济萧条的农场。然而，这却使沙利文的生活陷入更糟的境地。首先，家庭内部方面，母亲由于长年的忧郁症以及生活上的压力，搬到农场后不久就精神失常，被送出农场医治。于是，沙利文的外婆开始照顾他，外婆是一个迷信、严格、传统的爱尔兰人，沙利文从外婆身上得到的是更强烈的被控制感。然后是在社会交往方面，沙利文一家都是虔诚的天主教徒，但所生活的士麦那地区新教徒的数量庞大，并且对天主教徒有很深的偏见，这些偏见使得沙利文的儿童期是孤独的、隔绝的。他的朋友及同事曾回忆说，沙利文小时候最亲密的朋友就是农场上的家畜。

这些童年里生活上的种种不幸，造就了沙利文独特而全面的视角来系统论述文化、人际关系和家庭动力系统对人格和心理疾病的发展中如何起作用。并让他强调人际关系和社会学习的重要性，并对精神病患者有着极大的同情心和敏锐的洞察力，就像弗洛伊德用他敏锐的洞察力揭开了看似文明的欧洲维多利亚女王时代实际上就是神经症的起源一样，沙利文用他在美国乡下时痛苦的家庭以及社交经验，来探明严重人格障碍的原因。

学生时代——充分体验自尊与第一次建立友谊

如果说沙利文人格理论中的人际关系论，即强调不良的社会关系导致不安全感和焦虑感是源自他童年时的孤独体验，那么该理论中的另一个重要的概念——人格意向，则萌芽于他在青少年时期的成功体验。先让我们简单了解一下这个概念：人格意向就是人们对别人和自

59

己的心理意象。人对自己的意象可分为三个范畴："好的我"，由人们感到自己好的方面、被赞扬的方面构成，主要是与安全感有关的行为，能感受到好的我，就能让人获得自尊的感受；"坏的我"，反映的是人们不愿想起的、不受赞扬的那些经历，常引起焦虑；"非我"，代表了自我中我们感到害怕的方面，保存在我们的潜意识中。

沙利文的整个童年直到上学，都是在成人世界中长大的，过早接触成人世界让他很早就意识到什么是"自尊"。父亲从经营农场开始，就被他自己的家族成员和朋友所瞧不起并受到孤立，母亲的家族又对他贫贱的出身有偏见。在这样的环境中，父亲越来越不愿意与人交流，包括自己的儿子沙利文，每天只是默默的工作，直到 36 年后与世长辞。母亲精神失常治疗了一段时间后，又重新回到了农场，但仍有攻击性行为，在家族中也逐渐失去了地位。生活在这样的环境中，沙利文逐渐有了最初的关于人格意向的概念。一个显示他自尊的体验的是他对蓝色的强烈憎恨，他不穿蓝色的衣服，甚至拒绝坐蓝色的椅子。沙利文是这样解释这种怪癖的：小时候他的母亲经常给他穿蓝色的衣服，并把它们保存起来并经常拿给客人们看，这种做法严重地伤害了他的自尊。上学以后，沙利文终于从他优异的成绩中获得了充分的自尊。关于这段时期，沙利文曾经这样描述"青少年时期是第一个发展的时期，在这一时期家庭的局限和特点得到了修补"。和其他的同龄孩子不同，沙利文很快就学会了如何学习并取得了优异的成绩。很快，连校长也注意到这个聪慧的学生，并悉心培养他。从小到大，沙利文第一次体验到受重视、被表扬带来的自尊感。

但是与老师和校长的宠儿形成鲜明对比的是，在同学中，沙利文是一个不受欢迎的人，作为班级乃至学校最聪明的学生但同时又是天主教徒，这让周围都是新教徒的同学们既嫉妒他又看不起他。于是，沙利文一直被排挤在同学之外，一个人上学、放学，直到他 8 岁那年与 13 岁的贝林格建立了亲密的友谊。贝林格和沙利文有很多相似之处，他的成绩也很优异；因为不按时去新教徒教堂祷告，他们一家也受到了当地虔诚的新教徒的排斥；更巧的是，贝林格也有一个对自己过度保护的母亲，所以他非常理解沙利文对母亲甚至所有女人的反感。可以说这段友谊对沙利文来说是天赐的礼物，沙利文第一次有了亲密的伙伴，他们一起上学、放学、在农场里玩耍、互相分享家庭和学校里发生的事情……不过很可惜，这段友谊在贝林格高中毕业时就彻底结束了，甚至于后来贝林格也成为一名精神病医师并与沙利文几乎同时发表论文，他们都没有再联系过。没有资料来说明他们之间究竟发生了什么，使得曾经如此亲密的朋友后来竟然形同陌路，沙利文在后来的生活中一直没有再建立起如此亲密的友谊，应该与这段经历有关。后来，沙利文提出的心理发展体系的一个关键特点就是青年期建立良好人际关系的重要意义，可以看出，这也是根据他的生活经验总结出来的。

总体来看，沙利文的学生时代到高中为止都是很成功的：学校生活不仅让他可以暂时躲开母亲和外婆的管制，并且在老师和校长的培养下，他发展了对科学的浓厚兴趣；同学的排斥给了沙利文大量的机会去发展个人意识以及思索青少年时期人际关系的主题；与贝林格的友谊不仅在当时温暖了他的心灵，也对他今后的理论有着重要的影响。不仅如此，高中毕业时，沙利文获得了纽约州立奖学金，并被康奈尔大学录取，这给他带来了前所未有的荣誉，也极大地加强了他的自尊。正当沙利文踌躇满志地迎接大学时代的到来时，他又怎能想到，不久的将来，他将遭受巨大的磨难。

大学时代——备受打击与濒临绝望

1908 年，怀揣着成为物理学家的美好憧憬，年仅 16 岁的沙利文被康奈尔大学的艺术与科学学院录取。由于上大学时年龄偏小，与他的同学们相比，沙利文不仅在身体上显得发育迟缓，心理上也很不成熟。沙利文第一个学期的学业成绩不错，但只能说是达到他高中时的水平，和班里的其他同学相比并不是最优秀的，这给他带来了极大的不安全感。第二学期，失去信心的沙利文成绩严重下滑，更糟的是他被卷入了一个非法诈骗财物以及偷卖学校化学品的组织。虽然种种证据都表明沙利文在这个组织中只起很小的作用，但是他也被抓到并被学校判定有责任。1909 年大学一年级下学期，因所有课程都不及格以及卷入到这起犯罪中，沙利文被暂停学业一年，虽然在当时来讲，这只是一个比较轻度的惩罚，但是他再也没有回康奈尔大学读书。

在接下来的两年中，沙利文下落不明，传记中都没有明确的记载，有些人猜测他可能被送到了监狱或者改造学校。后来沙利文曾经婉转地和他的同事们提到，他在那段时间经历了精神分裂并暗示他被送到医院治疗，曾经感觉脱离了真实的世界。在创立当代心理学理论的心理学家中，遭遇如此严重的失败和耻辱的人是很罕见的，可能除了埃里克·埃里克森外，就是沙利文了。沙利文不仅能从如此严重的困境中走出来，成为一代心理学大师，并且能从绝境中受到启发、领悟真理，使之成为其人际关系理论的核心，这种精神实在令人佩服。

在沙利文消失了两年之后，1911 年秋天，没有大学毕业证书的他进入芝加哥医疗与外科学院，并于 1917 年获得医学博士学位。这个学校的教学质量很糟糕。沙利文因没有交最后一学期的学费，学校不发毕业证书，几年后补交了学费才给他。之后不久，学校就关闭了。

沙利文的职业生涯

沙利文的学术背景不像其他心理学大师那样辉煌，他在心理学上取得的成就，都是靠自身经验的启发以及通过对精神分裂症病人的治疗过程中获得的经验。然而沙利文在心理学领域中的奋斗历程，却和许多其他的革命者一样，充满了艰辛和坎坷。

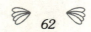

从外科医生到精神病学家

沙利文在大学读的是医学专业，所以毕业后他是作为一名外科医生而非心理学家开始自己的职业生涯。然而沙利文的早期医生工作并没有很大的成就，他当过钢铁工厂的外科医生，在军队的医务室工作过，还在芝加哥开过一家私人诊所，第一次世界大战期间曾应召入伍担任军医。沙利文从事了四五年的外科医生行业，直到1922年，他的精神病学家生涯才正式开始。

这一年，沙利文进入首都华盛顿的圣伊丽莎白医院担任当时美国著名医学家怀特的助理。怀特是运用动态的精神病学理论治疗精神病患者的先驱，并且鼓励周围的同事在临床治疗时提出有创新的想法。有感于自己之前的患病经历并且在怀特的影响下，沙利文对精神病学产生了浓厚的兴趣，并开始投身于精神病学的研究中。沙利文觉得怀特挽救了他的职业并帮助他成为专业的医生，所以他视怀特为自己职业和心灵的导师。不过可惜的是，不久以后发生了一件事，让沙利文最终离开了这位恩师。

出于对精神病学的浓厚兴趣，沙利文给怀特写信表明他希望得到一个全职临床医生职位的愿望，但是怀特回信告诉沙利文这个职位暂时没有空缺，并且他心目中有更合适的候选人。怀特的信流露着对沙利文能力的质疑，却又在信的结尾以让人难以信服的虚假语调赞扬了沙利文。收到回信后，沙利文开始质疑怀特的直率和对他的诚实。从这以后，他和怀特的关系变得冷漠，仅限于学术上的交流。但是后来沙利文还是以怀特的名字来命名自己的基金会，可见他对怀特的感激之情。

1922—1930 年——事业的顶峰期

1922 年 9 月，在巴尔的摩一家医院院长诚恳的邀请下，沙利文离开了怀特，正式开始了属于自己的精神病学家之路。这位院长很欣

精神分析咨询与治疗大师

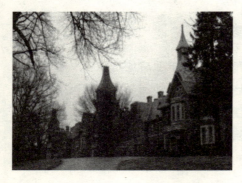

沙利文在这家医院开始治疗精神病患者

赏沙利文，并且给予他极大的信任。1925 年，沙利文成为这家医院临床研究的主管，院长还批准他建立属于自己的病房，沙利文可以单独访问并治疗精神病患者。在如此优越的条件下，沙利文渐渐从临床治疗中发展出自己的人际关系理论的雏形：他反对当时医学界关于精神分裂症是遗传决定的、不能彻底治愈的观点，主张精神分裂症是由不良的人际关系造成的，可能是早年与一个"坏母亲"的关系，也可能是以后生活中的其他人际关系，使个体产生严重焦虑，导致自我系统的防御功能失灵，将"幻觉"人格化为某种实体，不能将幻想或梦与现实区分开来，人格发展停滞不前甚至倒退，经验模式倒退到并列的甚至是原始的水平，现实的人际关系和个人的自信自尊遭到严重的破坏。

可惜的是，沙利文将患者带到他自己的病房单独治疗，治疗过程纪录由他亲自完成并存档保管，所以很难查到他的单独咨询案例。不过医院里的精神病医师会对精神分裂患者进行会诊，即几个医生同时给一名患者做咨询，通过会诊纪录，我们可以大致了解到沙利文的咨询风格：

希尔（精神病医师）：我知道你来到了疗养院，你能告诉我你现在的感受吗？

病人：我感觉没有以前强壮，现在我非常烦躁，很容易被激怒，并且无法与人相处。

希尔：你是如何感受到这种困难的？

病人：我非常容易疲劳，我本来是施工工程的监督员，那是一份

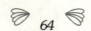

64

很辛苦的工作。

希尔：你是从那时起开始觉得困难的吗？

病人：我是从那时起开始注意到我的缺点。

希尔：你觉得你为什么会有这个缺点呢？

病人：我想应该是缺少运动。

……

为了了解病人的自我认知能力，希尔医生设置了很多开放性的问题，病人可以随意回答。在谈话中，医生起引导作用，而不是决定性作用。以下是沙利文与同一位病人的谈话：

沙利文：你现在感觉精神状况有好转吗？

病　人：我觉得比刚来的时候好了。

沙利文：这里的哪些因素帮助了你呢？

病　人：一切。

沙利文：这太笼统了，能不能再详细些？

病　人：我觉得这里户外的环境、令人愉悦的同伴都对我有帮助。

沙利文：能不能解释一下这些是如何帮助你从精神疾病中恢复的？

病　人：我觉得这不需要解释。

沙利文：你似乎有很多积极的意见，但是却不肯帮助或启发我们，你是不是觉得现在正处于敌人当中？

病　人：我没有这样看医生。

沙利文：那我能不能问你为什么逃避回答问题？

病　人：我没有逃避。

……

沙利文：你是不是希望有一天你可以不被当成有精神疾病的人，

即使你并没有痊愈?

病　人：当然。

沙利文：为什么你认为有精神疾病是一种耻辱而其他的疾病，如伤寒，就不是呢?

病　人：是这样的，我认为精神疾病就是指一个人发疯并且失去控制，但我并不是这样。

从上可以看出，沙利文的咨询风格与他的同事截然不同，沙利文更愿意与病人分享自己的想法，而不是只提问题，他更愿意参与谈话，甚至主导谈话的方向。在上述的例子中，沙利文对待病人并不那么"友善"，这是因为沙利文相信只有患者能接受自己有精神疾病的事实，才有治疗的意义。在治疗中，沙利文先引导病人承认自己的精神疾病，再帮助病人回忆出产生精神疾病的原因，最后在精神病医师营造的良好人际环境中进行治疗。不久沙利文因为成功地治疗了精神分裂症而名声大振。

1926年沙利文受邀担任马里兰大学医学院的副教授，在此期间他接触了许多心理学之外的自然学科，极大地开拓了知识，并将自己的治疗方法与社会科学如文化人类学、语言学、社会心理学以及自然哲学、心理生物学联系起来。经过一段时间的临床实践和理论研究，1928—1929年沙利文正式创立了自己的人际关系理论并逐步成为精神分裂症治疗方面的权威，这也是沙利文在他的职业生涯中最有成就、最成功的几年。

作为精神病学家的后期工作

1930年9月，沙利文离开了马里兰来到了纽约，不过他对精神病学的研究并没有停止。沙利文在纽约开设了一家私人诊所，继续从事精神病研究和治疗；1933年组建"怀特基金会"并担任第一任会长；1936年创办《精神医学》杂志，以推广他的人际关系理论；第二次世界大战期间他担任美国选拔委员会顾问，参与选拔军人的工作。沙利文对精神病学的执著甚至没有因为身体的不适而减少一丝一毫，1945年沙利文因为细菌性心脏内膜炎病得很严重，并卧床几个星期，在这期间他依然欣然受邀参与制订第二次世界大战后联合国教科文组织的"紧张计划"，涉及国际间普遍存在的人的紧张和应激问题。沙利文在晚年时特别关心精神病学家可以做些什么来改变社会环境以防止精神病的发生。

1949年1月14日，沙利文去阿姆斯特丹出席国际心理卫生联合会的执行委员会会议，返回途中在巴黎猝死于脑溢血，年仅57岁。

被淡忘的大师，不可磨灭的贡献

沙利文对心理学的主要贡献

沙利文把精神病学与社会科学如文化人类学、语言学、社会心理学以及自然哲学、心理生物学联系起来，把传统精神病学改造成人际关系理论。该理论强调人际关系的重要性，重视从发展的角度探讨人的心理形成过程，把儿童心理成长放在人际关系中去考察，详细探讨了自我功能、自我系统的形成、特点和作用，以及相关焦虑的概念，并试图通过人际关系去分析人的心理的发展变化和变态人格，很少从遗传的、机体的或生物学的方向去解释精神病。这种将人放在社会关系中去分析的思想已经超越了弗洛伊德精神分析的生物学化倾向。

沙利文认为既然精神分裂症是由失败的人际关系造成的，治疗措施就首先要创设良好的人际情境。沙利文将精神病院视为人格成长的学校，而不是人格缺陷的收留所。在这所学校里，精神医学家是人际关系的专家，他尊重患者，在治疗过程中参与观察，通过建立良好的医患关系，采用交谈、梦的分析等治疗技术，使患者恢复健康的人格。沙利文在他主持的精神病院实施他的治疗理论，取得了成效，成为治疗精神分裂症的权威。

总之，沙利文概括出对精神病现象的新解释，并提出了独特的治疗方法。他改变了人们对精神分裂症的悲观态度，改善了患者的处境，并寻找到了一种新的治疗途径。他促进了精神医学与社会心理学等社会科学的结合，推动了这些学科的发展。

为什么人们会淡忘沙利文

沙利文去世还不到 60 年，似乎人们对他已经渐渐淡忘。对于一个伟大的心理学家和精神病学家而言，这的确很奇怪。笔者认为可能有以下几个原因：

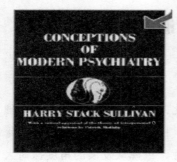

沙利文生前唯一的一本著作

首先也是最重要的一点是，沙利文的著作很少并且语言晦涩难懂。沙利文生前只出版过《现代精神病学的概念》（1940），虽然这本书销量很好并且一度成为一些大学的教材，但当时就有评论家指出这本书很难读懂。而沙利文其余的著作都是他去世后由他的学生和同事整理出版，虽然详细全面，但仍然不好阅读和理解。

还有就是关于沙利文本人有很多争议，人们曾怀疑他患有精神分裂症并且是同性恋，这导致了人们对他的理论有些怀疑。沙利文身边的很多人曾指出，他与人相处时，时而很难相处、待人刻薄、自私无情，但有时又很体贴、热心，这很让人怀疑他有精神分裂症。但是一些传记作者在仔细查找相关资料后指出，沙利文并没有精神疾病，这种行为是由于长期的孤独和没有亲密的朋友，有时让他不知道如何与人相处。但是对于沙利文是否是同性恋这个问题，传记作者们也不敢妄下结论。因为一方面沙利文不仅一生未婚，并且在治疗精神分裂患者时，会有倾向性地选择年轻的男性，并在 1927 年非正式地收养了他的一个病人——15 岁的詹姆斯，他陪伴沙利文一起度过了以后的岁月，更有人指出他的第一个朋友贝林格和他实际上是同性恋关系。但是另一方面，沙利文曾经向他的一个同事提到过，他差一点儿与克莱拉·汤普森（一位精神病医师）结婚，但后来却做了终生的朋友，据传记作家考证属实。所以沙利文究竟是不是同性恋，到今天还是一个谜。

一部与命运抗争的史歌

沙利文的一生是一部与命运抗争的史歌。从美国乡村农场里的孤独的男孩成长为 20 世纪美国伟大的心理学家和精神学家，这其中有许多值得我们思考和学习的地方。

在生活中，沙利文在困难降临时不屈不挠，勇于面对生活的打击，不仅从困境中走了出来，并且从中悟出了深刻的道理进而融入其理论的发展。在心理学研究领域，沙利文是在治疗精神病患者的过程中，一点点摸索、总结出人际关系理论，这相较于有些心理学家先建立自己的一套理论，再用理论来指导实践活动，更加灵活实用。沙利文不把治疗患者的过程单纯地看作治病，而是将其理解为"理解病人"的过程。他乐于倾听，富有同情心，对病人的遭遇感同身受，甚至有的病人会问他是不是之前也有过类似的经历。这种富于人性化的治疗理论，取得了很大的成效。

沙利文不是笔头上的精神病医师，他以自己的亲身经历为矛，几十年的临床治疗为盾，在心理学的殿堂里披荆斩棘，当之无愧地成为"美国精神病学最新颖的代表"。

克莱因：现实的梦想家，
命运的女强人

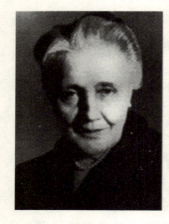

> 很多人富有天分，但他们没有足够的人格力量来撑持这种天分。梅兰妮·克莱因有着独特的性格和勇气，有着坚韧的毅力和强烈的进取精神，这些品质与她的天才相辅相成，相得益彰。
>
> ——威尔弗雷德·比昂

德裔英国著名儿童精神分析学家梅兰妮·克莱因（Melanie Klein，1882—1960）首先是一位孜孜不倦且卓有成效的实践者，并且还是一位具有开拓精神和独创意识的理论家，在精神分析理论的方向和发展进程中，在扩展精神分析临床实践的领域方面，她都有着极为深远的影响。然而，生活对她来说一点儿都不简单。这位艰苦卓绝的女士一生中都在与自己痛苦不幸的命运不懈地抗争，在与学术上激烈的争议和攻击进行着勇敢斗争。她把自己的生命献给了精神分析事业，时时刻刻都在为实现精神分析的理想而奋斗着。

命途多舛的克莱因——生命之奇葩

支离与破碎——死亡阴影下的天才童年

1882 年 3 月 30 日，梅兰妮·克莱因出生于维也纳一个传统的犹太教家庭。她是父母的四个子女中最小的一个。梅兰妮的父亲曾是位犹太法典的学者，然而 37 岁时，博学多识的他再也压抑不住自己根深蒂固的叛逆，毅然脱离了自己的正统背景并接受教育，最终获得了内科医生的资质。父亲在梅兰妮 18 岁时去世。克莱因的母亲精力充沛，善于操持。在家境窘迫的情况下，她不仅承担起了照顾家庭的责任，而且还开了一间商店，以此来支持她的丈夫，并保证她的孩子能接受良好的教育。她在克莱因 32 岁时过世。

梅兰妮十分钦佩她父亲的独立精神和科学态度，但她和父亲的关系一直都不是很亲密，这可能部分是因为当梅兰妮出生时，她父亲已经 50 多岁了。梅兰妮觉得与母亲更亲近，她对母亲怀有很深的感情，她羡慕母亲的美丽，钦佩她的聪明和强烈的求知欲，然而这些又与她自己强烈的内疚和罪恶感、羞愧和焦虑感、甚至偶尔的敌对和仇恨感等各种情绪交织在一起，可见她对母亲的感情也是相当错综复杂的。

梅兰妮有两个姐姐和一个哥哥。二姐西多涅 9 岁去世，当时梅兰妮只有 5 岁，她深爱着二姐西多涅。在西多涅去世前一年卧病在床的时间里，她花了大量精力努力把自己的知识传授给梅兰妮。梅兰妮觉得这是姐姐对她的信任，为了让姐姐高兴，她在 5 岁前就学习读书、写字、做算术。尔后，梅兰妮与哥哥伊曼纽尔也建立了类似的令她感到鼓舞的关系。才华出众的伊曼纽尔比梅兰妮大 5 岁，很有天赋，他对文学、艺术、音乐有浓厚的兴趣，弹得一手熟练的钢琴，文章也写得小有名气，他鼓励梅兰妮和他一起分享这些乐趣并加入自己的学术氛围浓厚的朋友圈，梅兰妮后来的丈夫阿瑟·斯蒂芬·克莱因就是她哥哥的一位朋友。伊曼纽尔对梅兰妮的才华充满信心，在伊曼纽尔的影响下，梅兰妮对文学和音乐倾注了自己的热情。14 岁时，她决定学医，在她哥哥的辅导下，她通过了入学考试，进入了维也纳预备高中，这是当时仅有的一所为女孩子进大学提供预备课程的中学。17岁那年，梅兰妮考上了大学。19 岁时订婚，这打断了她学医的计划，从此她在维也纳大学改修艺术和历史。

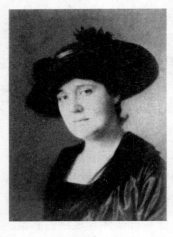

年轻时的梅兰妮·克莱因

就像与西多涅的关系一样，梅兰妮与伊曼纽尔的关系同样也由于死亡的迫近而充满了阴影。伊曼纽尔不仅与她有着相同的对文学和艺术的追求，而且对她的成长影响最大。他在梅兰妮心中的地位是没有人能够取代的。伊曼纽尔患了心脏病，死时 25 岁。这两位亲人的夭折尤其是伊曼纽尔的去世，对梅兰妮的打击很大，这也致使她的性格中一直略带抑郁。同时，他们也刺激了她的理智兴趣，使她觉得自己有义务去寻求发展

并取得成功。梅兰妮始终保持着对医学的兴趣，她一生都在后悔没有学医，因为她相信如果她拥有医学学位的话，她的观点将会得到更多的尊重。

拯救与重生——那划破黑暗的一道曙光

梅兰妮 21 岁结婚，育有两子一女。但她对于自己的婚姻和生活并不满意。这时居住在维也纳的梅兰妮，生活被与母亲之间令人窒息的关系所控制，还深受一场令人烦扰、不尽如人意的婚姻的影响，另外她亲密的哥哥伊曼纽尔的去世更加令她难以承受这一切生活中的痛

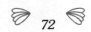

苦，她患了重度抑郁，而且似乎迅速恶化，生活陷入了不可名状的悲伤中。1910 年，由于兼为化工技师和商人的丈夫阿瑟在布达佩斯找到工作并将全家定居于此，梅兰妮的生活也由此发生了重大的改变。1914 年她第一次偶然读到弗洛伊德关于梦的著作，并立即激发了她对精神分析学的极大兴趣和长达一生的追求。她这样说道："它立即就让我发现了精神分析学就是我一直在追求的'目标汽车'，至少在那些年头里，正当我如此热切地寻找什么能够在心智和情绪上都满足我的时候。"可以这样说，精神分析拯救了克莱因。从此，学习精神分析，实践它，为它奉献，成了她一生不变的追求。她在治疗方面的极大兴趣和天赋也得以在她的精神分析工作中充分展示出来。

辗转与反侧——成人不自在，自在不成人

布达佩斯时期（1910—1921 年）

定居布达佩斯，她不仅寻找到了向往已久的学术友谊和精神家园，而且开启了她一生事业的基础。当时她作为一位情绪抑郁的患者，联系并接受了桑多尔·费伦茨（S. Ferenczi）的分析，并且在费伦茨的鼓励下开始分析儿童。1919 年 7 月，她在匈牙利精神分析协会上宣读了生平第一篇论文《论儿童的发展》并于同年加入该协会。在布达佩斯，克莱因最大的收获莫过于找到了自己的第一任导师——费伦茨，并寻找到了真正的信仰——精神分析。克莱因在自己的第一部专著《儿童精神分析》的前言这样回忆道："费伦茨博士是使我了解精神分析的第一人。他不仅使我懂得了精神分析的真正本质和意义，而且他对于潜意识和象征的强烈而直率的情感以及他对于儿童心灵的贴近，一直影响着我对幼儿心理的理解。他本人对于儿童分析的发展投入了巨大的个人兴趣，他指出了我在儿童分析方面的才能，并鼓励我投身于儿童精神分析治疗这一有待开垦的处女地。此外，他还尽其所能地帮助和支持我在这条道路上发展。正是费伦茨博士，使我

开始了分析者的工作生涯。"当然，费伦茨对于克莱因的影响不仅限于此，他早在1909年提出的关于儿童内投（introjection）能力的观点，对于克莱因日后大量使用内投、投射等观点来解释儿童的幻想是不无联系的。

柏林时期（1921—1926年）

早在1920年的精神分析大会上克莱因就结识了卡尔·亚伯拉罕，并对他留下了深刻的印象，而亚伯拉罕本人则鼓励她在儿童分析方面的研究。1921年克莱因受到亚伯拉罕的邀请，带着三个孩子——梅利塔、汉斯和埃里克一起来到柏林工作，担任柏林精神分析学院的儿童治疗专家。而她的丈夫阿瑟则前往瑞典工作，这次分离是导致她和丈夫情感破裂的前奏，从此她与阿瑟分居并于1926年离婚。

在此期间，克莱因逐渐形成自己独特的儿童分析技术——游戏治疗。1923年春秋之际，克莱因在治疗一个患有强迫性神经症的小女孩莉塔（Rita）时，发明了"游戏分析技术"，即通过解释儿童游戏的内容来揭示儿童的焦虑。此时，她的"潜意识幻想"观和幻想生活中的暴力性与施虐欲观点也已逐渐形成。自莉塔的分析之后，克莱因坚持使用游戏技术，并主张伊底普斯情结和超我在早期出现。在1924年德国精神分析学家的第一次会议上，亚伯拉罕针对克莱因关于埃而娜（Erna）病例的研究，作出这样的预测和评价："精神分析的未来在于游戏分析。"1925年克莱因在萨尔斯堡的会议上提交了第一篇关于儿童分析技术的论文《早期分析的心理学原则》，得到欧内斯特·琼斯的赏识，他热情地评价说"精神分析的未来就在于儿童分析"。这成为克莱因移居伦敦的重要原因之一。随着个人事业的进展，克莱因开始不满足于费伦茨对她的分析结果，于是请求亚伯拉罕对她进行分析。亚伯拉罕一贯反对给自己的同事进行精神分析，但是，他被克莱因在儿童精神分析方面的潜力和她对于精神分析的重要性所打动，破例接受了克莱因的请求。亚伯拉罕对克莱因的分析从1924年开始，只进行了9个月，因为亚伯拉罕的突然去世而中断。

由此，克莱因也开始了长达一生的自我分析。亚伯拉罕是克莱因的第二任导师。虽然他对她的分析只持续了短短 9 个月，但对克莱因的影响却是终生的。克莱因始终把自己看做是亚伯拉罕的学生，把自己的研究看做是对于弗洛伊德和亚伯拉罕之研究的继续和发展。她反复谈到，对亚伯拉罕这样一位精神分析家和老师，她怀着最深的敬佩、欣赏和感激。

伦敦时期 （1926—1960 年）

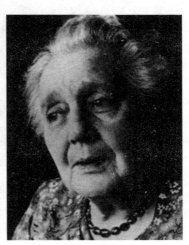

老年时期的梅兰妮·克莱因

失去亚伯拉罕的支持，克莱因在柏林的工作开始不断受到攻击。大约与克莱因同时，安娜·弗洛伊德也开始了对儿童的研究，然而她们的基本观点和分析方法之间却存在相当大的对立和冲突。柏林分析学会基本上是支持安娜的，反过来自然认为克莱因的研究是"反传统的"。而克莱因没有医学学位也使她备受孤立和攻击。在此种境遇下，克莱因接受了琼斯的邀请。在亚伯拉罕去世之前，克莱因就曾前往伦敦讲学三个星期，她所作的六个讲演，构成了她的第一部著作《儿童精神分析》第一部分的基础。从 1926 年定居英格兰直到去世，梅兰妮一直留在英国，并在英国精神分析协会工作。她对自己的这个决定从没后悔过，因为英国精神分析协会比其他地方更能接受她的观点。在这个协会里，她能够继续展开自己的工作并将其推向深入，还能从事教学。对琼斯邀请她到英国一事，梅兰妮始终心怀感激。

正当梅兰妮的精神分析工作处于鼎盛之时，她在个人生活中却遭受了一系列的不幸。首先，她的大儿子汉斯在 1934 年春天突然死于一次登山事故，死时年仅 27 岁。稍后，她又在另一种意义上失去了

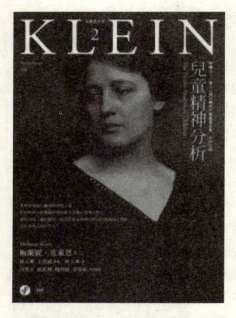

梅兰妮·克莱因的著作《儿童精神分析》

她的女儿梅利塔。梅利塔和丈夫施密德伯格都是医生和开业的分析师，最初她与母亲克莱因一道和谐共事。但后来，梅利塔在学术观点上与克莱因对立，变得反对母亲的工作，并与母亲疏远了。不过对克莱因来说，她与小儿子埃里克的关系给了她极大的补偿。埃里克在伦敦结婚，有三个孩子。梅兰妮对她的孙子倾注了巨大的感情，在他们身上充分感受到了天伦之乐；同时，从陪伴她的朋友和学生身上，她也得到了持久的快乐。她还从艺术中得到极大的乐趣，尤其是在她的晚年。

展翅与高飞——破茧而出后石破天惊

克莱因的一生是变革创新与对立斗争的一生。她是生命的强者，她是梦想的勇者。自从 1914 年在布达佩斯第一次接触到弗洛伊德的著作开始，一直到 1960 年在伦敦去世为止，她把一生都奉献给了精神分析事业。

在精神分析和精神病学领域，克莱因创立了"对象关系理论"，为精神分析由驱力结构模式向关系结构模式的转变奠定了基础；她对儿童心理结构的深入探讨，极大地丰富了传统精神分析的内容；她创立游戏治疗，开辟了儿童精神分析的新方向；她开创儿童精神病的治疗和研究，扩大了精神分析的治疗范围；她建立的克莱因学派，造就和影响了一大批精神分析学者。作为对象关系理论的奠基人，她的儿童心理发展观，尤其是对女性性欲心理发展的看法，既是对传统弗洛伊德思想的深化，又是一种挑战。

从实践的角度看，克莱因的对象关系理论已成为指导心理咨询与治疗的重要基石之一。她开创的游戏治疗技术不仅本身是一种有效的心理治疗手段，而且已经被吸收到其他的治疗形式之中。例如，家庭治疗、心理剧和艺术治疗等心理治疗形式都不同程度地吸收了克莱因的思想。而她开创的游戏治疗成为20世纪西方游戏治疗运动的先驱。

除了对于精神分析的革命性意义，以及对于精神病学和心理咨询与治疗等领域的巨大冲击之外，克莱因的研究还在儿童心理学、社会学、人类学和文艺批评等诸多学科中产生了一定的影响。

克莱因的对象关系理论甚至还引发了广泛的社会效应。她对于儿童内部世界的探讨和儿童情感冲突的认识，影响到人们对于儿童抚养的态度。她对于女性性欲心理发展的看法，不仅挑战了弗洛伊德的观点，而且使她成为西方女性主义运动的先驱者。此外，她关于悲哀与抑郁的研究以及她的治疗思想在西方的卫生保健领域中亦发挥着应有的作用。

卓尔不群的克莱因——实践与思想的统一

理论内核

克莱因的理论虽未呈现出明显的系统化，但可以将其对象关系理论的思想内核归纳为如下四个方面：

1. 伊底普斯情结的早期阶段——儿童心理性欲发展观。

克莱因通过对儿童的分析得出结论：儿童的伊底普斯情结起始于口欲期的第二个阶段，即在半岁左右。它带有前生殖欲期的"施虐"特征，而且无论男孩还是女孩的，其伊底普斯情结都是从前生殖欲期对母亲的依恋关系而开始的，即开始于与母亲乳房的部分对象关系，而最终促使伊底普斯情结形成和发展的则是作为内部对象的超我。后期克莱因提出"抑郁性心位"概念之后,她把伊底普斯情结与抑郁性心位联系了起来,认为伊底普斯情结的出现与爱和恨的冲突相联系,并以爱为主要角色。克莱因在儿童心理性欲发展观上与弗洛伊德的差异,源自一个根本性的理论重点的逐渐转移,即克莱因把从强调力比多的变迁,转移到了强调"幻想"(phantasy)和现实中对象关系之间的复杂性,以及攻击性和力比多驱力之间的相互作用。

2. 偏执-分裂心位和抑郁性心位——儿童心理结构观。

克莱因由于认识到弗洛伊德发展阶段概念的局限性而另创"心位"(position)概念;"心位"观是对弗洛伊德的心理性欲发展"阶段"观的修正。克莱因认为每个个体都是从两种心位发展而来的:"偏执-分裂心位"和"抑郁性心位"。这两种心位先后出现在人出生后的第一年内,并且人们的一生中,不断地、反复地从一种心位发展到另一种心位。而且,抑郁性心位中形成整体对象关系的方式构成了人格结构的基础。伴随其心位观,克莱因还提出了自婴儿期开始就使用的两种重要的防御机制:投射性认同(将自己的一部分从意象上分裂出来,并将其归于别人)和修复,并从对象关系的角度澄清了焦虑和罪疚感的性质、升华和创造性的基础,以及悲哀和抑郁的关系。

3. 自我与超我——儿童人格结构观。

克莱因用对象关系来解释自我和超我的形成与发展。她认为驱力是关系性的,而幻想则是力求与对象接触才产生的一种再现性的本能。她强调人格从根本上说就是内部对象的经验和幻想的最高集合。克莱因认为,自婴儿诞生之初,就既存在一个基本的"自我",也存在一个原始的"本能生命",故而自我和本我是同一心理结构的不同方面。克莱因提出了一个功能性的自我,在生命一开始就有其防御机制。这就意味着,婴儿在这个阶段具有比弗洛伊德所描述的更为高级的心理组织。超我也是早在生命之初就被建立起来了,一开始就带有前生殖欲期的施虐特征。相对于弗洛伊德的"本我—自我—超我"的三重结构模式，克莱因多少忽略了本我的重要性，并且使自我和超我出现的时间提前了许多。

4. 嫉妒与感恩——儿童心理发展的动力观。

克莱因在晚年提出的"嫉妒与感恩"，试图从元心理学的高度来阐明挫折和满足的内部决定论，即用弗洛伊德的生本能和死本能理论来重新阐释她的新发现。克莱因区分了嫉妒与感恩，并假设嫉妒诞生于最早的婴儿期，直接指向早期的部分对象。克莱因认为，从母亲那里获得的关爱、照料和食物，这在婴儿身上激起了两种对立的反应：一种是发展为爱的满足反应，它是感恩的原始形式；另一种是敌意和嫉妒。此外，嫉妒也可由挫折和剥夺引起。感恩与嫉妒是克莱因一贯重视的"爱与恨"的情感表达，也是生本能和死本能的表现，因而嫉妒与感恩便构成了儿童心理发展的一种动力。

游戏治疗技术

克莱因的理论萌发于她在临床工作上很深的投入，其理论的发展也和临床工作并行。她严格遵从了弗洛伊德的框架，一开始就把目标放在针对儿童的、而本质上是与针对成年人一样的精神分析设置。在她的设置中，她为孩子提供一个适宜的房间，在柜子里放上各种各样的小玩具和做游戏用的材料。一旦某个孩子更多的是通过游戏而不是通过说话来表达自己，她就开始分析这个孩子的自由游戏，将其视为自由联想来加以处理。她认为儿童的游戏、梦、绘画及故事，就像成人的自由联想，都是传达潜意识幻想及焦虑的媒介。借由诠释儿童的潜意识幻想，便可以降低、释放儿童的焦虑，减少其内在的恐惧，从而提升身心的健康。

莉塔的案例

克莱因对莉塔的分析开始于 1923 年春，同年秋季结束，历时 4

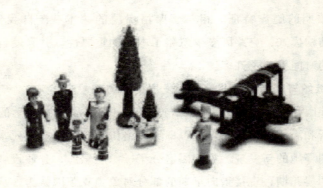

克莱因游戏疗法中使用的玩具

个月左右。这次分析在克莱因的理论体系中占据着特殊的地位，它不仅对其理论的形成起着重要的验证作用，而且标志着其游戏技术的开端。

症状

莉塔接受分析时只有 2 岁零 9 个月，却患有严重的强迫性神经症已有一年。她的症状表现为：焦虑、抑郁和强迫。莉塔看上去很聪明，然而在游戏中却表现得非常克制自己的活动。平时她很难抚养，父母常常为她喜怒无常的脾气和极端起伏的情绪而大伤脑筋，即使是一丁点儿风吹草动，也可以掀起她的惊涛骇浪。她有时乖巧温顺，有时又会放肆得无法无天。有时面对哪怕是微乎其微的挫折，她的反应不是勃然大怒就是郁郁寡欢。她经常会无缘无故地大哭起来，而当问她为什么哭时，她却又什么都不说。莉塔会经常忐忑不安地追问妈妈"我好吗"、"你爱我吗"诸如此类的问题，但是，一旦妈妈的回答稍微带有一点儿谴责的味道，她就会立即变得目中无人。另外，任性的莉塔还患有饮食困难，她经常显得没有食欲。在就诊之前，她强迫性的睡眠仪式越来越细致和迫切，表现为：她认为自己不得不被紧紧地包裹在摇篮里，而且她自己的玩具娃娃也必须这样。因为她坚信，要是不这样的话，会有一只老鼠或一个 Butzen（系她自己的话，可能指生殖器）跑进她的房间并咬掉她的 Butzen。

早期经验

在治疗前，克莱因了解到：莉塔的妈妈曾患有严重的强迫性神经症，而她对待自己女儿的方式也经常是矛盾的。莉塔是她的第一个孩子，在给她哺乳了几个月之后，她花尽心思才让莉塔接受了第一个奶瓶，后来在给她喂固体食物时同样也是煞费苦心。任何试图阻止莉塔用奶瓶的努力都因使孩子感到极度的不安而不得不放弃，同时莉塔也由此感到自己的父母是多么的可怕。而且，莉塔的排便训练也不是很成功。

直到 1 岁时，莉塔仍旧明显地偏爱母亲。不久之后，她又变得明显更喜欢父亲了，与此同时也似乎很是嫉妒母亲。在她大概 15 个月大时，母亲再次怀孕了，此时的她已掌握了比较充分的语言表达能力。有几次她爬上父亲的膝盖，并明确地表示她想要母亲出去并让她和父亲单独留在一起。但是 18 个月大时，她又彻底地变得又一次喜欢上了妈妈。然而，莉塔与母亲的关系也是相当矛盾的。她经常表现出对母亲的强烈憎恨，而同时又缠着母亲不愿她离开她的视线，即使是一小段距离。而对于她的父亲，她现在却表现出对他公然的敌意。

同时，她产生了强烈的夜晚恐惧和对各种动物的恐惧，她尤其害怕狗。在她 2 岁时，弟弟的出生使她神经症的症状明显地表现出来。她的游戏范围越来越狭窄，她也变得呆板、抑制而又冲动，易激怒。她经常花几个小时给她的玩具娃娃穿衣服和脱衣服，其间却完全没有想象的成分。与此同时，她的睡眠仪式逐渐出现并发展了起来。

治疗

考虑到她年龄太小而且与母亲分离有困难，对莉塔的治疗是在她的家里进行的。但克莱因很快意识到在家里进行治疗的不足，而且她也想了解当病人单独与分析者在一起时会如何表现，因此自莉塔以后，治疗都改在克莱因的咨询室进行。克莱因对于治疗过程的第一次会谈是这样描述的：

"对于如何处理这个病例我感到很疑惑，因为分析这么小的孩子

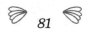

完全是一项新的任务。第一次会谈似乎加深了我的不安。当莉塔单独和我留在她的卧室时，立刻表现出我所认为的消极移情：她焦虑且异常安静，很快她就要求到院子里去。我同意了，并陪她一道出去（需要补充一点，是在她的母亲和姑妈监视的目光下走出去的，她们把这看做是失败的迹象）。大约过了 10 到 15 分钟，当返回卧室时，她们惊讶地发现莉塔对我很友好。这一变化的原因是，当我们在外面时，我已解释了她的消极移情。从她告诉我的几件事情来看，事实是当我们到外面时她就不再那么害怕了。我总结认为，她尤其是害怕当她和我单独待在房间里时，我可能会对她做某种事情。我解释了这一点并触及她的夜晚恐惧，我把她对我（在她看来有敌意的）陌生人的怀疑和她夜晚独自一个人时害怕受到坏女人的攻击这种恐惧联系了起来。作了这种解释之后的几分钟，当我建议我们应该回卧室时，她欣然同意了。"

在分析开始时，小女孩忍受了克莱因的出现，但她通常的行为并未有多少改变，她仍然呆板地和她的玩具一起玩，并一次又一次地宣布：这个玩具不是她的宝宝。克莱因这样解释道：莉塔害怕成为她的玩具的妈妈，因为她害怕从母亲那里夺走母亲的孩子——她的弟弟。在莉塔的睡眠仪式中偶然增加了这样一个细节：莉塔坚持认为，有一个可怕的大象会被放在她的床边，而那应该是她放玩具的位置。大象会阻止玩具娃娃夜里起床进入父母的房间去伤害他们或做某些事情。

克莱因解释为：在这个游戏中，大象代表父亲，阻止小女孩接近他，阻止她代替和摧毁母亲。克莱因认为，这是由对于具有乱伦禁忌功能的真实父亲的恐惧而引起的幻想。克莱因观察发现：因为有这些罪恶的意图，莉塔有时就以"愤怒和焦虑的反应"方式来惩罚她的玩具娃娃，这种"愤怒和焦虑的反应"往往发生在游戏中的"儿童"被惩罚时。克莱因认为，这表明在莉塔的心目中她被分裂为两部分："一部分是实施惩罚的权威，另一部分是接受惩罚的儿童。"

还有一个真实的插曲可以补充到这个"大象"游戏之中：即当

莉塔还是 2 岁时，父亲有一次开玩笑，用图画书中的狗熊吓唬她，吓得她大哭。克莱因认为，莉塔把父亲认同为这只熊。这些幻想的和真实的材料作为一个整体，揭示了莉塔为她曾有的潜意识愿望而遭受严厉惩罚的恐惧，所有这些愿望都以她母亲的怀孕贯穿起来：偷走母亲正怀着的孩子，杀掉母亲并取代她的位置。

在分析的第一个阶段，莉塔在游戏中的呆板性减少了，也逐渐建立了与现实的联系。但在第二个阶段，她的游戏总是转向那些严厉的、报复的和惩罚的人。莉塔在她的游戏中表现出"只有当联系到她曾经历但仍未克服的挫折时才会出现认识到其现实性的倾向"。小病人故意用不可理喻的方式说话，仍表明了她的消极移情。她常常想离开屋子，但是给予她的新解释总能使她改变想法。

后来，当莉塔的游戏变得更自由和流畅时，它常常转向一个旅游的主题，即莉塔得和她的玩具熊一块儿去旅游。她们要去拜访一位善良的太太，这位太太将送给她们礼物。这个"旅行游戏"以各种不同的形式展开，占据了分析的主体。起初，游戏总是糟糕地结束，因为一个讨厌的夫人出现干扰了这次旅行。有时莉塔想自己驾驶火车，她解雇了司机，然而他又回来并且威胁她。当她到达目的地之后，她常常发现一个坏女人代替了她期望着的那个好夫人。

克莱因的分析是：司机是父亲的象征。在游戏中，玩具熊常常是旅客和司机争执的对象，"玩具熊代表阳具，而莉塔对于父亲的敌意通过关于阳具的斗争而表达出来"。这种敌意起源于对父亲的仇恨，因为父亲是乱伦愿望的"阻挠者"，他阻碍她获得阳具以满足母亲，这一仇恨出现于夜晚恐惧时期，紧随在伊底普斯情结的压抑之后。当分析探索了潜意识的意义之后，莉塔的游戏发展了，"旅行"能够顺利地进行下去，而其他暗示着原始场景的游戏也出现了。

一天，莉塔从积木中拿出了一块，宣布它是一个"小女人"。她把它放在装积木的盒子旁边，又拿出了一块稍长点儿的积木，她称之为"斧子"，并用它使劲地砍着盒子，力量足以使盒子上出现一个洞，她自己这样解释说："当斧子使劲地砍时，小女人是那么害怕。"

克莱因分析认为，在这个游戏中，斧子代表父亲的阳具，盒子代表母亲，"小女人"就是莉塔自己，整个情境代表着她见证到的原始场景。

在分析的最后阶段，由于强迫仪式的消失和力比多因素逐渐克服和取代了攻击性的因素，莉塔来源于双重敌意——在负性的伊底普斯情结中对父亲的男性地位的敌意，在正性的伊底普斯情结中对母亲的女性地位的敌意——的焦虑开始减弱。在一次治疗中，莉塔拥抱和吻着小熊宣布："我一点儿也不难过，因为现在我已经得到了这么可爱的小宝宝。"在游戏中，莉塔对玩具熊和玩具娃娃表现出一种母性情感，这表明小熊已失去了她在对父亲的敌意中作为赌注的意义，莉塔已返回女性伊底普斯情结的地位，因为她不再试图掠夺母亲的婴儿，因此也就不再害怕母亲的惩罚。这种焦虑曾出现于她的夜晚恐惧和她的整个行为中。分析使她克服了这一焦虑，并使她返回正常的伊底普斯情结成为可能，这将使她得以正常地成长。

对莉塔的分析经过3—4个月，于1923年秋季因莉塔一家定居国外被迫中断。但有很长一段时间，克莱因能够获得莉塔的消息，并得以评价这次治疗的长期效果。她得到的反馈结果是：莉塔的强迫性症状已不再出现，焦虑得到了大大的缓解，抑郁性症状和不能忍受挫折的情况也得到了改善。另外，她与父亲和弟弟的关系已经很好了。她与母亲的关系尽管仍存有矛盾，但是她的进步使她的母亲改变了对她的态度，至少妈妈对待女儿的态度不再是矛盾的了。1930年，即治疗结束7年之后，克莱因从莉塔的母亲那里获得莉塔的消息，证明"她继续令人满意地成长着"。

莉塔案例的意义

在对莉塔的分析中，我们可以看出，克莱因分析技术中的4个核心要素已经出现：强调焦虑、解释移情、回溯到伊底普斯情结的

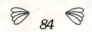

"深度"解释和强调攻击性冲动。对小女孩莉塔的分析是其游戏技术建立的重要一步，极具启发意义：

首先，这次分析使克莱因迈出了其游戏技术之路的第一步，尽管当时她是无意地或为环境所迫而使用了游戏疗法。

其次，通过这次分析，克莱因认识到，治疗不能在儿童的家中进行，因为儿童分析和成人分析一样，需要一个适宜的分析情境。由此，她把儿童分析转移到她的咨询室中，这是她的游戏技术建立的重要一步，也是她与当时其他的儿童分析者所不同的地方。

其三，在莉塔的夜晚恐惧中，克莱因发现了伊底普斯情结和超我的存在。她发现，伊底普斯情结本身具有前生殖欲期的形式。这使她在以后的儿童分析中重视对伊底普斯冲突的分析，并最终导致了她关于男孩和女孩的伊底普斯情结的新观点。

最后，在莉塔这一病例中，克莱因还发现了原始的移情和儿童的施虐性。这使她后来得出结论，儿童的内部对象比外部对象更具严厉性和攻击性，因而儿童的移情主要是消极移情。揭示儿童的攻击性遂成为她的分析任务之一。

莉塔的病例还使克莱因于 1924 年得出这样的结论：即伊底普斯情结是受断乳的口欲挫折激发的，引起了对象的改变，即从乳房转移到阳具。但是，直到 1945 年，在完成治疗的 22 年之后，她才对莉塔的病例进行了最为彻底的描述，并以此来论证她关于分裂（splitting）机制和修复愿望等新的理论发现。

克莱因引起的"蝴蝶效应"

克莱因的对象关系理论曾受到"非科学"和"非精神分析"的攻击，她的治疗实践也曾遭到诸如"非人道"和"过于积极主动"等的指责。即使在克莱因去世之后，她的理论所遭遇的态度也是极端戏剧化的：有些人在阅读了克莱因的作品后，立即为其观点所吸引，

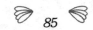

并立志成为克莱因学派的管理者或治疗者；另外一些人则对其中的某些观点感到一种强烈的厌恶而不忍卒读。克莱因的研究者格洛斯卡茨曾不无感慨地说，在精神分析史中，似乎没有哪一位知识女性像克莱因那样，无论是生前还是死后都遭受到如此众多的怨恨和恶意的诽谤。然而即使到了20世纪七八十年代，克莱因的研究者甚至还认为，对克莱因的理论及其影响作出"盖棺论定"的评价尚为时过早。

然而不可否认的是，克莱因从一开始便被一种独特的激情牢牢抓住：思想与生命其实是合为一体的。因此，她那表面上曲折动荡，在深层次上却保持统一的思想历程：她每一天的生活都是在为理想而奋斗。

克莱因的一生太不可思议了！她个人的感情生活坎坷曲折，早年接连失去亲人，中年离异，晚年失去儿子且与女儿不和，然而她的成就和地位又是举足轻重的，可谓势不可当，出人意料，却又是水到渠成。在与弗洛伊德精神分析学的关系上，克莱因竭力表现自己的忠诚，使自己保持正统的精神分析血统，然而由于她的创造性天赋、执著的性格及对工作的不妥协态度，决定了她必然走向与传统精神分析对立和分裂的道路。

她的成就和影响在时间上所造成的震撼如此强烈，以至于我们不得不用"超人"来进行合理的解释。或者说，通过设想主宰其出生的命运和遗传因素来进一步理解。然而，笔者认为克莱因的卓越性恰好就在于，她告诉了我们，她的非凡就是天资、禀赋和对真理卓尔不群的追寻；她告诉了我们，生命的诠释方式其实很普通；她告诉了我们，我们的生命也能够通过自强不息来实现无穷的更新；她告诉了我们，你我都可能大有作为；她告诉了我们，我们的未来不是梦！

温尼科特：充满创新精神的
"儿童客体关系"精神分析学家

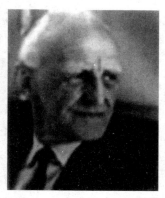

　　既然我们都是带着创造力来到这个世界，那就要创造。只有我们自己创造的东西对我们才有意义。

　　　　　　　　　　——温尼科特

　　唐纳德·W. 温尼科特（Donald W. Winnicott, 1896—1971）是英国精神分析"客体关系学派"的重要代表人物。他创新性地提出了许多全新的概念揭示儿童客体关系的发展，同时还提出了独特的精神分析治疗观，在很多方面颠覆了经典的精神分析治疗理论。在理论上，他因提出"过渡性客体"而声名大噪，至今许多精神分析家仍然膺服这一著名的概念；而在治疗方法上，他发明的"涂鸦游戏"这种画图技巧为今天的无数咨询师所运用。

温尼科特的成才之路

温尼科特既是一名儿科医生，也是一名精神分析师。他出生于英国德文郡普利茅斯的一个中产阶级家庭，父亲是一名商人。1923年，温尼科特与艾丽丝·泰勒结婚，1951年离婚。同年又与埃尔希·克莱尔结婚。克莱尔是一名精神病学社会工作者，也是一名精神分析师。

温尼科特在普利茅斯平静地度过了他的童年。像很多孩子一样，他从小志愿成为一名救死扶伤的医生，并为此目标而不断努力研习医学，先后就读于剑桥利思中学和剑桥大学基督学院。一战期间，他在一艘英国驱逐舰上做实习外科医生，暂停了学业，到1920年才结束。1923年，也就是他第一次结婚的那年，他在伦敦帕丁顿绿色儿童医院谋得职位。在这里，他作为儿科医生和儿童精神分析师，一直工作了40年。他一直对儿科学、儿童精神病学，以及适合于父母、教师、社会工作者阅读的精神分析学的介绍感兴趣，撰写了一系列关于精神分析的论文。在他生命的后半期，他更倾向于研究儿童精神病学而不仅仅是儿童躯体疾病的治疗。这种转变也导致了他接受精神分析的培训。他最终成为英国精神分析学会的会长。

1971年，温尼科特在伦敦死于心脏病。临终前在记事本上写下祈祷："噢，上帝！让我死后如同生前！"

在弗洛伊德之后的精神分析各流派中，温尼科特具有非凡的创新精神和独特的视角。他天性谦逊，拥有敏锐的直觉，极善于发现他人的优点，发掘每个人身上潜在的创造力；他善于在包容和安全的环境中帮助他人满足内心真实的需要，从而艺术地化解矛盾，而非艰难地行走在"技巧"之路上。这些人格特质使他走上了与其他精神分析学家不同的道路。他远离弗洛伊德对本能的强调，阐释母亲与孩子之间的相互作用如何滋养或阻碍孩子的发展。他在英国 BBC 的无线广播节目中帮助了成千上万的父母，使他们能够更好地了解孩子的情绪世界。温尼科特在对孩子的临床治疗工作中，逐渐形成了自己极具影响力的概念，诸如过渡性客体、"全能的幻觉"等。他的观点对客体关系理论有着重大的影响，尤其是他在 1951 年提出的"过渡性客体和过渡性现象"概念，阐明了儿童是怎样运用客体来对抗焦虑所带来的压力的。

创新性的概念思想：

温尼科特的著作及理论最初都由无线电广播或他自己的演讲来传播，他的理论也并未形成一种完整的体系，而是基本上把研究重点投入到儿童发展的某些特定的领域上；他所使用的语言充满了平易近人且非正式的风格，因此他的某些用词常令人感到困惑。以下我们简明地介绍他的儿童客体关系理论中的几个核心概念。

"全能的幻觉"

温尼科特认为，对于新生儿来说，只有他"自己"而没有一个客观的外部世界。在这个时刻，如果有一个足够好的照顾者（他能及时满足婴儿的需求）去照料这个婴儿，他就会产生一种"幻觉"（illusion），即外部世界是由我自己所创造的。在这种幻觉下，婴儿会有一种无所不能的夸大感受。例如，当婴儿饿了的时候，一个乳房恰好出现在他的面前，他可以立即满足自己的需要。此时在婴儿的内心中就会出现这样的一种幻觉：这个乳房是他自己创造出来的，只要自己想到的就都能够实现。然而在婴儿诞生后几个月，原来在足够好的母亲的促使下婴儿维持的"全能的幻觉"，现在却渐渐丧失了这种幻觉。他开始认识到自己并不是全能的，而必须依赖外在的客体才能存活，因而婴儿与外在现实开始产生了联结。

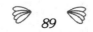

"足够好的母亲"

"足够好的母亲"（good-enough mother）不一定指亲生母亲，而是能提供母亲职能的照顾者。足够好的母亲能够充分提供儿童在发展中的各种需要，并与其建立起充分的亲子关系。母亲要根据其婴儿各种不同需求随时调适和改变，然后慢慢地成长中的婴儿就会减少其依赖。足够好的母亲如要成功地顺应其婴儿，就必须满足且培育婴儿的全能性需求。婴儿乃开始相信有一外在的现实，那就好像很神奇，好像做起来是在他的控制之下。当婴儿慢慢长大、独立性增强时，母亲应该相应的后退一步，发展儿童的独立性。这样，母婴关系必然也在发生变化。这一过程对婴儿是痛苦的但却是建设性的，他慢慢了解自己的欲望并非是全能的。当婴儿丧失了全能的幻觉，才真正开始依赖外在的世界。所以温尼科特认为，"儿童的成长常常是与母亲自身独立性的重新开始相一致的"。

"真我与假我"

在足够好的母亲中，她在婴儿出生后几个月，让婴儿保持全能的幻觉，"真我"（true self）即萌芽于这段时期，而婴儿会表现出自发的手势或姿态（spontaneous gesture）。若没有足够好的母亲让婴儿保持全能的幻觉，婴儿就会发展出"假我"（false self）。通常，母亲可能错失了孩子的自发手势或姿态，且以她自己的手势或姿态来取代，这时婴儿就会顺从母亲来契合这段"客体关系"，并发展出假我。也就是说，假我源自婴儿被迫适应母亲或照顾者；母亲或照顾者将自己的姿态强加给了婴儿，而非反映了婴儿实际的情绪或姿态。温尼科特说："只有真我才具有创造力，且只有真我才觉得自己是真的。"假我把真我隐藏起来，而无法自发地行动。只有真我是自发性的，且能感受到真实或真诚。若以假我而存在，就会导致个体感受的不真实，有徒劳无益之感，且在客体关系中也无法真诚。当一个人必须服从外在规范，例如遵从社会道德或法规，这时常是假我在运作。假我几乎总是寻求并期待别人的要求，并以顺从来维持客体关系。真我的特质是，对现实和环境的认知能力较佳，并能与之安然相处；思想、行为都自然、率真；较独立自主、喜欢独处；不介意展现儿童内心的那一面；需要玩耍并享受有趣的事物。而假我的特质是，觉得自己不真实；戴着面具生活；疏离感；过分依赖别人的感受；条件式地爱他人；避免玩耍并享受有趣的事物；总是想做正确的事情却被别人操控。

"过渡性客体"

温尼科特对客体关系理论最引人注目的贡献之一是提出"过渡性客体"（transitional object）的概念。这是一个介于主观性客体和真正客体关系之间的中间性的经验领域，是儿童客体关系中从与主观性客体建立关系，到与真正客体建立关系的过渡。过渡性客体并不是一个内在的或主观的客体，也不仅仅是一个外在的客体；它是"第一个非我所有物"（the first not-me possession）。一个常见的过渡性客体，通常是一张柔软的被毯，或是一件旧衣服等。包括在过渡性客体现象中的还有，婴儿的牙牙学语，一种姿态行为，或儿童本身还未被认为是属于外在现实的某个身体部位。对婴儿而言，重要的是某种能成为他入睡时令他非常舒适安慰的事物或声音，或者作为对抗焦虑或寂寞时一种保护性的事物或声音。过渡性客体既不是在婴儿神奇的、全能的幻觉控制之下，也不是在外在的控制之下。温尼科特认为，儿童正是在精神实在和物质的实在之间的这一中介地带，使用幻想、想象和幻觉，并通过游戏场这一过渡性的空间，逐渐发展出人际交往的能力的。

独特的精神分析治疗观

温尼科特认为，成人的"假我障碍"（false self disorder）与婴儿

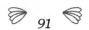

时期和母亲的互动有很大的关系。如果精神疾病与早期环境失常有关，从而导致"徒劳失能感"及假我的发展，那么心理治疗就必须反其道而行之。治疗的目标就是要再现早期的和母亲相处的过程，并使其产生一种真诚的、健康的真我。

在治疗过程中并不是治疗师治愈来访者，而是来访者在依赖关系中自愈。治疗的过程是凭借一种早期自恋或全能的成功经验来使早期情绪上的失常得以解冻。当创伤性的早期因素，以来访者自己的方式、在个人的全能感之中，而进入治疗材料里面来时，来访者原先失常环境的某些方面，被重新经历或体验，并且成功地促进了那些个人成长中原已传承的各种倾向。

治疗师必须了解一位来访者的"感受"如何。治疗师要自己接纳自己成为来访者生命中的一位主观客体，必得承受来访者的某些不合逻辑性，尽可能满足来访者的各种需求，以促成来访者的"退行"，使他能够再现较早期的婴儿经验，并矫正那些发展上的缺陷。治疗师要以一种可靠的、耐心的方式向来访者提供正确及必要的环境。

温尼科特有一个典型的案例，提到他如何试着对一位青少年个案的"婴儿需求"作回应。这位不太情愿来看病的来访者打电话来问温尼科特，是否可以在隔天——星期六——来看他。这对这位名气大又繁忙的小儿科医师来讲，是一项多少有点儿奇怪又不切实际的要求。然而，温尼科特知道他必得去迎合这样的要求，因为温尼科特想要去配合他，就像是成功的父母想去配合婴儿的需求那般。温尼科特凭着配合个案的需求来促成某种治疗性的氛围，而治疗师也会以配合个案来试着促成退行作用，至少在治疗的早期阶段要这样。

通过一段时间的治疗后，当来访者独立性增强，就会体验到进展，而治疗师乃能协助个体的真我去适应有限环境上的失常，而不会动用防御机制以假我来保护真我。所有这些，都要重复、再重复，就像足够好的母亲也必得为她的婴儿重复给予好的经验一般。只有这样，来访者的假我障碍才能得到有效的治疗，从而建立起他的积极的、真实的真我。

创新的治疗方法——"涂鸦游戏"

温尼科特发明了一种画图技巧用于他和儿童一起做的诊断与治疗上。他称之为"涂鸦游戏"（The Squiggle Game）。这个游戏被他用来作为与儿童建立接触和沟通的一种充满趣味的方式，也是一种非常重要的治疗方法。

根据温尼科特对儿童发展以及环境所扮演的"角色"的理解，在游戏开始的时候，温尼科特和儿童带着纸笔一起坐下来。温尼科特会闭上眼睛，在纸上画下一些线或胡乱涂些东西，然后让孩子涂鸦一番，每人在原来的乱画里注入自己的一点

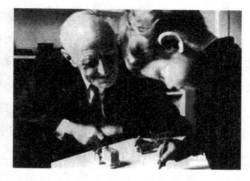

温尼科特运用"涂鸦游戏"对儿童的咨询

想象和见解。逐渐地，温尼科特就会了解该儿童通过对画图的"想象"所呈现出来的某种人格特质。

温尼科特注意到，儿童们经常在去他的办公室做第一次会诊前的那个晚上梦到他。他知道，这个想象性的梦代表着他们对他的态度。于是，他就配合着进入这样的主观性客体的角色中；也就是说，他在头两三次的治疗性会谈中，会主动配合来访者心目中的关于他的形象，以便进入到他们的内在世界中，这样的方式非常类似于一位母亲去配合婴儿那自发性的姿态和手势。儿童相信自己是可以被了解和被帮助的，而温尼科特进入儿童的世界便强化了这样的信念：觉得自己被了解，会让儿童在解开情绪发展上的一个情结方面踏出重要的一步。

通过在儿童治疗上长期以来的努力，温尼科特能够毫不费力地与来访儿童进行有效的交流，通过自己敏锐的洞察力找到来访者的问题所在。在这样的治疗氛围下，治疗的效果自然事半功倍。

充满创新精神的精神分析学家

在精神分析咨询与治疗学派发展史上，温尼科特无疑是一个充满创新精神的大家。弗洛伊德与克莱茵的理论曾影响和丰富了温尼科特早年的学术生涯。但在他晚年的著作中，他几乎脱离了这些理论，并提出了自己独到的观点，作出了许多创新性的贡献。虽然他的思想并没有构成一个体系，但提供了有关儿童发展的许多独到见解，特别是在母亲与儿童间的互动是如何促成或妨碍儿童的发展上。

要把温尼科特的观点与别人的概念关联在一起是不容易的，因为他一边成长，一边改变；也因为他有时对"理论"表现出某种随意性而使读者不安或如梦初醒，例如他把克莱茵认为很重要的观点给忽略掉。他曾说："谁管它呢？"温尼科特也多少曲解了经典弗洛伊德的概念，去迎合他自己对精神疾病的分类。例如，他曾说弗洛伊德有关神经症的概念并不必然是"疾病"。

温尼科特在许多方面丰富了精神分析的主流学派。他对儿童创造性的治疗工作以及他关于婴儿发展的原创性概念，都超越了弗洛伊德对本能的理解，并在很大程度上预见了柯胡特关于健康自恋、"自体"（self）等概念。

鲍尔比：庇护母性和婴幼儿的
"依恋理论"的开创者

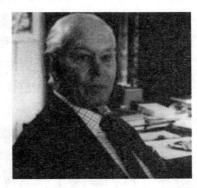

> 我不能够说出我会做什么，
> 但是我将尽力做到最好。
>
> ——鲍尔比

在 20 世纪的发展心理学中，约翰·鲍尔比（John Bowby，1907—1990）对于母亲和婴幼儿之间的关系做了开创性的工作。他的研究关注"母子关系"——它意味着什么，若关系一旦建立就会发生什么；反之，又会怎么样？这些都是"依附理论"形成的基础。更为重要的是，他用依附理论来治疗病人取得了极佳的临床效果。

幸福童年和依附的萌芽

鲍尔比 1907 年 1 月 26 日出生于英国伦敦，父亲安东尼·鲍尔比

（Major Sir Anthony Bowlby）是国王乔治五世的一名医生。鲍尔比在孩子中排行老六，他出生时，父亲 52 岁，母亲 40 岁。他的童年是典型的英国中产阶级式的：由一个保姆或者女家庭教师照顾并教育，然后进入寄宿制学校。鲍尔比并不认为自己的成长经历超凡脱俗，但人们通常认为，早期的良好教育和环境对他以后形成自己的理论具有潜在而长期的影响。

中学毕业后的鲍尔比进入了剑桥大学的皇家海军学院，他计划在那里学习医学，获得相关证书以从事医疗工作。但到了第三年，鲍尔比开始对未来迷茫无措并感到厌倦。于是他决定放弃医疗工作。

后来，通过在两所进修学校的学习，鲍尔比发现了自己新的兴趣。他自告奋勇去一家医院为有适应障碍的儿童做了一年志愿者，他为 24 个 4—18 岁患有住宅适应不良的儿童服务。鲍尔比谦逊地评价当时自己的工作："我不能够说出我会做什么，但是我将尽力做到最好。"其中有两个儿童对他产生了极大的冲击，激发了他的好奇心：一个是因偷窃而被学校开除的孤独少年，孤僻、冷漠、缺乏稳定的母爱。另一个则是神经兮兮的 7 岁男孩，因为他总是跟着鲍尔比，被大家叫做"鲍尔比的影子"。这两个孩子对鲍尔比的研究生涯有着深刻的影响。

回心转意，理论雏现

当鲍尔比对未来灰心丧气之时，与他一起在学校中服务的名叫约翰·阿尔福德的志愿者对他的未来发展有着格外重要的影响。当时，鲍尔比花了许多时间和他一起讨论有关早期经验的缺乏与否对于个体的发展的影响。之后，鲍尔比志愿服务结束，阿尔福德已经成功说服了他恢复并继续他的医学学习，以便在儿童精神科和心理治疗方面进一步训练，使他有可能进一步追求家庭对儿童发展的影响方面的有关理想。由于没有行医所要求的精神病学资格证书，鲍尔比并没有对医疗工作期待过高，他只是勉勉强强接受了阿尔福德的意见。

这一次在医院的经历对他以后的工作积累了经验，搭建了舞台，但他的态度仍未改变。后来以实习生身份进入英国精神分析研究所的经历却拯救了他。在那里他得到了里维埃尔（Joan Rivière）和梅兰妮·克莱因（Melanie Klein）的巨大帮助，并对精神病学发生了兴趣，加入了英国精神分析研究所，同时在久负盛名的莫利兹医院接受精神病学的相关学习。在研究所里，乐于创新的儿童精神分析学家克莱因对他进行指导。虽然当时鲍尔比对克莱因的理论颇有微词，但后来表明，克莱因的引导对他后来的研究有很大的帮助。

有趣的是，在精神病学和精神分析学方面的学习，为鲍尔比提供了一个相对宽容的环境来思考和发展他自己的想法。比起前两位老师来，鲍尔比在伦敦儿童辅导诊所担任研究员期间遇到的两名社工，对他的想法产生了更深远的影响，这两位就是克里斯托夫·赫内克和詹姆斯·罗伯逊（Christoph Heinecke and James Robertson）。他们两位对鲍尔比关于儿童早期家庭经历对健康生涯的发展的重要性表示赞同，并与他交流他们自己的看法。

在这个时期，鲍尔比强烈地感受到，精神分析学过多地强调儿童的幻想世界而忽略了实际事件对他们的影响。他在《早期环境对神经症和神经性格的影响》（1940）的论文中发表了这个看法，这篇论文成为后来他的依附理论的基础。

为强调早期家庭环境对发展的神经症的影响，他指出："精神分析学家应该像园丁严肃认真地对待自然的生物、土壤的种类以及两者间的相互作用那样，对待心理事件和幻想的环境。"他坚持"早期分离"会产生不良影响，并建议母亲们积极地对留在医院治疗的年幼子女进行探访。

鲍尔比要求自己作更为严谨的研究，他用在伦敦儿童辅导诊所得到的实际案例来支持自己的理论，并发表《44 个青少年小偷，他们的性格与家庭生活》（1944）。具有重要意义的是，大多数适应不良的儿童具有情感性障碍，鲍尔比把这种现象同他们早期的母亲剥夺和缺失的经历联系在一起。

短暂低迷与继续研究

从医学院毕业之后，鲍尔比留在了莫利兹医院工作。起初他治疗成年患者，后来工作重心逐渐转向了儿童。他的第一次实证研究，是追踪44名带有焦虑和轻微犯罪倾向行为模式的青少年。在这些儿童中，他发现了一个共同特征：这些青少年在童年的某一个时期都缺乏母亲或者被剥夺了母爱。

在第二次世界大战期间，鲍尔比暂时偏离了儿童方面的研究，开始研究军队人员的甄别标准为军方服务。这次研究经历给了他收集到稳定有效的统计数据，以便在战后能够继续支持他的研究。

1945年，为军队服务结束后，鲍尔比回到伦敦的塔维斯托克诊所（Tavistock），然后直到退休，并且成了塔维斯托克诊所儿童发展部的负责人。为了突出亲子关系的重要性，他迅速把该部改名为"儿童和家长部"。与他同时代的大多数精神分析学家不同，鲍尔比对家庭的健康和病理发展以及两者相互作用的实际模式非常感兴趣。

然而令鲍尔比失望的是，当时该部门大部分的临床工作方向是由克莱因指导的，而与他所强调的家庭实际互动模式完全无关。由于研究上的南辕北辙，鲍尔比不得不在做完与他的理论不相干的研究之后，才能继续追求自己感兴趣的研究。

同时在塔维斯托克期间，鲍尔比对康拉德·洛伦茨（Konrad Lorenz）的胚胎学习理论产生了兴趣（例如幼鸟在孵化出来之后是怎样把第一次看到的生物当作他们的母亲），并且坚信早期的经历将影响和加强以后的行为方式。

厚积薄发，成就斐然

1950 到 1952 年，鲍尔比作为世界卫生组织的顾问，对孤儿和收容所等与母亲分离的儿童作相关研究。他在《母亲照料与儿童健康》（1951）中报告说，那些被剥夺了母亲的儿童需要寻求一个"母亲形象"来代替；母亲或者母亲形象的缺乏将对儿童的未来造成不良的影响。

1948 年，鲍尔比获得了第一项研究基金，他聘请詹姆斯·罗伯逊来对住院、福利收容所以及与父母分离的幼儿进行观察资料的收集。经过两年的数据搜集，罗伯逊在医院不能再继续作为一个与研究无关的科学家。他认为要为他所观察的儿童做一些事，为此拍了一部感人的电影《2 岁去医院》（1952）。这部电影经过了精心拍摄，以确保人们无法批评它有失偏颇。电影也得到了鲍尔比的协助。鲍尔比和罗伯逊所使用的时间采样、时钟的图像始终出现在影片中，以证明电影片段没有被特别剪辑。这部影片不但对鲍尔比的依附理论的形成起了很大的作用，而且使得英国和世界各地的人们开始关注医院里的儿童的命运。

由于在塔维斯托克诊所对于母子分离的相关研究，鲍尔比获得了一份关于战后欧洲无家可归的儿童命运的调查报告。通过这份报告，鲍尔比认识到他的理论能够解释年幼子女被剥夺和被分离的经验的深刻影响。这一点上，鲍尔比很幸运地遇到了欣德（Robert Hinde），他试图通过掌握动物行为学方面的原则来帮助自己更深地了解孩子和母亲的本质关系。1954 年，欣德开始参加塔维斯托克的研究讨论，并提醒鲍尔比注意到哈洛的恒河猴实验。当然，不只是实验证实了鲍尔比的理论，鲍尔比反过来也影响了哈洛关于母婴互动和社会群体分离的观点。

鲍尔比首次正式发表依附理论时，吸收了行为科学的某些概念，

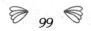

他在伦敦向英国精神分析学会发表了 3 篇经典论文。第一篇为 1957 年发表的《儿童与其母亲依恋的性质》，其中回顾了现有的精神分析理论关于儿童对母亲的力比多的解释（简单说，即所谓"二级驱动理论"，包括原始吮吸物体、原始附着物体以及返回子宫的原始欲望）。

第二篇论文《分离焦虑》于 1959 年发表。在这篇论文中，鲍尔比指出传统精神分析理论在解释婴幼儿对母亲形象的强烈依附感以及儿童对母子分离的强烈反应等方面的不足。罗伯逊和鲍尔比把婴幼儿发展的这一时期划分为三个阶段：

第一是"抗拒阶段"（Protest stage）：一旦母亲离开视野范围，孩童就会哭，并抗拒别人的安慰，急着找回母亲。第二是"绝望"（despair）：当分离的时间延长，孩童变得安静、伤心和沮丧。第三是"隔离"（detachment）：孩童会避开或排斥其他人，包括母亲。

渐渐地，就算是母亲离开了他，这小孩也不会难过了。长大后，他也能适应社会，能与人交往，但这只是表面上的。他很少付出真感情，内心缺乏温情。所有这些都表明，当依附行为被激活时，分离的焦虑是能体验到的，他并不能终止；除非团聚，焦虑才能够解除。不像其他精神分析学家，鲍尔比最先认识到，过度的分离焦虑通常是由不良的家庭经历造成的。比如，反复无常的威胁和放弃行为，家长的拒绝，父母或兄弟姐妹的疾病、死亡等，都会引起儿童的不良反应。

在 1959 年发表的第三篇理论论文《婴幼儿的忧愁和悲痛》中，鲍尔比怀疑婴幼儿的自恋是因为失去了爱的对象，从而产生了心理障碍。他对安娜·弗洛伊德关于婴幼儿因为没有发展出足够的"自我"而导致不能伤心这一观点提出质疑，他也对克莱因关于断奶期乳房丧失造成婴幼儿的最大伤害的言论提出了怀疑。相反，他预见性地指出，无论何时依附行为都是存在的，但是由于母亲的行为不当而造成了婴幼儿悲痛和忧愁的出现。

在 60 年代，鲍尔比开始了他最负盛名、也是最重要的工作——

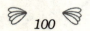

"依附与丧失"的相关研究。他出版了一系列的著作包括《依附》（*Attachment*，1969），《分离》（*Separation*，1973）和《丧失》（*Loss*，1980）。最初，他的理论受到了传统精神分析学派的严厉批评（其中包括安娜·弗洛伊德），批评者声称，他的理论是对弗洛伊德理论的歪曲和误解。但是，当心理学家和精神病学家对弗洛伊德理论进行修正之后，批评者认识到鲍尔比的理论是具有创新性的。

虽然鲍尔比于 1972 年正式退休，但是他仍旧活跃于研究和写作领域中。他与塔维斯托克诊所仍旧保持着紧密的联系，但他更多的是在靠近苏格兰海岸的斯凯（Skye）小岛上与家人度假，享受生活。他和兰斯塔夫（Ursula Longstaff）于 1938 年结婚，并育有 4 个子女。他最后一本书是关于达尔文的传记，出版于 1990 年。一个月之后的9 月 2 日，鲍尔比在岛上的家中死于中风。

依附理论

鲍尔比将精神分析、认知心理学和进化生物学等学科整合在一起，纠正了弗洛伊德精神分析理论对童年经历的过分强调和对真正创伤的忽视，从而于 1989 年获得了美国心理学会颁发的杰出科学贡献奖。

鲍尔比主要针对精神分析理论的不足，同时认为客体关系理论也可以再改造，从而创立了他的"依附理论"（Attachment Theory）。在依附理论中，他认为孩童时期的发展对成人有直接的影响，孩童的依附对日后的人格发展有很大的关系。应该直接针对婴儿期作研究，而不只是依靠成人那有可能已被扭曲的"回忆"。

鲍尔比的依附理论提出了几个基本的观念。这些观念共同构成一个强有力的普遍性原理：人的依附关系驱动着人的发展。有如下四个基本的观念：

1. 依附是基于人的生物性的需要，但有别于其他生物性需要。

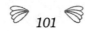

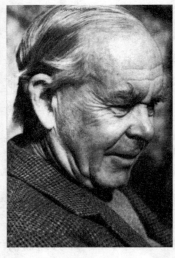

洞察婴儿依附奥秘的鲍尔比

2. 依附需要和探索行为之间存在着交互性关系。

3. 每个人都会形成对早年依附体验的心理表征。

4. 通过依附这一亲密的关联，促进个体把自己觉知为"自主的"人。

以上四个观念组合在一起，就是对依附理论的概括。依附是人的一种基本的需要：至少与一位"他人"的亲近、亲密的关系。它最初具体地表现为儿童寻求与照看者的亲近和身体接触。后来，在相应的心理运作模式形成之后，儿童由于自己拥有可变动的"亲密关系提醒物"，而能够相对地忍受分离。因而，"安全依附"实际上促进了儿童的探索行为和独立，促进了自主的自我及新关系的形成。依附行为是在求生存的进化过程中，婴儿为避免被猎食者的伤害，而反映到依附的行为上。鲍尔比的学生玛丽·爱因斯沃斯（Mary Ainsworth）为他的理论作了后续研究和测试。

鲍尔比还认为，依恋行为系统具有进化的功能，因为它能促使儿童获得保护——儿童的安全依赖于成人。还存在另外两种行为系统，它们与依恋行为系统发生互动。首先是"探索行为系统"，它有助于生存，因为好奇心会帮助儿童了解和适应自己的环境。这个系统会减少依恋行为。其次是"恐惧行为系统"，它有助于安全，并因此而激发起依恋系统。

有的心理治疗师有可能会抵制鲍尔比的依附理论，不仅因为这个理论的新奇，还因为这个理论的部分发现被认为是"令人不愉快的"，它对成人心理治疗的含义不明确。鲍尔比致力于弥补依附理论在治疗过程中的某些"负面"作用，同时发现在导致个体差异方面，父母的行为对婴儿的作用，比婴儿对父母的作用要大得多，这让许多心理学家难以接受。但是因为成人比先天的禀赋更容易转变，其对预防干预的含义是不言而喻的。直到心理治疗师关心这个领域，更多的专业人员投入母－婴心理治疗，鲍尔比的理论才会起作用。从精神动力学角度看，当父母亲与婴儿被看成是"一体"时，他们的关系才会得到更迅速和有效的改善。在一种简短的和集中的干预过程中，不安全型依附常常能够持久地转变为安全型依附。

尾声："后鲍尔比主义"

事实上，反对鲍尔比的声音直到他死后也没有平息。通过他的美国学生美因（Mary Main）以及其他美国学者对鲍尔比的理论传播之后，人们开始批判他，掀起了一场所谓"后鲍尔比主义"或"新鲍尔比主义"的运动。目前，美国学者通过问卷调查、与成人访谈等方法来辩护这个理论，然而他们却放弃了直接观察儿童，也就是放弃了依附理论中最重要的基础：用客观记录代替主观臆断。现在，具有讽刺意味的是，原本应该被鲍尔比推动的心理学，反而倒退到了弗洛伊德时代，甚至是"前弗洛伊德"时代。

虽然有着这些不足和局限，但随着后来学者对依附理论的验证和补充，这个理论越来越充实。纵观鲍尔比的一生，他不断寻求自我理想，发展完善自己的依附理论，并影响了他之后的一大批心理学家和治疗师，特别是使得家庭疗法得以蓬勃发展，可谓功不可没，不愧为"20 世纪 100 位最著名的心理学家"之一。

埃里克森："自我同一性"
探索之勇士

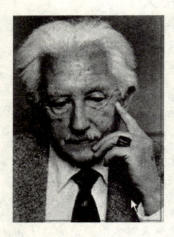

人在成长过程中有一种注意外界、并与外界相互作用的需要，而个人的健全人格正是在与环境的相互作用中形成的。

——埃里克森

埃里克森（Erik. H. Erikson，1902—1994）是美国著名精神病学家，儿童心理咨询师，新精神分析学派的代表人物。他的心理社会发展理论把人的发展扩大到了整个人的一生，并为不同年龄段的儿童教育提供了理论依据和实践内容。令我们感到好奇的是，这样一位著名的心理咨询大师是怎样炼成的呢？

曲折的成长之路

"身世之谜"的困惑

埃里克森于 1902 年 6 月 15 日在德国北部靠近法兰克福的地方呱呱坠地，他的出生证父母栏上写着"瓦尔德马和卡拉夫妇"。在 1898 年，21 岁的卡拉与 27 岁的瓦尔德马结婚，但他们蜜月未完就分手了，卡拉从此再没有见到瓦尔德马。三年后，埃里克森出生，可见瓦尔德马不可能是他的生身父亲。埃里克森就成了一个来路不明的私生子。

埃里克森一生都无缘与其亲生父亲相见，这个摄影师父亲的形象只能存在于他的想象中。埃里克森 3 岁时，其母亲卡拉带着他嫁给了泰奥尔多医生，就此，埃里克森成为泰奥尔多的继子。当他得知泰奥尔多并非自己的亲身父亲之后，"身世之谜"就一直困扰着他，他一生都在寻找这个答案。

埃里克森遗传了他的斯堪的那维亚父亲的许多生理特点——高个子、金发、蓝眼，但是他却在犹太社区长大，他那金发碧眼的面部特征无疑证明了他是异教徒。因为长相与其他犹太孩子不同，埃里克森常常被邻居议论，被别的孩子欺负。

第一次世界大战时，埃里克森正处在青少年前期，他甚至不知道自己应该忠诚于德国还是自己的祖国丹麦，情感上非常矛盾。

母亲的影响

在埃里克森的成长中，他的母亲卡拉对他产生的影响很大，给予他很大的支持。卡拉有很多画家朋友，在埃里克森小的时候，他们经常与这些画家朋友们来往。这使得埃里克森曾经梦想成为一名画家，他觉得自己的体内流淌着的是艺术家的血液。

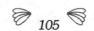

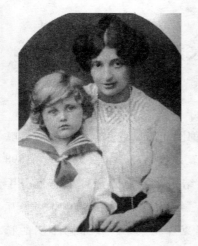

小埃里克森和他的母亲（1953 年）

埃里克森从小学业成绩平平，在老师眼里是一个不起眼的孩子，但母亲卡拉却一直在他身边支持他，鼓励他，给他无穷的力量。埃里克森从母亲的眼神中读出母亲对他的赞赏、信任和愉悦，那是他一生都在细细品味的。母亲这样的教育方式可以说影响了埃里克森在心理治疗中的治疗风格。埃里克森主张分析师与患者的平等，强调对患者的充分理解与情感，鼓励患者通过社会实践来发展潜力、增强自我、重建自我。他的治疗理论充满了人本主义的思想，使患者不再仅仅是被消极分析的对象，而成为能够主宰自己命运的人。无疑，这一点从某种程度上成为人本主义心理流派的前身。

在埃里克森身上，我们看到了典型的伊底普斯情结。小埃里克森与其母亲关系的亲密使他将继父视为"入侵者"。他曾说："与那个入侵者——那个蓄着胡子、有各种神秘仪器的医生打交道，并非易事。"

强烈的内心体验

在完成了德国规定的义务教育后，埃里克森进入了卡尔斯鲁厄的文科中等学校学习。这所学校侧重古典语言文学教育，不太重视自然科学、数学等；只关注学业成绩，忽视体育、音乐及课外活动。埃里克森非常喜欢美术和手工艺，但学校没有这方面的课程。在这所缺乏艺术灵动的学校里，埃里克森觉得自己的热情被碾碎了。

当时埃里克森的同学都希望以后可以在医学界、法律界、神学界、银行界找到职位，而埃里克森的愿望却是成为一名"艺术家"。

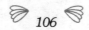

同时，作为班上仅有的两个犹太孩子之一，他又受到了不公正的待遇。

1920 年，埃里克森中学毕业，获得了上大学的资格。继父泰奥尔多希望埃里克森可以继承他的衣钵，成为一名医生，但埃里克森却想实现自己的抱负。他背起行囊，游历欧洲，成为一个"流浪艺术家"。

他从卡尔斯鲁厄出发，到黑森林，经康斯坦茨湖，再回到卡尔斯鲁厄进入巴登国立艺术学校学习，但是没有等到毕业，他又出发去了慕尼黑，接着在法意边境写生，后来在意大利暂居。在他的游历过程中，他发现自己不想做艺术家了。他很迷茫，不知道要去做什么，不想画画，不想做任何事情，情绪非常低落。一路走来，他不断思考着人生和社会的种种问题，体验着强烈的"同一性危机"，他有时甚至以为自己得了精神病。

就在他抑郁时，他中学时代的好朋友布洛斯写信给他，给了他很大的鼓励，埃里克森觉得他挽救了自己的生命。在布洛斯的邀请下，埃里克森来到了维也纳。布洛斯把埃里克森引荐给了安娜·弗洛伊德，安娜对埃里克森非常感兴趣，她看到了他有一种与生俱来的特质，埃里克森和孩子之间有特殊的亲和力。1927 年，埃里克森成为安娜创办的维也纳精神分析实验学校的教师，埃里克森的职业生涯从此开始。

师傅领进门

埃里克森在维也纳精神分析实验学校当老师，非常受学生们的爱戴。与其他老师不同的是，这位老师十分关注他们所关心的事情。埃里克森关注学生们自己认为有意义的事情，赞扬他们做得好的事情，贴近他们的感情。学生们都愿意敞开心扉，向这个值得信任的老师表达自己内在的需要和恐惧。这也是埃里克森日后的治疗风格的体现。

生活在这种精神分析的环境中，埃里克森对精神分析本身发生了

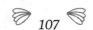

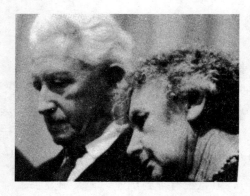

埃里克森和安娜·弗洛伊德，1970

浓厚的兴趣，不久就在安娜·弗洛伊德的带领下加入进来。埃里克森跟随安娜学习心理学的知识，在安娜的督导下做儿童精神分析实习咨询师，埃里克森还曾经要求过安娜帮他做个人的精神分析。

埃里克森长期陪伴在安娜的身边，与安娜形成了深厚的师生情，在私下他们也是很好的朋友。可以说安娜与埃里克森的感情非同一般，在埃里克森决定与琼即他未来的妻子结婚时，都是征得了安娜的同意的，而这件事情却使得安娜感到非常痛苦。

1933 年，埃里克森从维也纳精神分析研究所毕业，成了少数几个没有正规大学学位的国际精神分析协会的常规会员。安娜发现埃里克森有一种天生的特殊能力可以打开儿童内心的世界，建议他投身儿童心理咨询工作。

埃里克森师承精神分析学派的大师弗洛伊德，对他极为钦佩，一直视其为学术之父。但在精神分析的具体方法上却与弗洛伊德大相径庭。埃里克森反对对潜意识的挖掘，轻视对梦的分析，而是主张分析师与患者的平等，对患者的充分理解，强调把社会环境因素加入进来，把患者作为真正的社会的人来分析。这种早期的人文主义倾向，在其后来对那种自然主义倾向过浓的精神分析的批判中表现出来。

埃里克森一生勤于写作，主要著作有《儿童与社会》（1950）、《青年人路德：心理和历史的研究》（1958）、《洞察力和责任感》（1964）、《同一性：青少年和危机》（1968）、《甘地的真理：论强硬非暴力的起源》（1969）、《生命和历史的运动》（1975）、《玩具和理智》（1977）等。

修行在个人

经典案例

案例一：泥丸游戏

埃里克森在对儿童的咨询经验基础上发展出了被称为"游戏建构"的投射技术，通过游戏来寻找儿童的病源，同时鼓励孩子参与建构游戏的过程，增强自主的能力。埃里克森在贾奇·贝克指导中心对小约翰的治疗，是他在儿童咨询界成名的第一个案例。

约翰是一个六岁的小男孩，他的爸爸是一个海员，经常在外，他是由母亲带到贾奇·贝克指导中心来治疗的。小约翰经常生病，不和别人讲话，存在一些品行障碍和情感发展抑制。在他生气的时候或者冲动的时候，他会把大便解在裤子里。精神病医生、心理学家和心理健康工作者都拿这个孩子没有办法。

当埃里克森见到小约翰时，给了他一些泥土和小玩具，让他玩这些玩具。小约翰开始把玩这些玩具，并造了一个食品杂货店，做了一些泥球放在一辆卡车上，并把卡车上的泥球卸下来放在一个角落里，当作是被杂货店丢弃的废品。小约翰指着其中的一个泥球说"妈妈"，指着另一个小一点的叫"孩子"。又用另一种颜色做了一串一样大小的泥球叫"妈妈的弟弟"。埃里克森问小约翰："是指你的叔叔吗？"这时小约翰脸色惨白，冲向了卫生间。过了一会儿，他回来了，他对埃里克森说："我把裤子弄脏是我体验这些的方式"。

埃里克森认为应该把这些小泥球看作约翰的一家，他怀疑约翰的症结是因为小男孩心中有一个他无法承受的秘密，所谓的"叔叔"取代了爸爸的位置。埃里克森仔细研究和分析了小约翰的作品，确定地认为这个作品反射出了小约翰年幼时的秘密。从小约翰的作品中推测，母亲在父亲出海期间与其他男人有秘密的关系。这些泥球是他与

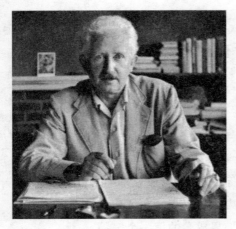

**正在洞察"自我同一性"
之真谛的埃里克森**

别人的交流方式，想要表达一个有问题的家庭关系，更多时候他是用解大便来替代的。

埃里克森邀请了约翰的母亲来面谈，发现约翰的母亲之前警告过约翰不可以将她的私事告诉别人。她告诉约翰"如果爸爸知道了这件事，他肯定要杀了我的"。在埃里克森的指导下，母亲不再强迫约翰保守秘密。之后，对约翰的治疗有了很大的进步。刚开始约翰用单词来交流，渐渐地他可以用诗歌来表达了，交流的主题从痛苦的经历过渡到了美好的回忆。

这个案例使埃里克森的声名远播。埃里克森通过他的游戏疗法，让其他心理健康工作者明白，语言并不是唯一与来访者交流的方式，对孩子的治疗也可以采用游戏的方法。

案例二：温暖的治疗风格

玛莎·泰勒小时候患有严重的阅读障碍，因此她父母没有让她去学校学习，而是在家里教她直到她 11 岁。泰勒很聪明，她学习得很好，现在的工作是为哈佛医学院编辑医学报告。但是她却受到严重的情绪方面问题的困扰，她四处求医。她请了兰克（O. Rank）医生治疗，当时兰克医生已是一个有名的专业精神分析师，但是经过几个月的治疗没有明显的效果。1933 年，泰勒在哥哥的陪同下来到了维也纳，找到了埃里克森来治疗。

埃里克森像朋友一样请泰勒到他家去吃饭，泰勒发现，虽然埃里克森家里没有专业的用来精神分析的躺椅，但她却喜欢他那充满朝气的起居室，那里光线充足，有家的感觉。埃里克森不像兰克医生那样谨慎,只把问题聚焦在她与别人的不同之处,反而是鼓励泰勒多说一些关于她的家庭和成长压力的事情。当时埃里克森的英语很差,但仍然与泰勒建立起了很好的关系。埃里克森常给泰勒看一些图片,让她指出与她生活有关的事件,并让她作出评价。从中,埃里克森发现了泰勒的情绪强度,并适当地加强了它们。渐渐地,泰勒感到自己的情感变得强烈了,埃里克森给她的治疗起了很大的作用。泰勒回到了正常的工作,还为患有病理性情绪障碍的儿童建立了一所学校。

在这个案例中,埃里克森帮助泰勒找到了她的自我认同。当时埃里克森还没有建立起关于同一性的理论,但这个案例帮助他理解了像泰勒这样存在自我认同障碍的人,这为他以后同一性理论的提出具有一定的推动作用。

理论成就

在埃里克森的理论中,对心理学影响最大的应该要算是"心理社会发展理论"了。他认为人格发展贯穿人的整个一生,并把它分成了 8 个阶段,每一个阶段都有它独特的需要解决的"一对矛盾",每一对矛盾的解决对人的成长来说都具有重要的意义:

1. 基本信任 vs 基本不信任 (0—1 岁)

这个阶段的儿童无助感最强,最依赖他人。如果成人能够有规律地和适宜地爱抚和照料,那么他就能获得对世界的基本信任感,这是建立人际关系和健康人格特质的基础。如果儿童没有得到积极地充满爱的照顾,他就会产生不信任感,对世界和自己产生怀疑。

2. 自主感 vs 羞怯感 (1—3 岁)

这个阶段的儿童开始尝试独自探索外部世界,通过控制排便来感受自己对环境的控制能力。此时,成人应该鼓励和宽容他,才能有助于儿童发展出自主、自尊的人格;如果成人训练过严或惩罚不公,孩子就会产生羞耻和怀疑感。

3. 主动感 vs 内疚感（3—6 岁）

此阶段的儿童对一切都充满了好奇和探索的欲望，通过找到同性的榜样来学习获得性别角色。如果成人对孩子的行为能够理解并予以正确的指导，儿童就会获得性别角色和良心的发展。儿童从游戏中获得雄心和责任感；如果游戏不顺利，则会产生内疚感。

4. 勤奋感 vs 自卑感（6—11 岁）

这一时期的儿童走进课堂进行知识的学习，主要影响因素从父母转到了老师和同学。儿童从学业的成绩中获得成就感。如果老师积极鼓励和支持，儿童就会发展出勤奋感；如果儿童在学校生活中屡屡受挫，老师给予负面评价的话，就会产生自卑感。

5. 同一性获得 vs 同一性混乱（青少年期）

这一阶段的青少年必须将自己以前学到的知识和发展的能力进行整合，完成"我是谁""我要成为一个什么样的人"等问题的认知，将自己在别人眼中的形象和对自己的认识结合起来，就能获得"自我同一性"，并形成忠诚的品质。反之，就会出现同一性危机，表现为角色混乱，无法正确地认知自己。

6. 亲密感 vs 孤独感（成人早期）

这一阶段的个体开始发展恋爱和婚姻关系。如果上一个阶段能够很好地完成自我同一性，那么就会与他人发展出健康的亲密关系，形成爱的品质；如果没有发展出与他人的亲近关系，就会形成孤独感。

7. 繁殖感 vs 停滞感（成人中期）

如果个体顺利度过了上面两个阶段，在这一时期就会担负起生育和指导下一代的责任，发展出关心的品质，并将之扩大到生产能力和创新能力上。如果缺乏对自身和社会财富再生产能力的人，就会出现停滞的状态。

8. 完善感 vs 失望感（老年期）

个体进入老年期，开始回顾自己的一生。如果能体会到完善感和充实感，他们就不惧怕死亡，发展出智慧的品质，对下一代儿童的成

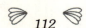

长起着积极的作用。如果对自己的人生不满意，就会体验到对生命的失望，畏惧死亡。

人格发展的 8 个阶段以循环的方式相连接，每个阶段都有着重要的意义，也互相影响。如果一个阶段的危机无法在本阶段实现和解决，也可以在以后的阶段中进行补救。埃里克森指出，心理治疗的目的是如何帮助人们顺利地度过心理社会发展的 8 个阶段，并形成种种美德。

含沙成珠

沙子在蚌里翻滚，蚌强忍着疼痛，用它的血肉包裹着沙子，最后终于吐出包着刺的珍珠。埃里克森的成长经历了各种曲折，饱受着内心的痛苦，就像是蚌用血肉来包容沙子，先前的痛楚却成就了一名成功的心理咨询大师，成为新精神分析学派里一颗永远闪耀的珍珠。

柯恩伯格：自恋型与边缘型
人格障碍的揭秘者

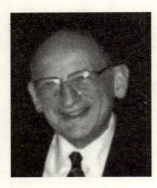

病态的自恋者只会自爱，不会爱人；

他们在外表上是自爱，其实是自恨。

——柯恩伯格

奥托·柯恩伯格的成长

奥托·柯恩伯格（Otto F. Kernberg, 1928—）是康奈尔大学威尔医学院（Weill Medical College of Cornell University）的精神病学教授，他以关于边缘型人格和自恋病理学的精神分析理论最为著名。另外，他的学术研究专注于自我心理学（主要在美国和英国发展），可以说是克莱因客体关系理论的延续（主要在欧洲和南美发展）。他的著述着重于现代客体关系的发展，在精神分析学家中这个理论被最广泛地接受。

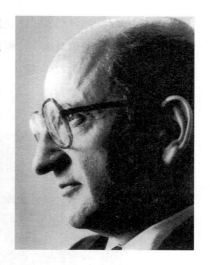

柯恩伯格出生于维也纳，他的家庭在 1939 年离开了纳粹德国，移民到了智利。他主修生物和医学，随后在智利精神分析协会学习精神病学和精神分析。1959 年，他在洛克菲勒基金会的协助下首先来到美国，在约翰·霍布金斯（Johns Hopkins）医院与杰罗姆·弗兰克一同研究心理咨询与治疗。1961 年，他移民至美国，加入了门宁格（C. F. Menninger）纪念医院，后来当了院长。当时，他是托皮卡（Topeca）精神分析协会的管理者和培训师，还是门宁格基金会心理治疗研究项目的领导者。1973 年，他去了纽约，成为纽约州精神病学协会综合临床服务的领导者。1974 年，他被任命为哥伦比亚大学的临床精神病学教授，以及哥伦比亚大学精神分析训练与研究中心的训练和督导分析师。1976 年，他被任命为康奈尔大学的精神病学教授，以及纽约市立康奈尔医疗中心人格障碍学会的领导者。1997—2001 年间，他还是国际精神分析学会的主席。

柯恩伯格的主要贡献在于自恋症、客体关系理论和人格障碍。在学术领域，他至今获得多个奖项，比如 1972 年纽约精神分析协会的海因兹·哈特曼奖，1975 年宾夕法尼亚医院协会的斯特里克尔（Edward A. Strecker）奖，还有 1981 年精神分析医药学会的梅里特（George E. Daniels Merit）奖。

纵观柯恩伯格的成长以及事业发展过程，可以说他是一位精神分析师，一位训练和督导的分析师，同时是一名教授和多产作家。作为一位当前颇有影响力的理论家，他努力地将客体关系理论和驱力理论进行整合。布罗迪评价说，"他很可能是美国客体关系理论最具影响力却也颇受争议的倡导者"。柯恩伯格也着手把客体关系理论和精神分析的本能理论整合在一起，并利用整合后的概念模式来分析边缘型人格和自恋型人格。

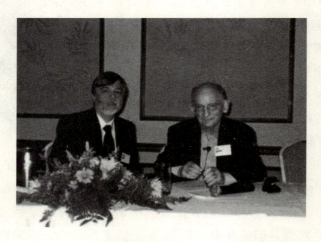

塞缪尔·平松和奥托·柯恩伯格在学术会议上

柯恩伯格与自恋症

每个时代都有其特殊的心理病理现象，而我们现今所处的正是自恋症流行的年代。古希腊神话中的那喀索斯就被人作为"自恋"的原型，或"鼻祖"。弗洛伊德曾经也借用过这则神话故事，用来比喻人类的自恋现象。有人认为，专注于自己的一切，而无视公共生活的目标，是现在社会上常常可以看到的特征；也有人指出，现今很多心理学者，在其学术研究及应用时，无时无刻地强调自爱、自我成长、自我实现等等，这些理论就可能对自恋现象产生了一种强化作用；与此同时，现在很多年轻人不愿承担家庭的责任，便执意坚持单身，以为这样就是所谓的"独善其身"了，或者与异性长期保持同居关系却始终拒绝步入婚姻殿堂。有人认为，这两类情况也属于自恋的一种倾向。

正常自恋与病态自恋

弗洛伊德认为，有两种自恋现象。第一种是"原始的自恋"，这是人类从婴幼儿开始正常成长发展的必经之路。由于生存的需要，儿童不得不先经过"自我中心"的阶段，这个阶段就是我们现在常说的"自爱"。只有这样，婴幼儿才慢慢意识到除了自己之外还有别人的存在，最后才能学会如何爱别人。然而，有些人在成长过程中，由于某些原因，身心发展受到阻碍，在这个阶段中遇到发展的挫折，就很容易导致终其一生都不能超越原始自恋的范围。这第二种就是"病态的自恋"。

柯恩伯格是自恋症研究领域中的一位非常重要的学者，他对正常的自恋和病态的自恋有着自己独到的见解，并且作了十分谨慎的辨别。他认为，每个人其实都会或多或少地爱自己，并且与此同时寻求别人对自己的称赞，这样便会得到一种成功感与满足感，觉得自身的价值得以充分体现。这可以说是一种正常的自恋。但是，病态的自恋者却不仅仅如此，他们与大多数人不一样，他们具有非常强烈的自我专注的特性。换言之，他们只会自爱，不会爱人。

通过多年临床分析治疗的经验与总结，柯恩伯格发现病态的自恋者的自我评价普遍很低。所以他认为，可以说他们并不是真正地在爱自己，他们表面上看起来是自爱，其实是自怜，甚至是自恨，这其实也是病态的自恋者在病理上的根源。的确，相信每个人都会期盼他人对自己的称赞与认可，而不是批评与否定；但若一个人的自尊与自信完全建立在依赖于他人的称赞声中，那就不能称之为正常了。病态的自恋者，需要他人长久的赞美，才能得以生存。所以说，他们的人际关系是剥夺性的，同时也是寄生性的。为了获得他人的赞许，他们会刻意在表面上达到讨人喜欢、惹人怜爱的程度。从某种程度来说，他们的生活实际上很累、很艰辛。

在身边，我们可以看到形形色色、症状各有轻重的自恋者，他们可能处在各行各业之中，有些默默无闻，有些可能小有成就。但根据柯恩伯格的长期观察结果来看，其实他们在工作或者生活中的表现真的十分平凡，也就是所谓的"平庸之辈"；同时他们还缺乏情绪的深度，控制不了自己的情绪，会突然产生愤怒或者憎恨的情感。无论周围的人对他们有多好，他们总是对他人"欲求不满"，想要得到外界更多的关注。因此，病态自恋者的心理，常常处于一种空虚与挫折的不良状态。

自恋者为什么不能爱人？再说得具体些，自恋者为什么不能好好爱人？柯恩伯格认为，能够好好爱他人的人，基本上都必须把所爱的对象化为理想中所爱的对象。虽然现实与理想之间的差距会令人失望，但爱的力量可以使人不断地更新理想中的形象，使现实与理想的差距越来越小，直至相同，这就是为何真正相爱的夫妻可以长相厮守的道理。然而，反观病态的自恋者，他们却无法对一个对象进行长期的理想化。一个人只要对他的喜爱作出了反应，那么此人的价值就已经失去了，因为自恋者与他人的关系是剥夺性的；只要得到了他想要的，就会立马抛弃剩余的无价值的东西。

自恋症的治疗案例

柯恩伯格的咨询对象中有一位自恋患者，他认识了一个聪慧、美丽、热情、诚恳的女子，便向她示"爱"。起初，这个女子没有任何反应，患者便非常急切地希望她能够接受他，甚至表示要与该女子步入婚姻殿堂。最终，这个女子放弃了最后一道防线，接受了他的求爱。但是，问题在婚后接连出现，患者很快就觉得该女子非常无趣、乏味，也找不到当初的那种激情和冲动了。不久之后，他便对她变得完全冷淡。

病态的自恋者对于那些聪敏过人、美丽动人、特别是别人也容易

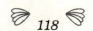

心生爱意的女子，具有极高的性吸引力。他们总是想方设法地要占有她，这就是自恋者"嫉妒"与"贪婪"的特性。他们觉得，只有占有了对方，才能凸显其能力，在短时期内由于性的兴奋，引发了自恋者的自我幻想，以为自己正处于与对方的相爱之中；但不久，当自恋者在性方面满足了自己的占有欲之后，就又会开始另一场对异性的追逐游戏。他们认为自己在游戏中永远是胜者。这样的过程在持续若干年之后，病态的自恋者会渐渐发现所有的性对象都是如出一辙，无论对方的长相有多娇艳动人、体态有多婀娜多姿，都不再会像早期那样挑起他们的占有欲。换言之，此时他们对性的兴趣，逐渐开始走向下坡路。

在对自恋症患者的治疗方面，柯恩伯格认为，在40—50岁这段时间内，患者在性方面已不再亢奋，并且常常会有十分莫名的挫折感、失落感和空虚感。而在此之前，由于忙于寻求他人的爱慕与赞许，以至于只要生活中有人为其鼓掌与喝彩，就可以满足他的需求。因此，40岁之前不是最佳治疗时间，患者也不是好的治疗对象。直至40—50岁之间，患者开始对自己生存的意义产生深深的迷茫感，而且直至此时他们的自尊与自信仍旧难以建立和维护。只有在这样的情况下，患者才开始对改变自己产生兴趣；也只有这样的改变与改造，才有努力的价值和成功的可能。

柯恩伯格与边缘型人格

人们一般很容易从自恋型人格障碍联想到"边缘型人格障碍"（borderline personality disorder）和分裂型人格障碍。柯恩伯格在其客体关系理论中非常重视"分裂"（schizoid）这一概念。分裂既是一种防御活动，也是在发展中可能发生的正常功能，它是自我在自体内和客体内或者自体与其客体之间所看到的不同点的一项活动。分裂作为一种防御手段，涉及人的潜意识的幻想，借此自我把自体所不喜欢的、不愿意接受的方面予以分裂，或者把带有威胁性的客体分裂成为比较容易加以处理的各个方面。在一些比较极端的案例中，一个人会想到杰凯尔医生（Dr. Jekyll）分裂，并且压抑海德先生（Mr. Hyde）（《杰凯尔医生与海德先生》，首部有关"分裂人格"的小说，作者Robert Louis Stevenson）。也就是说，他自己本身的人格就带有威胁性。而同时，在一些相对不怎么极端的案例中，患者总是以全好或全坏的特征来评价他人，而不是观察同一个人所呈现出来的各个方面。柯恩伯格使用分裂概念来了解早期发展中好的和坏的自体再现和客体再现之间不同点的形成。同时，他也视分裂为边缘型人格的一种具有特征性的机制。

痛苦的人群——边缘型人格障碍患者

曾经看到一位边缘型人格障碍患者这样说："身为边缘人格者，最难忍受的就是空虚、寂寞，以及强烈的情绪。行为极端到让自己都很困惑，有时候我不晓得自己的感受到底是什么、自己到底是谁。"边缘型人格障碍患者缺失一种被称作"客体恒常"的概念，也就是说，该类患者无法理解每个人虽然都是复杂的个体，但却依然可以以"一贯的态度"来对待。这一痛苦的人群，总是专注于事情的片面，而无法看到事情的全部；他们体会到的是钻牛角尖儿的痛苦；总是厌恶自己，同时还怀疑别人关心自己的真正用意，他们体会到的是过分疑心的痛苦。这种种的特质及其带来的煎熬，使得边缘型人格障碍患者在正常人际交往中很难达到真正的亲密。

柯恩伯格把"边缘型人格组织"描述为具有一种稳定的又有障碍的"自我结构"形式的个体。这类疾患的障碍特征，与较轻微的神经症病理和较严重的精神病病理有很大的不同。所以说，这类患者群体就很"艰难地"介于神经症和精神病之间的这个领域内。柯恩伯格使用"边缘人格组织"一词，也是因为该类患者呈现出的是一种稳定的病态人格组织，而不仅仅是神经症和精神病之间的过渡状态。与此同时，他也发现，支持性治疗对这些病人通常是"无用功"，而他们的防御特征也使他们无法与他人建立起一个良好的、起作用的关系。

边缘型人格障碍的案例

边缘型人格障碍患者的确是一个非常特殊的人群，以至于专业人士也感到十分头疼。有人曾无奈地这样说，"我可以放弃边缘型和分裂型人格障碍的治疗，但是放弃这些患者，可能就意味着对整个精神世界的忽略和深层面的思考的放弃"。

柯恩伯格的病人中有一位白人中年男性，他经历了婚姻的困境以及工作上的问题。患者偶尔出现性无能，但在某次他和妓女的交往中，他会表现出一种虐待式的性行为。患者的父亲是一位他所害怕的权威式人物，他的母亲则是个唯命是从、经常抱怨且容易引发愧疚感的女性。

在治疗中，柯恩伯格可以感受到病人对他太太的唯命是从，以及经常担心、害怕她不高兴。他描述了他的太太是如何定下家庭规则、如何要求安静以及如何干扰到他的工作。病人开始慢慢看清楚了自己对太太的不满，是如何被置换到他对妓女的性虐待行为中去的。终于，他了解到他和这些妓女间的性虐待关系，代表的是他对具有虐待行为的父亲的一种认同。另外，表面上看起来他对太太唯命是从，其实这也是一种认同：在和他父亲的关系中处于唯命是从的母亲所扮演的角色。病人所表现出的是一种"认同下的表演"。

在柯恩伯格的治疗会谈中，对于柯恩伯格的解释，病人常常在口头上进行攻击并给予贬低的言词。这样的反馈让柯恩伯格感到这个病人十分无能和不安全感。但发生这种情况时，柯恩伯格有时会觉得自己也进入了一个"不安全的角色"，其实这就类似于病人对他那唠叨不休的太太和他那深具权威的父亲的感受。柯恩伯格认为，病人是在他身上重复病人自己和太太之间的关系，只是角色是颠倒置换的。这样，病人便是那个要求很多、又干扰别人的人。病人改变了他自己的情绪，并进入到一个不同的自我状态，这是一种充满害怕却又清晰生动的关联。柯恩伯格还注意到，病人是如何体验到一种自身感受上的转换而使他觉得有力量，这与先前会谈中他所感受到的无能和不安全感是不同的。那就好像他现在代表的是病人那拥有权威力量的父亲在逼使病人唯命是从，而病人则进入可悲的想象，就像进入了他和妓女那种虐待式性关系中所展现的权威力量和冷酷无情一般。

这个案例还涉及在治疗中病人和治疗师双方所经历的某些快速转换。当病人扮演出与治疗师之间的内在客体关系，治疗师经常会在病人身上投射某些感受（也就是当客体再现到治疗师身上）时经历到这种关系的感受。当某位病人在认同"自体再现"与"客体再现"之间的交替时，就可能会经历到这种快速转换。在此案例中，病人有时觉得像是无助的男孩，而把有权威的、唠叨不休的客体再现投射到柯恩伯格身上，而在另外的时刻又把角色颠倒过来了。

矛盾现实性的解释——柯恩伯格关于"投射性认同"的解释

矛盾现实性的解释，是柯恩伯格提出的对边缘型和精神病型人格组织者的解释原则。柯恩伯格认为，对某些现实检验功能完好的患者来说，投射性认同是应该进行解释的。所谓"投射性认同"（projection identification），是指为了控制他人而将自己的某一部分从意向上分裂出来，并将其归于他人。而对投射性认同进行解释的前提是，治疗师能够判断投射过来的自体和客体表象的性质。也就是说，治疗师知道被投射过来的表象的性质，患者不能忍受这些内在体验的原因，以及投射性认同在双方所扮演的角色。在处理投射性认同中，治疗师灵活地运用技术以及弄清自己的反移情反应，都是极为重要的。

如果边缘型人格障碍的患者具有明显的自恋和偏执特点，在移情

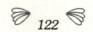

中出现暂时的"精神病性退行"的时候，就应该停止解释。可用非常细节化的方式来澄清治疗情景的现实，包括叫患者坐起来，与他详细讨论导致他目前偏执状态的所有一切。

对柯恩伯格的评价

通过综合弗洛伊德、克莱因等人的观点，柯恩伯格试图把传统的经典本能理论和客体关系理论整合成一个统一的理论框架。就其本身来说，这种综合是连贯的。他运用大手笔式的风格将几种理论进行整体概括，而且对边缘型及自恋型人格病理的探讨具有相当的影响力——尽管他在厘清边缘型人格障碍的复杂计划中这样提到：并不是经常可以达到诊断上的准确性及分类上的清晰性。

然而，就其核心观点而言，柯恩伯格的理论并非驱力理论和客体关系理论的一种简单综合。虽然他自称是一位"驱力理论家"，然而他的著作则流露出他和这个理论有着种种不同的观点，其中包括他是如何重新塑造驱力理论以符合他自己的观点。柯恩伯格使用的是传统名词，却又相信"客体是先于驱力"的。从根本上说，他把人的本性看成是社会性的，而并非本能性的。柯恩伯格赋予客体关系的重要性从而改变了原有的结构模式，使得"自我"成为原发性的，而诸如"分裂"的种种过程则被视为比压抑更为重要。柯恩伯格相信人格结构是从"关系的经验"中形成的，而不是从本我与现实的冲突中形成的。那么，传统的弗洛伊德学派理论家视他为"修正主义者"，并为了祛除本能、伊底普斯冲突之重要性而激进地改变了原有的驱力理论，也就让人不足为奇了。弗洛伊德学派理论家还认为，柯恩伯格把早期对人格所建构的种种心理资源加以概念化，这就背离了传统的结构模式，具有很大的野心。同时，他关于前言语期的发展阶段也太过臆测性，常常只是根据推断而不是谨慎细心的实证研究。从某种程度上说，这就违背了心理学研究的基本方法与原则。

默瑞：光环之下的真实

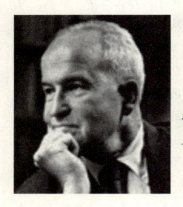

我的记录几乎是个空白，只有那些与绝大多数职业心理学家的记录相反的内容。

——默瑞

亨利·默瑞（Henry Alexander Murray，1893—1988），20世纪著名的美国人格心理学家，新精神分析学家，曾任哈佛大学心理诊所所长。由他所创造编制的"主题统觉测验"引人注目，以致掩盖了默瑞在人格理论上所作出的巨大贡献。这似乎对他很不公平。默瑞在心理学界可以说是一个富有传奇色彩的人物。他并没有系统地接受过专业的心理学训练，却在丰富多彩的求学探索中，最终踏上了心理咨询大师之路。默瑞的理论深受弗洛伊德和荣格的影响，却从正统的精神分析中脱离，建立了自己的基于需要和压力的"人格学"。和大多数的心理咨询大师不同，他通过对正常人的实验研究发展出了更具广泛意义的临床治疗技术。

童年烙印——生活经历的给予

母爱缺失的忧郁

1893 年 5 月 13 日，默瑞出生在美国纽约市一个极其富裕的家庭里。他在家中排行老二，上有一个姐姐，下有一个弟弟。他的爸爸是一个苏格兰移民，后来成了富有的银行家和投资商。他的妈妈则是纽约市的社会名流，是当时信托担保公司创办者的女儿。默瑞从小长大的家就在纽约市第五大道附近，位于现在的洛克菲勒中心。他在长岛的海滩上度过他悠闲的暑假，从小就随同父母游历欧洲各国。可想而知，他童年的生活应该是无忧无虑的。

当然，这样一种奢侈的、并不是普通百姓所能拥有的经历背景下的童年早期记忆，给默瑞日后的理论留下了丰富的资源。尽管如此，他却一直将他那丰富多彩的童年认为是一段痛苦与忧伤的回忆——只因他的母亲。

默瑞从小就有种缺失母爱的感受，以至于他坚定地认为，自己被母亲抛弃了。他也相信，正是因为母亲的"遗弃"，造成了他一生的忧郁，甚至影响了他人格的发展。用默瑞自己的话来说，他深刻地体会到了得意下所压抑着的痛苦和忧郁，并也由此发展出了一种乐观的、热情洋溢的性格，来抵消或掩饰自己的悲伤与沮丧的情绪，而事实上，自己在日常的生活中显得更加的出色了。也许，正是这种早年与母亲之间关系的困扰，让默瑞注意到了人的需要以及对后来潜在行为的产生的重要性。也正是因为他在童年缺失了对母亲依赖的经历，促使他勇敢地质疑弗洛伊德的伊底普斯情结的理论。

这样痛苦的童年经历，却并未带给默瑞灾难性的后果。他从自己的悲伤中学会了用快乐来抵消消极情绪，更难能可贵的是，生活的磨砺赋予了他敏感而细致的内心，不仅从自己的童年阴影中探寻到了人类心灵的奥秘，也用自己的勇气执著地质疑并追求着真理。

自我超越与成长

和很多心理咨询大师一样，默瑞虽然没有神经质的父亲和母亲，却也有着两位患有不同严重程度的精神障碍、经常情绪失控的姨妈。他与姨妈们糟糕的关系也使得默瑞从小就对他人的情绪问题和痛苦感受显得非常的敏感。这也是默瑞与精神疾病最初的接触，对默瑞日后的职业生涯的选择起到了重要的影响。

默瑞小时候患有斗鸡眼，虽然不是严重的疾病，却让默瑞的生活备受困扰与折磨。9 岁那年，他接受了相关的手术。然而，不幸的是，手术虽然使斗鸡眼得到了矫正，却因为医生的失误，使得默瑞永远失去了立体视觉。

默瑞渐渐发觉了自己在运动时的不适，同时，在那段有些失落的日子里，更受打击的是他还有严重的口吃。不过，这些身体缺陷并没有让他因此而意志消沉，产生自卑。他开始努力地尝试去踢足球，担任四分卫的他在喊着战术的同时也奇迹般地治好了口吃。后来，他居然成为一名运动员，参加过拳击比赛，也组过划艇队。

很多年过去了，当他进入医学院时获知了自己的视力缺陷，他开始意识到自己是在以运动的方式努力来弥补身体的缺陷。在这一点上，他毫不掩饰自己对阿德勒学派观点的认同，戏称那些运动成绩正是对自己生理缺陷上的"补偿作用"的体现。

默瑞童年的偶像是那些著名的探险家。他崇拜挪威的极地探险家，南森；他也痴狂于丹尼尔·笛福笔下的漂流英雄，鲁滨逊……

他认为，早年对这些探险家们的崇敬与景仰，在日后坚定了他对于精神分析的坚持。那些在北极、在非洲充满了未知与恐怖的探索过程，就像自己一生致力于探究人类心灵深处的潜意识的工作一样。正是探险家们勇于挑战的精神，给了他日后工作莫大的动力。

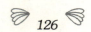

求学之路——博采众长中的探寻

哈佛大学里，曾经一场美丽的错过

1911 年的秋天，默瑞顺利地进入哈佛大学学习，主修历史。不过，对于那些在他看来根本无趣的课程，逃课是经常做的事情。大学期间，他乐衷于扮演一个"花花公子"，游走于美酒、美人和划船队之间。学业对他来说，及格就是万岁。

大学的学习过程中，有一段奇妙的经历不得不提，那是一场默瑞与心理学邂逅之后的错过。也让默瑞在日后从事心理学研究生涯的选择上，走上了一段崎岖而迂回的探寻之路。

在大学期间，默瑞有过与心理学正面接触的机会，他有一门课程正是《心理学导论》。然而，当年狂妄自大的默瑞，认为那样的理论内容太过于枯燥乏味，仅仅上过两堂课，就再也没有去过，之后也没有接触任何心理学的课程。可以说，他是真正意义上没有受过专业心理学的训练，仅仅通过后来的自学而有所成就的心理学奇才。

那是一段匆匆的邂逅，也是一场美丽的错过。不过，又有多少人能在职业生涯的选择上没有任何曲折呢？

哥伦比亚大学里，学医的偶然收获

一战爆发前期，激昂的爱国热情席卷了整个美国社会，反战口号也充斥着校园。在这样一个社会与政治相争辩的大背景下，默瑞开始质疑自己保守的精英教育与价值观。于是，他决定将自己的过去做个了断，放弃了家庭为他所铺就的从商之路，转而选择了学医。

1915 年，他进入了哥伦比亚大学的医学院。这是他第一次严肃而认真地对待自己的学业。由于默瑞视觉上的缺陷，他放弃了最初成为一个外科大夫的志向，将目光锁向了医学研究。在自己导师的指导下，默瑞研究起了生理学。而默瑞的导师德拉帕一直都相信，导致生理障碍的源头来自于心理问题而非生物学的因素，他主张通过可测量的生理特征与观察到的心理趋势作相关分析，来最终深刻地理解个体的人格特质。1919 年，默瑞终以优异的成绩获取了哥伦比亚大学医学硕士的学位。

戏剧性的是，当年无可奈何地投奔了生理学研究，却意外地让默瑞对于人格特质的测量技术有了最初的认识与思索。

医院的实习经历，病人心理的关注

1919 至 1920 的两年间，默瑞继续留在哥伦比亚大学，将所有的精力投入生物学的学习中，并最终获得了硕士学位。随后，他又背起了求索的行囊，回到了哈佛大学师从亨德森教授，协助导师从事生物化学的研究。

1921 年，默瑞回到了纽约，在当地的一家医院进行了为期 20 个月的外科实习工作。在近 2 年的实习经历里，有两个病例让他印象深刻。一个是长期药物成瘾的暴徒；另一个则是深受小儿麻痹折磨的未来美国总统富兰克林。

在对这两名病患的照料中，默瑞倾注了许多爱心。在他坚定的鼓励中，两位病人也获得了抗争病魔的勇气与信心，并且奇迹般地渐愈了。敏感的默瑞，察觉到了主观体验在自我康复过程中的决定性作用。这也使他对之前德拉帕导师所坚持的——心理因素是很多生理疾病的根源——观点深信不疑。他也从中开始意识到，在疾病的治疗过程中所不可忽视的心理关怀。

洛克菲勒研究所里，初拾心理学的兴趣

1923 年，默瑞作为研究助手又进入了洛克菲勒生物医学研究所，研究胚胎学。

在研究所里，默瑞有幸可以在每天的午餐时分获悉各种新近的科

128

学研究。例如，在1924年，当时还是个副教授的美国著名心理学家华生，就曾经在中午聚餐时，阐述过自己对心理学的看法。然而，在大多数的时候，对相关研究的讨论还是局限在员工之间。

当时，就有两个在做同一项生物化学研究的同事，因为对相同数据的理解大相径庭而争执不休。默瑞对他们争锋相对的观点感到十分困惑。他不明白，两个研究者，使用着相同的实验技术，研究着同一个问题，为什么还可以产生截然不同的结果。于是，试着去追寻问题的症结，他做了一个奇妙的推测：造成这样的局面，很有可能是因为研究者心理特质上的不同所造成的。

那个最初在心理学课程上跷课的默瑞，在对人们的行为不断做出思考的过程中，渐渐地对心理学产生了兴趣。

在研究所里的研究一直进行得很顺利，而默瑞决定给自己放个长假。1924年9月，默瑞前往英国的剑桥大学，继续他所热爱的生物化学的深造。1927年，他也收获了生物化学的博士学位。

一段重要的航程——驶向心理学的彼岸

1924年，默瑞踏上了剑桥大学的求学之路，在这个具有划时代意义的航程中，收获了改变他一生的三段重要的人生主题——这些情节发展的重要线索在默瑞的人生经历中相互紧紧地交织着，组成扬帆远航时必需的锚，坚定地停泊在潜意识的汪洋大海中……

爱情困扰：生命中最重要的一个女人

在哥伦比亚大学医学院就读一年后，他娶了来自波士顿上层阶级家庭的妻子，这段门当户对的婚姻也很快迎来了一个小生命的诞生——他们唯一的女儿，约瑟芬·默瑞，如今是波士顿当地的一名儿科大夫。

然而，这段美满的婚姻很快失去了原有的色彩。如很多心理学家一样，默瑞与一名女子长达40多年的地下恋情也一直搅和着他的家庭与生活。但是，不得不承认，那个女人在默瑞的心理学探索道路上却起着任何人都无可比拟的巨大作用。

她叫克莉丝提安娜·摩根，常常扮演着默瑞日后研究助手的角色，却与默瑞有着一段近半个世纪的解不开的情缘。

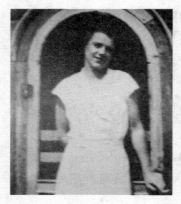

默瑞美丽的情妇：摩根

踏上英国国土的那一年，默瑞30岁，与自己的妻子结婚转眼已第七个年头。那一年，默瑞与摩根相遇了，发现自己疯狂地爱上了这个美丽动人的已婚女子。不久之后，由于摩根对荣格的欣赏，他也就开始关注起了荣格的著作。在那充满神奇的七年之痒的诅咒下，默瑞的婚姻出现了"越轨"迹象。然而此后，被爱情困扰的默瑞一直在矛盾中煎熬，因为他并不想离开自己的妻子，但同时，他又割舍不下那个令人着迷的情人。因为这样的一段经历，也让默瑞意识到，冲突的需要及其带来的压力会产生相应的动机，这可算是默瑞需要理论最初的萌芽。

这一段扑朔迷离的爱情，直到1967年摩根的自杀才画上了句号。在摩根40多年的陪伴中，默瑞的研究也得益于她的帮助。我们所熟知的主题统觉测验（TAT）就是两人通力协作的成果，摩根作为合著者，负责了整个测量技术原理的阐述与图片的设计。其实，摩根在生前参与了默瑞所撰写的每一份报告、所发表的每一部著作、所做的每一场演讲，然而，很不可思议的是，默瑞却在后来自私地将摩根的功绩全部抹去了。

摩根对于默瑞的重要性，正如荣格在对其做咨询时所引导的那样——摩根拥有着巨大的力量，可以唤醒默瑞尘封着的潜力。她是一个出色的女子，她存在的意义就是要创造一个伟人。将默瑞成就为一名心理学大家，那就是她对这个世界最有意义的贡献。

会见荣格：生命中最重要的一次对话

1923 年的某一个晚上，深受摩根影响而对荣格产生兴趣的默瑞，在前往医学院途中的书店里，偶然发现了一本荣格的著作，《心理类型》。书中的内容让默瑞十分着迷，他甚至花了整整一天一夜，一口气把书看完。默瑞惊奇地发现，荣格所列的八种心理类型代表了个体在面对环境时所作出的不同应对模式，而这也恰恰解释了一直困扰着默瑞的"同事之争"事件。随后的默瑞，一发不可收拾，如饥似渴地买来了荣格所有的著述细细品读。

他开始疯狂地迷恋起心理学，尤其是精神分析。1924 年，他写信给了身在苏黎世的荣格，表示希望能够亲自到瑞士拜访，并就心理学的理论作些探讨。令默瑞惊喜的是，荣格居然爽快地答应了。

1925 年，默瑞在瑞士见到了荣格，他们的交流持续了整整三个星期。这也成了默瑞人生最重要的转折。这一经历代表默瑞开始转向心理学研究的标志性事件。

默瑞与荣格讨论了有关《心理类型》中的复杂理论。之后，荣格又兴致勃勃地与默瑞交流起他最新的"原型"理论。然而，正是这个默瑞始料不及的新话题深深地改变了默瑞——荣格的理论令他信服地解释了自己在童年遭遇如此紧张的人际关系下，为何仍保持着持久的积极态度。此外，荣格也解决了困扰默瑞许久的情感问题，鼓励默瑞像他一样保持着开放的关系，并且通过心理治疗，成功地说服了摩根的丈夫和默瑞的妻子对他们外遇的接受。

三个星期的相处中，让默瑞从荣格身上发觉了心理学无穷的力量与奥妙，正如默瑞自己所描述的，"对于想要知道心理学是否有用的人而言，没有比像这样的实际生活体验来得更具分量"。于是他下定决心，将他的事业转向心理学！

荣格作为默瑞职业发展背后的功臣，不仅解决了默瑞在事业、家庭上的困扰，更促使了默瑞第一次感受到了潜意识力量的伟大与冲击。

梅尔维尔的著作：对潜意识的初探

在航行前，一次机缘巧合，默瑞从他外科的朋友那里得到一本赫尔曼·梅尔维尔所写的《白鲸》，刚一开始读，就被强烈地感染了，并且很多年以后，其故事仍然满满地占据着默瑞的头脑，久久都挥散不去。

从阅读梅尔维尔著作之初，默瑞便将其作为一个研究案例，开始了他人格心理学理论的探索。默瑞所写的梅尔维尔的传记，即使在今天，仍对学术界产生着非常重要的影响。从他一些出版了的论文和著书章节里，都无不透出他巧妙地将精神分析的思想应用于文学中。

默瑞的著名论文《以魔鬼的名义》，就被认为是运用精神分析方法最成功的例子。默瑞在他的论文中分析了梅尔维尔的《白鲸》。他将整篇小说的人物及情节，解释为"超我"、"本我"和"自我"之间激烈的矛盾与冲突。这也是他最初对于人类潜意识的探索。

功不可没的贡献——来自"人格学"

对我来说，人格是一座没有边界的丛林。——默瑞

默瑞的人格理论，是对人格本身而非对个体的某种人格特质所作的心理学研究。因此，他也特意用"人格学"来强调了自己理论的独特性。他开创性地将人格从个体本身转向了与社会、环境的关系的探究，认为人格是由心理力量与社会、物质、文化环境间的相互作用而体现的。

"需求－压力"与行为动机——临床实践的基石

虽没有马斯洛的需要层次理论那么深入人心，默瑞却通过自己的研究所归纳出的 20 个需求（包括谦卑、成就、亲和、攻击、自主、克服弱点、防御、顺从、支配、表现、避免伤害、避免窘境、扶持、秩序、游戏、拒绝、感觉、性、受助和理解），在今天看来或许太过于繁复与重叠，却在当时获得了轰动。尤其是他用这些需求来解释行为的动机，更被世人认为是默瑞对于人格心理学的最重要的贡献。

默瑞所建构的需求理论，虽然与弗洛伊德的"驱力"有所相似，但也存在着不同之处。在默瑞看来，需求会唤起某种程度的压力，而人们的目标，就是通过自身的行动来减少压力带来的紧张感，以获得需求的满足——需求是行为的动机。

在他的这个理论构建中，我们显然看到了早前的生活经历所带给他的灵感，他自己也提到，早年经历会"潜意识地"影响着人们的发展。默瑞开创性地通过对正常人群的研究，构建起了自己理论的支持，而他的需求－压力理论最大的贡献就在于，它对传统心理测验的结构产生了巨大的冲击，特别是对动机的重释，深刻地影响了整个人格研究的发展。

"主题统觉测验"——揭示潜意识的奥秘

在需求—压力理论中，默瑞将因需求产生的压力而引起行为的过程称为"主题"（thema）。他认为，主题是行为的单元，而个体的人格正是由各种主题所构成的。

1936 年，默瑞和摩根在哈佛大学的心理诊所，根据"主题"的思想，创造了一种人格测验——主题统觉测验（Thematic Apperception Test），简称 TAT 测验。其使用的材料由一套黑白图片组成。由于图片中的人物及情境被设计成毫无特定的含义，对图片的解释可能就会因人而异。心理咨询师则可以通过对来访者所讲述的故事内容进

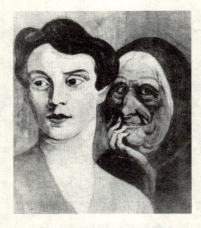

主题统觉测验经典图例

行分析，来挖掘他们隐藏在潜意识中的冲突。

其理论假设是，对这样模棱两可的图画的解释，不仅可以减少人们的心理防御，更可使他们的自我意识下降，从而揭示出被压抑的愿望、情绪及过去经验等。很显然，默瑞创造测验的灵感也来自于他所热爱的梅尔维尔的著作，因为他坚持认为，大多数的文学创作都可看作是作者的自身经历的潜意识表现。

然而，对来访者的分析也要受到心理咨询师本身的经验、甚至其潜意识的影响。此外，有研究证明，测验的有效性可能也会受随机因素或情境因素的影响。不过，作为问诊的补充而非一般意义上的心理测验工具，默瑞的主题统觉测验仍然被众多的临床心理医生所追捧。而在近来的实践应用中，TAT 也被认可，能够预测人的自杀可能性，甚至可以鉴别人格障碍。

默瑞极富灵感的、并为他带来终身成就与辉煌的主题统觉测验，对于整个人格测验的发展和临床心理咨询工作都有着功不可没的贡献。

现代员工甄选技术——"评价中心"的雏形

二战期间，默瑞曾经有过一段在英国中央情报局担任中校的经历。在那里，他组织了一个庞大却秘密的测评项目，即"情境测验"——通过现场模拟日后工作中可能遭遇的压力情境，来甄选出那些能够胜任间谍工作的人员。

在这个测验中，候选者们被关注的核心特征，就是他们面对那些精心设计的具有挑战性的情境时所作出的应对方式。其中，有一个情境内容就是在不提供任何计划的情况下，要求候选者在规定的时间里，在一组工作人员的协助下来建造一座跨河的桥。为了能够看出候选者的抗挫能力，这些工作人员还会被要求在暗中帮倒忙来阻碍桥的建造。于是，有些候选者表现出了愤怒的情绪，有些被急哭了，而也有些人则在任务完成中展现了自己良好的临场反应能力和领导才华。

默瑞的这项大规模使用人格测量技术来甄选人员的创举，为今天商业界的人事选拔提供了宝贵的心理学技术参考。如今，它已经被广泛地应用与发扬，并由此也发展出了人事选拔中著名的"评价中心"技术，尤其用以对未来领导者与管理者的选拔。

成就与地位——荣耀一生的求索

默瑞有着大多职业心理学家所没有的可谓"空白的"心理学专业训练经历的背景，却因为一套人格投射测验而荣耀于世，被称为最重要的"人格测验之父"。

默瑞在其一生孜孜不倦地求索旅途中，收获了来自医学、生物学、精神分析学、临床与实验心理学的丰富的学术背景，与此同时，对于人类学、社会学以及文学的专注，使他发展出了一套独特的跨学科的方法来研究心理学。他是一个活跃在临床心理咨询工作上的"理论家"。而他关于人格心理学的理论与方法，激发了其后的心理学家们大量的实证研究，从而促进了人类历史上人格心理学的发展。

1961年，默瑞获得了美国心理学会所颁发的"杰出科学贡献奖"的殊荣；1967年，默瑞梅开二度，荣获了人格评鉴学会"杰出贡献奖"；1969年，默瑞又再次获得了美国心理学基金会的终身成就奖金质奖章。1978年，默瑞阐述其人格理论与实验研究的著作《人格探索》出版40周年之际，在美国心理学会的年会座谈上获得荣耀。在哈佛大学下属的拉德克里夫学院，成立了专门的"默瑞研究中心"，并为有志的研究者提供"默瑞奖助金"的支持。

米切尔:"关系精神分析"
的集大成者

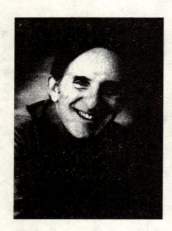

我们的观念植根于严密的思维和临床经验的验证。

——米切尔

璀璨一生

　　1946 年 7 月 23 日,斯蒂芬·A. 米切尔 (Stephen A. Mitchell, 1946—2000) 出生于曼哈顿的一个犹太人中产阶级家庭。他的父亲史坦利是一个会计师,母亲莉莲是一个秘书,还有一个比他小 5 岁的弟弟理查。他从小和他母亲的家族住得很近,而且常常和外公外婆、

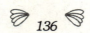

舅舅以及表兄弟姐妹见面。米切尔一家人之间的关系很是密切,并且时不时会讨论一些政治性的或者是很理性的话题,而每次讨论又总是会陷入激烈的争论之中。这种家庭氛围为米切尔将来利落而浅显易懂的写作风格、卓越出彩的口才、严谨的思维奠定了基础。米切尔是一个有勇气、讲原则的人,他知识渊博,了解多个学科,却又谦虚,而且极富幽默感。

1968 年,米切尔以最优异的成绩从耶鲁大学历史系毕业,拿到了他的文学学士学位。1972 年,他又获得了纽约大学临床心理学哲学博士学位和公众心理学的副修学位。1977 年他从威廉·阿兰森·怀特研究所拿到了精神分析师执照。

米切尔是一个相当有天赋的临床心理学家、杰出的理论家、思路清晰的作家、鼓舞人心的教师、极具才能的演说家。他在这些方面的建树颇为出彩。

从 1978 年开始,米切尔在心理学核心期刊上发表学术论文,由于他写的文章发人深省又很有见解,他开始逐渐被人们所认识。1983年,他和杰伊·格林伯格(Jay R. Greenberg)一起出版了《精神分析理论中的客体关系》,这本书现已成为北美研究生院和研究机构的一部经典教科书,它为各种理论提供了一个清晰和系统性的对比,有助于明确和理解精神分析理论发展中的各种主要观点,使得临床调查和诊断变得更为生动和活跃。然而,自从这本书出版后,米切尔和格林伯格的观点就有了分歧。米切尔逐渐被公认为"关系精神分析学派"的创立者,米切尔在他的一系列著作中,系统地阐述了"关系精神分析"理论。《爱能持久吗?浪漫的退化》(2001)是米切尔的最后一本书,于他死后出版,是关系理论对爱情问题的一个应用性研究。他的作品思想严谨,有深刻的人文主义精神,而且文字又简明易懂。

从 1980 到 1990 年,米切尔一直担任学术刊物《当代精神分析》的副主编,1992 年开始担任出版社精神分析类图书的编辑。他也曾是《精神分析国际期刊》的编委会委员，之后他创立了国际性的精神分析刊物《精神分析对话》，并担任了 1990—2000 年的主编。

作为一名精神分析培训和督导师，米切尔同时在多个机构任教，包括威廉姆·阿兰森·怀特研究所、丹佛心理学家培训协会、纽约大学精神分析和精神疗法博士后项目、哥伦比亚大学教师学院等。

米切尔也是一个享誉美国、甚至国际的公共演说家。自他的第一本书《精神分析理论中的客体关系》（1983，与格林伯格合著）出版以来，他声名鹊起，并开始在美国、欧洲以及以色列等地演讲。迄今，他在美国共获得了来自 7 个专业精神分析协会和机构颁发的 8 项荣誉，如杰出演说家、杰出科学成就奖、弗里达·弗洛姆·瑞弛曼讲师、齐美尔·菲尼切尔讲师、约翰·波拜纪念讲师等称号。

在他逝世之前，他建立了"国际关系精神分析协会"（the International Association for Relational Psychoanalysis，简称 IARP），并成为第一任主席。但可惜的是，2000 年 12 月 21 日，米切尔在曼哈顿的公寓因心脏衰竭而突然死亡，享年 54 岁。他的离世给他的家人、同事、朋友、学生和崇拜者带来了巨大的冲击和痛苦。他的人生就像流星一般匆匆而逝：如此引人注目而又短暂。虽然只有 54 年的光阴，但他给世人所留下的成就却不可磨灭。

硕果累累

米切尔最重要的成就之一是创立了国际性精神分析杂志《精神分析对话》，这是一份非常有影响力的学术季刊，它使关系精神分析被更多的读者所了解。此外，米切尔可称得上是多产作家，他一生共发表了约 60 篇文章，近 10 本著作。米切尔早期的学术论文，如《精神分析治疗同性恋：一些技术上的考虑》和《精神动力学、同性恋以及病理学问题》等，对同性恋群体的心理健康产生了很大的影响。

除了他的学术成就之外，米切尔也是精神分析领域一个重要的组织者。他促使许多精神分析组织进一步发展，包括美国心理学会的精神分析分会、纽约大学心理治疗和精神分析博士后项目，以及许多其他的学术团体。

另外，米切尔作为一个教师，他培训和督导了不少心理咨询师。而他作为一名演说家，亦将心理学知识不断普及，特别是让关系精神分析为更多的人所熟知。

米切尔一生致力于将精神分析的各种"关系理论"进行整合。他将强调驱力（如性、攻击等）的经典精神分析理论与强调人际关系的精神分析理论区分开来，把前者称之为驱力/冲突理论，后者称之为关系/冲突理论。米切尔指出驱力理论和关系理论在概念上是矛盾的、不相容的，而精神分析学家就必须在这两者之间作出选择。

总之，米切尔促使心理学和精神分析上升到一个新的水平，使其未来的发展更具启发性、更加活跃。但米切尔的早逝迫使许多重要的研究不得不过早终止，这无疑是一大遗憾。

精益求精

米切尔的学术成就首先在于他对当代精神分析思想的主要趋势和各种模式进行整合性思考、互相参照，不仅全面地介绍了每个理论体系，而且阐明了各个精神分析理论的优劣得失。

米切尔是"关系精神分析"的主要代表人物。他在深刻理解弗洛伊德理论的优势和局限性的基础上，将美国人际关系学派、英国客体关系理论、自体心理学理论的长处，整合成为一种独特而有效的关系理论，即使用"关系"一词来强调人际精神分析、客体关系理论和自体心理学背后共同的理论框架。他希望通过广泛运用关系理论的框架来看待一些精神分析研究的重要领域，如性、自恋等问题。

众所周知，弗洛伊德理论相当重视以生物为基础的驱力（性、攻击等），强调生物体寻求快乐、避免痛苦、缓解紧张水平的驱力之重要性；关系理论则是以人们之间的依恋和关系为主，而米切尔的关系精神分析则假定：关系的发展和维持，不论是真实的或幻想的、意识的或潜意识的，都是人类心理的最基本的特征。

在关系精神分析理论中，人不再是一个独立的个体，而是被视为与他人建立并维持互动关系的人。人的各种情绪体验被看做是关系的产物。因此，关系模式的建立和维持就成为人的体验的核心结构，是最基本的心理结构。

米切尔进一步认为，性是在互动关系之内的反应、表达或行为；性与客体之间是相互联系的；性也为关系模式的建立和维持提供了直接的途径。与驱力理论不同，米切尔认为，认同和连续性的维持才是性的核心因素。

理论比较——先天与后天

驱力理论认为，驱力受到外部人际世界的影响。而驱力并非简单地对外部世界发挥作用，而是在与外部世界最初的互动中，通过父母的照料、提供满足、挫折等方式而形成的。按这种观点来看，后天因素从一开始就融入先天因素之中。

早期关系理论倾向于将人格障碍几乎完全归因于外部因素——各种养育的缺陷与失败。婴幼儿的所有先天成分都被描述成"好"的，是真实的自我；真实自我如果得到鼓励并未受到干扰，就会以整合、非冲突的方式得到发展。

当代关系理论则倾向于更多地考虑与生俱来的内部因素，这些因素并不是驱力，而是作为气质特性，例如兴奋性、对快乐和痛苦的敏感性等。对于儿童的早期发展，所关注的不是父母养育的成功或失败，而是儿童与父母之间的互动是否匹配。也许父母对这个孩子的照料方式可能很有效，但对另一个孩子来说可能无效。所以，养育是以父母与孩子双方先天的气质特征为背景而形成的。由此可见，先天因素从一开始就融入了后天因素之中。

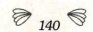

发展受阻与冲突

弗洛伊德经典精神分析理论认为人格障碍与冲突有关，而冲突的主要防御手段是压抑。以驱力为基础的本能幻想不可避免地相互发生冲突，并与自我的调节机制发生冲突，它们必须被阻挡在意识之外，埋藏在潜意识深处，不能转化为行动。例如童年的性和攻击驱力的冲动之间相互冲突，并且又与压抑它们的力量相冲突，而这种潜意识冲突直接导致了人格障碍。后经典精神分析则认为，人格障碍是因为"发展受阻"而非冲突，即由于某些关键性的父母养育的缺失导致儿童早期发展受阻，而这些关键性父母养育正是儿童心理成长所需要的，并不是潜意识地与自己作对。发展受阻模型的防御过程的核心是"解离"（dissociation）。

然而米切尔认为，维系发展受阻的，不仅是由于缺乏必要的父母养育，而且也由于父母带来的冲突以及童年有限的选择而产生的"补偿性幻想"。冲突和发展受阻并不是彼此独立的过程，而是不断相互作用的动力关系：最初的发展缺陷引发有冲突的渴望和幻想；这些冲突反过来严重阻碍获得必要的发展经验，这又进一步引发了更多的冲突性幻想。因此米切尔建立了"多重自我组织和自我状态之间解离"的观点：造成解离的原因不是未得到满足的发展需要，而是与重要他人之间无法整合的、有时是创伤性的早期互动。可见，驱力理论强调压抑，而关系理论强调解离。

米切尔还认为，在重点和基本价值观上，从理性主义和客观主义向主观主义和个人意义的转变，是后经典精神分析的一个基本特征。

案例解读

保罗，男，20多岁，他是家中的独子，父亲多病，在他 6

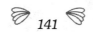

岁时就去世了。尽管保罗极其能干，但又极度缺乏自信，一直感觉自己完全没有准备好如何应付周遭世界。虽然他在学业和职业上有很多成功经历，但总觉得自己是徒有虚名，一直担心马上就会暴露真相。在社交和性方面他也有类似恐惧。他能建立和维持相当多的友谊和性关系，但他根本不清楚也不能真正感觉到别人认为他哪里有魅力或有价值。保罗受到性无能感的折磨，并且有时会有短暂的阳痿。他常幻想其他男人，他们有更强壮更有力更大的阴茎，而且他们轻而易举就可以做好所有那些因为吃力而令他感到羞耻的事情。

保罗在性和攻击方面的冲动受到普遍的压抑，他由于内疚（超我）和焦虑（自我）而阻止自己，他不允许自己知道他实际上多么强大有力，他对将要做的事情感到恐惧。父亲的去世，在经典弗洛伊德理论中，认为是保罗赢得了母亲，是伊底普斯冲突中的胜利者，但这种胜利使他恐惧自己的性欲和攻击力以及它们所带来的危害，于是他彻底地否认，从而使自己变得没有危害，这也是潜意识冲突的结果。后经典精神分析则认为，父亲的去世，即父母养育缺失导致早期发展受阻，保罗自童年就渴望有个可以依赖和信任的父亲，他幻想中的那个总比自己强的男性形象，就是他作为男孩所渴望的父亲的典型形象，而他自己并未意识到。

以米切尔的观点来看，保罗渴望着男性的力量和父亲的祝福，这可以被看成是对一位拥有神奇力量的好父亲的补偿性愿望，它产生于保罗的童年。他渴望有一天这个父亲回来引领他进入成年，父亲是他男子气概的榜样，这个愿望由于是他所有困难的解决方法而变得非常珍贵。而保罗贬低自己的自我责备就是为了维持这个愿望。所以保罗一旦能够触及自己作为男人的力量和资源，幻想中的父亲就没有存在的必要了。保罗的性无能感就是为了维持这样一个幻想的典型父亲形象而产生的。

感悟其中

从米切尔的个人经历可以看出，他之所以走上关系精神分析的道路，并且拥有如此之多的成就，这与他的家庭环境是密不可分的。他与家人之间的关系，包括母亲家族的亲戚，都很是密切，他不需担心经济问题，从小就生活在一个欢快和谐的氛围之中，使得他的人格健康发展。而在他的家庭文化中，对话题讨论和思考的热爱使他逐渐成为一个演说家，他勤奋、博学而又谦虚，谈吐也很幽默。

米切尔是一位相当受欢迎的老师，而且他总是笑得热情洋溢。他在多个研究机构任教，培养了许多心理学工作者。在当代美国精神分析领域，有医学背景的精神科医生更被重视，而米切尔却一直相信着心理学的未来，他帮助并大力扶持了不少精神分析机构、心理学执业人员。他对心理学专业学术刊物的发展作出了极大的贡献，并使精神分析领域的研究更为活跃。

米切尔作为一名演说家，大大推广了关系精神分析理论。而他的作品浅显易懂却又令人受益颇多，更被许多非心理学专业读者所喜爱。

综观国内，心理学书籍虽然不少，但真正适合普通人阅读、而且能读懂的读物却着实不多。这种现象不利于心理学在普通人群中的普及，应当鼓励国内的一些心理学工作者写一些通俗易懂的心理学相关书籍。其次，心理学专业学术刊物的数量以及质量的不足，也不利于中国心理学事业向更高水平发展。而且，国内心理咨询师培训机构不够专业、教学质量也令人质疑，使人对心理咨询师的发展前景难免感到担忧。另外，心理学相关的演讲或讲座也不盛行。但对于国内的心理咨询师来说，对自己不仅要严格要求，也要基于临床经验，更要虚心接受他人的督导。

人本主义咨询与治疗大师

马斯洛：洞察人性的思维智者

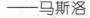

如果你有意避重就轻，去做比你尽力所能做到的更小的事，那么我警告你，在你今后的日子里，你将是很不幸福的。因为你总是要逃避那些与你的能力相联系的各种可能性。

——马斯洛

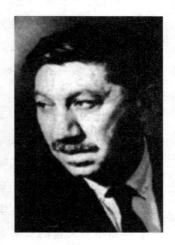

亚伯拉罕·马斯洛（Abraham Harold Maslow，1908—1970），美国社会心理学家、人格理论家和比较心理学家，心理学"第三思潮"的主要开拓者，人本主义心理学的主要创始者。1967年任美国心理学会主席。

马斯洛的成就与他各个阶段的人生经历密不可分。马斯洛又是一个思维的智者，他提出的理论基本上没有严谨的实证支持，他的工作方式是长久的阅读、独自散步，在卡片上记下各种想法，然后再把这

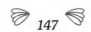

些想法集中写成论文草稿。然而，正是这些尚未进行实证研究的理论却在当今世界的各个领域得到了广泛的应用，影响着一代又一代人的理想。现在，就让我们走近这位心理学界的思维巨匠，一起体会他的成长和理论吧。

躲进书海的童年

"我是一个极不快乐的孩子……我的家庭是一个令人痛苦的家庭，我的母亲是一个可怕的人……我没有朋友，我是在图书馆和书籍中长大的。但是，奇怪的是，过着这样的童年生活，我居然没有患精神病。"——马斯洛

1908 年 4 月 1 日，马斯洛降生在曼哈顿一个俄国移民的犹太人家庭，家庭并不富裕，父母的受教育程度也不高，但他们还是很重视对孩子的教育。他的父亲特别强调教育在生活中的重要性。马斯洛是家里七个孩子中的老大，亲戚们也鼓励他成为一个学者，因此，马斯洛幼小的心灵中埋下了在学业上有所成就的愿望。

马斯洛与父母的关系并不亲密，对母亲更是怨恨和反感，直到成年都对她抱有难以释怀的恨意。他认为母亲"迷信"、"残忍"，与母亲的恶劣关系使幼年的马斯洛便开始怀疑母亲所虔诚信仰的宗教。他认为母亲对任何人都没有亲人的关怀，"她只有动物一样的自私，只顾自己的本能"。而马斯洛的父亲由于不美满的婚姻常常在外游荡，与马斯洛也并不亲近。马斯洛对父亲的名存实亡很失望，也觉得父亲误解他，认为他是一个白痴和傻瓜。

马斯洛从小就有一种根深蒂固的羞涩感，在童年和青春期的大部分时间里他都为自己瘦弱的身躯和过大的鼻子而羞愧痛苦。马斯洛对自己长相的羞愧因父亲的玩笑而更加严重。他的父亲是一个感情粗糙但没有恶意的人。在一次家庭聚会上他对亲戚们说："难道亚伯不是

你们见过的最丑的孩子吗?"父亲的这句话深深地伤害了亚伯心中的自我形象，使他变得更羞涩和敏感。

马斯洛9岁时，全家搬到一个非犹太人聚集的地区，深受反犹太者的歧视。在马斯洛就读的小学的老师中，反犹太情绪也很强烈，他们公开表示出对犹太学生的敌意和偏见。有一个比他大些的男孩常常埋伏在他上学的路上，追上马斯洛就踢他、打他。这些都使幼小的马斯洛比他人更敏感，也在一定程度上造成了他的自卑。幼小的马斯洛不明白人们为什么用这种方式相互对待，他的这些经历在一定程度上促成了他日后树立为美好的社会而奋斗的信念。

虽然学校里有强烈的反犹太情绪，但是马斯洛还是热爱学习，喜欢所学到的知识，读书是他最爱做的事情。书籍给他不愉快的童年带去了慰藉，使他幼小的心灵找到了依托，也为他日后的发展奠定了基础。

后来马斯洛在回忆自己的童年时，常感到困惑："我常常感到困惑，我的理想主义倾向，我对伦理的关注，我对人道主义、善良、爱、友谊和所有其他美好事物的珍视是从哪里来的。我确知它们不是我所得到的母爱的直接结果……"也许正是幼年生活中爱、友谊和关怀的缺失，才使马斯洛关注这些美好的事物，才使他更珍视这些美好的事物。

踏进心理学殿堂的青少年

"我有一种强烈的奉献感觉，这就是我所需要的事业，我想要完成的任务。我发誓，我要这样去做，就像在宗教典礼上许愿和把自己奉献于祭坛上一样，我将全心全意地投身这项事业……"——马斯洛

1922年1月，马斯洛进入了布鲁克林最好的中学之一——男子

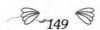

高中。在高中的几年，马斯洛博览群书，其中厄普顿·辛克莱德的书使马斯洛开始关注社会和道德问题，并且使他树立了为一个美好的社会而奋斗的理想主义信念。托马斯·杰斐逊和亚伯拉罕·林肯成了他心目中的英雄，并且成了几十年后他研究自我实现者的典型范例。

1925年，马斯洛被纽约市立大学录取。在这所大学求学的日子，马斯洛对文学作品的研究引发了他强烈的美感意识，对音乐的爱唤起了他对生活中的善的认识。这些经历为他日后的需求层次理论中审美需求的观点提供了最早的素材。

1926年，马斯洛开始在布鲁克林法律学院选修法律课程。而在上了两个月的课后，马斯洛便坚决不再去了，因为他发现在课堂中"似乎仅仅是与邪恶的人以及人类的罪恶打交道"。不难想象，对于马斯洛这样怀有为美好社会而奋斗的理想的青年来说，这些课程严重地伤害了他的理想主义感情。这样强烈的情绪似乎也预示着日后马斯洛的研究将着眼于人类最美好的情愫和动机上。

1927年冬天，马斯洛转到了纽约伊萨卡的康奈尔大学。在这里，他第一次接触了心理学。当时是爱德华·B.铁钦纳教授心理学课程，铁钦纳的构造主义在那时已经没有优势，但是他上课几乎不让学生知道心理学界除了构造主义之外还有其他学派的存在。所以，当时马斯洛对心理学并没有什么好感。

后来回到纽约市立大学，文化哲学的授课教授指定学生读威廉斯·雷厄姆·萨姆纳的《社会风俗》，这本书影响了马斯洛的一生，被他看做是"珠穆朗玛峰式"的著作。萨姆纳在这本书中阐述了这样一种观点：人类的信仰和习俗在世界历史与文明的发展进程中发生了巨大的变化，形成了很大的差别。马斯洛认为这本书不仅描述了历史，也描述了他自己的生活，他终于为母亲的狭隘迷信和那些孩子向他扔石头的行为找到了合理的解释。由于这本书，马斯洛决定将自己的一生投入到与非理性的斗争中去，并且运用自己的理智和知识去创造一个更完美的世界。他发誓将把此作为自己的毕生使命，这样的理想和使命感在无形之中推动马斯洛向心理学靠近，并且预示着日后马斯洛的研究方向。

1928 年，马斯洛转到了威斯康星州立大学，这里的教学创新和学术自由吸引了他。那年夏天，马斯洛与市立大学的哲学老师约翰·P. 特纳谈了他在看《社会风俗》后所定下的毕生使命，特纳向他推荐了一批心理学的书籍。应该说马斯洛全面地接触心理学是从这时候开始的。其中《1925 年的心理学》中华生的三篇文章使马斯洛激动不已，他说"我突然看到了在我面前展现的一种科学心理学的前景，一种能够带来真正进步和真正解决问题的规划。我们所要做的只是勤奋工作和全力以赴"。对行为主义的发现对他选择心理学作为职业起了决定性的作用，至此，马斯洛开始走向心理学的殿堂。

博采众长——一个心理学家的诞生

"我想成为一个优秀的心理学家，我做了一个热切的、有抱负的年轻人所能做的一切……我觉得，完全可以这样说，与任何其他人相比，我拥有世界上最好的老师，既有正式的，也有非正式的……"——马斯洛

决定以心理学为职业后，马斯洛便开始为自己立下的誓言所努力，开始向着创造更美好的世界的目标而奋斗，他日后的理论也在这些努力中开始慢慢萌芽。

1931 年，在威斯康星大学，马斯洛选修了著名比较心理学家哈里·哈洛的研究实习课，开始跟随哈洛研究灵长类动物。在研究中，马斯洛发现动物的种类越高级，它的食物爱好就越多样化。即使是动物在饥饿这种简单的生理冲动中也包含有超出纯粹求生的性质。马斯洛指出，即使在饥饿冲动已经消失的情况下，猿猴还是会选择性地进食某些食物——它们会拒绝日常生活中的普通食物，但是会急切地寻

求巧克力之类的佳肴。这个发现对他日后提出人类整体的动机理论有深远的影响。

在 1932 年至 1933 年间，马斯洛开始阅读弗洛伊德的著作，而通过弗洛伊德也开始接触阿尔弗雷德·阿德勒的理论。两位大师的理论都使他感到兴奋，并且都对人类行为的基本动机提出了有说服力的论据。弗洛伊德坚持人类行为的基点是潜意识的性冲动，而阿德勒则认为人的行为动机来源于我们对统治和权力的渴求。马斯洛产生了想检验这两种理论的模糊愿望。在后来对猿猴的性行为和支配行为中，马斯洛发现"猿猴的支配权和地位决定了其性行为的表达方式"，这在一定程度上支持了阿德勒的理论。

马斯洛对于灵长目动物的研究逐渐得到了普遍的认可。1935 年 7 月，马斯洛被桑代克任命为教育研究学院的教育部科学助理，并在此后为马斯洛的研究提供了强大的支持。马斯洛进入桑代克的教育研究学院后接受了 CAVD 测验，测验结果表明马斯洛的智商高达 195。当马斯洛知道这点以后，最初有些不安，他从未想到自己会那么聪明，但是一段时间之后，他便把自己的智商看做是自己走向成功的一个标志。这在一定程度上更加重了马斯洛的使命感，但也使他的思想产生了一些局限，以至于他的理论在一定程度上没有跳出生物决定论的限制。

1935 年夏天，马斯洛极度兴奋地回到了纽约。由于第二次世界大战，大批的欧洲知识分子精英为逃避纳粹迫害而云集纽约，这样的历史巧合使马斯洛有机会亲自向全世界各个学界的大师们求教。从1935 年到 1940 年期间，他在纽约认识了很多著名学者。在精神分析领域他认识了阿德勒、埃里克·弗洛姆和卡伦·霍妮；在格式塔心理学和神经精神病学方面他认识了库尔特·戈尔茨坦、马克斯·韦特海默和库尔特·考夫卡；同时还结识了其他一些流亡的社会科学家和心理学家；这些学者们对马斯洛都产生了深远的影响，另外哥伦比亚大学的人类学家露丝·本尼迪克特对马斯洛也影响深远。

　　阿德勒的人类行为动机理论早就吸引了马斯洛，而马斯洛自己的研究也在一定程度上支持了阿德勒的理论。在跟阿德勒的接触中，阿德勒的乐观主义和改良主义观点对马斯洛影响很大。弗洛姆综合了弗洛伊德和马克思的思想，提出了他关于社会人格的观念，他的《逃避自由》论述了现代人对自由的追求会导致焦虑和恐惧，这些焦虑使许多人放弃自由而盲从独裁的统治。马斯洛认为这些推论很有说服力，他在 40 年代所写的关于人格和政治态度的文章中反复引述了弗洛姆的著作。霍妮将精神分析和跨文化观点综合起来发展的一种人格理论和治疗方法对马斯洛也有影响。戈尔茨坦认为理解人类活动的唯一途径是整体论方法，这一点马斯洛很赞同。另外，戈尔茨坦的"自我实现"概念对马斯洛影响很深，戈尔茨坦用"自我实现"这一术语来描述每个有机体实现自己潜能的内在需求。

　　韦特海默和本尼迪克特对马斯洛的影响很大，是他研究自我实现者的蓝本。从马斯洛第一次与韦特海默接触时起，他就发现韦特海默是一位独特而令人振奋的老师。韦特海默并不是一个多产的心理学家，他对马斯洛的影响更多地来源于他们之间的交谈。韦特海默唤起了马斯洛对美术心理学和音乐心理学的兴趣，并且对他研究支配情绪、安全感和性行为的计划给予了悉心指导。韦特海默于 1935 年发表的《伦理学理论的一些问题》中简短地描述了我们在生活中突然被唤醒的某些时刻，意识到自身最好、最有价值的品质，这成为马斯洛 25 年后所称的"高峰体验"。

　　在哥伦比亚大学给桑代克作研究助手期间，马斯洛发现人类学系是令人激奋的地方。在这里，他认识了人类学家露丝·本尼迪克特，他崇敬她的风趣、热情、睿智和善良。本尼迪克特在一篇 1941 年没有发表的演讲稿中首次提出了"协同作用"的概念，指出在某种文化范围内，合作不仅能够得到回报并且能够使全体成员受益，这为马斯洛后来的"优心态管理"等理论奠定了基础。本尼迪克特不仅作为马斯洛崇拜的对象而成为其自我实现者研究的原型，也影响了马斯洛日后关于"开明的管理"的理论，并且在她的帮助下，马斯洛才有幸拥有了一段与印第安人共度的时光。

与黑角印第安部落的接触也使马斯洛发生了很大的变化。在这里，马斯洛第一次接触了一种完全不同的文化，他被黑角印第安人的慷慨、和睦、同甘共苦所震撼。更重要的是，通过与黑角印第安人的接触，使马斯洛改变了文化相对主义的观念。他发现在黑角印第安人的社会中，有与其他社会文化中同样范围的人格类型，只是分布曲线不同。这些经历和观点的改变对马斯洛后来的人格理论产生了重要的影响。

马斯洛勤奋求学，吸取不同学派的理论精华，对这些知识进行思考和整合，孕育着自己的理论，终于成为一名优秀的心理学家。

幸福美满的家庭

"我被一个异性接受了，和她在一起，我感到极度幸福和愉快……我的人生真正地开始了……成为父亲之后，我的整个生活发生了改变，就像得到了意外的天启一样，我从中学到了很多东西。"——马斯洛

毋庸置疑，马斯洛与表妹贝莎的爱情生活以及后来女儿的出世对他的影响也很大。她们不仅影响着马斯洛的日常生活，还对他的理论的形成影响深远。

在读高中期间马斯洛认识了表妹贝莎·古德曼，他几乎是一见到贝莎就被她的美貌所吸引。由于贝莎刚从俄国到美国，不会讲英语，马斯洛就主动去做她的英语老师，几乎每周都会去拜访贝莎家。开始两个家庭极力反对，他们两人也试图拉开距离以减轻对彼此的依恋，然而这些都抵挡不住两颗彼此爱恋的心走到一起。

1927年，马斯洛下定决心要跟贝莎在一起，开始频繁地拜访贝

莎和她的家人，马斯洛非常害羞，不敢随便邀请她出去约会。有一天在贝莎家里，他与贝莎交换着脉脉含情的目光，这时贝莎的姐姐安娜把马斯洛推向贝莎，并说："吻她吧！吻！"马斯洛大吃一惊，几乎是在安娜的胁迫下吻了贝莎。马斯洛认为从那一刻起，他的人生才真正地开始，他与贝莎在一起感到极度幸福。马斯洛一直认为他与贝莎第一次浪漫的亲吻是一次真正的高峰体验，贝莎给马斯洛带来了幸福的生活，也为他的理论提供了基本的生活原型。

在给贝莎发了一封电报后，他们于 1928 年 12 月 31 日在亲属面前举行了结婚仪式。

大女儿安于 1938 年出生，那时马斯洛开始怀疑文化相对主义，他观察安的发育和成长过程，发现安从小就能够强烈地表达她的需求与厌恶，这使他开始怀疑行为主义"我们仅仅是教育或文化的产物"这一观点，进而抛弃了他曾信仰的华生的行为主义。1940 年艾伦出生，马斯洛观察比较两个女儿，发现她们的性格特征差异明显。这些观察影响了马斯洛的人格理论，他认为任何关于人性的理论都必须考虑我们自身的特点、人格和内在品质。

在女儿出生后的几年里，马斯洛和扩展了的家庭成员们一起，进行了一次非同寻常的共同居住实践。他把这一段经历戏称为"崖洞栖身时期"，这段经历对马斯洛关于神经症病因的看法产生了影响。马斯洛认为许多普遍的心理问题来源于生活中互相之间缺乏亲密的关系。

理论的要旨与治疗案例

"如果我们想了解人类的精神境界、价值观念和道德进步等能够达到怎样的高度，那么，通过研究那些最具有道德伦理品质的人或者圣洁的人，便会得到关于这些问题的大部分答案。人本主义心理学主张按照人的本来面目接受一个人，展现他的内在本质……有效的心理

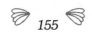

咨询和心理治疗应该是道家式的。它不去侵犯，也不去干涉，更不是要进行重塑、校正和灌输。"——马斯洛

马斯洛的一生始终怀有一种使命感，他想用自己的才智和知识去让世界更美好。因此他研究的主要对象是人类中的佼佼者，是自我实现的人。他一生的思考都围绕着人格和动机、需求层次、自我实现、高峰体验等方面展开。在马斯洛晚年，他将自己的动机理论与企业管理相结合，提出了著名的"优心态管理"（Eupsychian Management），大概意思是指在一个组织内，每个人的成长和创造力的发挥，与这个组织的产品或者服务质量以致整个组织的健康发展都密切相关。马斯洛还写了《动机与人格》、《关于科学的心理学：一种探索》、《人性能达到的境界》、《自我实现的人》等书籍。

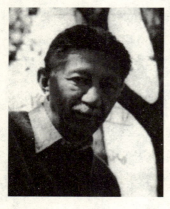

1970 年 4 月，马斯洛在美国加利福尼亚的萨加公司

马斯洛的上述理论一直启迪着人们思考人生的意义，怎样才能成为一个优秀的人，怎样达到自我实现等问题。而对于精神疾病和心理治疗，马斯洛也有自己的看法。

马斯洛通过他的临床经验和积累的材料，认为绝大多数的神经症是由于患者得不到安全感，在与他人的关系中得不到尊敬与承认，没有一种归属感所造成的。因此精神疾病是一种缺乏症，患者没有能力认识并满足自己人皆有之的需要。他建议："最好把各种神经症看做是与精神沮丧、丧失意义、对生活产生怀疑、对失去的爱产生的悲伤和愤恨情绪、对未来感到失望、不再自爱、认为自己虚度一生或者意识到不再会有欢乐和爱的可能等联系在一起。所有这一切都是充分的、健全的人性的丧失。"

与马斯洛对精神疾病的看法相辅相成，他认为心理治疗的最终目

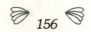

156

标是帮助个人提高其满足自身需要的能力，从而走出自我实现之路的重要的一步。

马斯洛注意到治疗师自身的人格比在治疗过程中所用的技术更重要。因为有时候治疗师甚至只是在倾听，整个过程中没有说一句话，但是求治者却依然十分满意地解决了问题。马斯洛曾采访过 34 位在过去的一年里接受过各种心理治疗的人，他们中 24 人回答说治疗对他们很有帮助，为此感到非常满意，而这些采访对象接受的都是不同的临床治疗。综合这些资料，马斯洛认为，只要在治疗中能让患者进一步认识自己，并且鼓励他们需要的满足，减少他们的病态需要，就能达到一定的治疗效果。

基于上述观点，马斯洛认为心理医生应该是一个道家式的帮助者，即不去侵犯、干涉，更不要重塑、校正或灌输，纯粹地、安静地、任其自由地倾听，按照人的本来面目接受他，能够使人得以释放，非常有利于治疗。马斯洛主张不要去主导和重塑来访者，而是鼓励其发挥自己的潜能，发现自己的长处，进一步认识自己，从而发展满足自己需要的能力，自己找到解决问题的方法。这种观点与后来罗杰斯提出的"来访者中心"的疗法很接近。这两位人本主义大师都充分相信人的潜能，相信患者有能力自己解决自己的问题。

另外，关于心理帮助，马斯洛认为应该将更多的时间用于帮助健康人，而不是帮助严重患者，那么少量的时间就会有更大的收益。他的这种观念类似于现在人们对一般身体疾病的重视从治疗转为预防，这种预防的观点是很有远见的。对这一点，马斯洛提出可以用共同训练小组、敏感训练等方法帮助人们发展满足自身需要的能力。

马斯洛一生并没有专业性地治疗过一个病人，但是他在布鲁克林大学任教期间，有很多学生就他们的情感问题向他求助。马斯洛主要依靠自己的直觉以及从精神分析学家朋友们那里获得的知识，为学生们提供无偿的、非正式的心理咨询和治疗服务。

马斯洛通常会向学生们推荐一系列的日常活动来帮助学生们应付

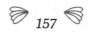

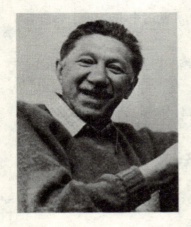

和善的心灵花园耕耘者

压力。比如他认为舞蹈是一种健康的、使身心紧张变得松弛的好方法；他还试图用审美的需要去帮助学生，建议他们听听音乐或者逛逛博物馆，通过这些日常活动缓解压力。

马斯洛的有些患者是选修晚间课程的母亲们，她们为孩子在家里的行为而担忧。对这些母亲患者的态度很好地体现了马斯洛关于心理治疗的观点。他会判断这位母亲自己的情感是否成熟和稳定。如果情况是肯定的，马斯洛就会告诉她，抛开教育指导的书籍，不要理会医生的建议，也不要追随心理学家，只需要凭自己的直觉行事。马斯洛会向她们保证这种处理方式将比从专家那儿得到的劝告更有效。而如果这位母亲情感上不成熟、不稳定，马斯洛就会向她推荐一些儿童心理学的书籍，并向她介绍一位儿童心理学家或者建议她去找精神分析师。

明亮的灯塔——评价与启示

马斯洛去世已经将近四十年，但是他的名誉和声望至今都没有任何下降。马斯洛是一位富有远见的学者，他的理论对人本主义心理学派而言，是稳固的奠基石；对整个心理学界而言，带来了令人耳目一新的"第三思潮"；对管理界而言，是至今仍然闪耀光芒的宝藏；对我们任何一个个人而言，都是指引人生的灯塔；对整个世界而言，可以说马斯洛在一定程度上实现了他自己"为一个更美好的社会而奋斗"的誓言。

然而，马斯洛的理论也有一些明显的不足：一是马斯洛未能摆脱生物决定论的羁绊。在考察黑角印第安人后，马斯洛开始怀疑文化相对主义，而在女儿出世后他更加看重人的生物特性。在晚年他思考为什么一些人能达到自我实现而另一些人则不能的时候，提出了著名的"约拿情结"（Jonah Complex，约拿是《圣经·旧约》中的人物。他是上帝的仆人，但心地狭窄），与此同时提出了"生物精英"的概念，认为有一些人天生具有更强的自我实现意识。虽然马斯洛反对弗洛伊德纯本能的观点，但是他自己似乎也没能解开生物决定论的禁锢。马斯洛理论的另一个致命伤是缺乏客观性和严谨性。虽然马斯洛早年接受过严格的实验训练，但是由于种种限制，马斯洛的理论都是通过他自己对生活的思考和总结得出来的，没有严格的实验研究的支持。虽然马斯洛的一部分理论在实践中得到了很好的应用，但缺乏充分的验证。

马斯洛关于精神疾病和心理治疗的看法，对我们今天的心理咨询与治疗仍然有很多启发：第一，他认为精神疾病是基本的需要没有得到满足而造成，所以心理咨询的终极目标是帮助患者发展满足自身需要的能力；咨询师应该是一个道家式的帮助者，仅仅帮助他们运用自己的能力解决问题。这种让患者自己解决问题的看法与罗杰斯的"来访者中心"疗法本质上是一致的。第二，马斯洛认为应该将更多的时间用于帮助健康的人，这样花少量的时间就能帮助人们提高满足自己需求的能力，从而预防精神疾病的产生。这种预防的观点很重要，值得我们深思。对于这种想法的实施，马斯洛仅仅作了简单的思考，提出了可以通过 T 小组、基础交友小组、敏感训练等方式来达到预防的目的。对于此，我们可以进行进一步的思考和实践。

以马斯洛对自己的一段描述来结尾，让我们在思考了他理论的价值以及给予的启示之后，更进一步感受他的人格魅力：

> "我是一个在路上行走的小男孩，一直在往一个奇异的地方走去，找到了属于我的生命的位置……我一直在为一项事业而奋斗，那是最适合我的事业……"

罗杰斯：跃然心灵中央的灯塔精灵

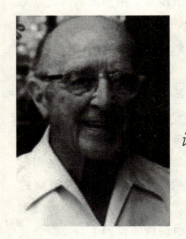

谁能控制过去就能控制未来，
谁能控制现在就能控制过去。
——乔治·奥威尔

如果说，华生是整个心理学历史上的铁血宰相，弗洛伊德是推翻统治的勇士，那么罗杰斯（Carl Ransom Rogers，1902—1987）就是诞生在论争年代的和平使者。

不论在哪个时代，人们总是情系于这些伟人的成长历程，一些与众不同的经历常常被看做是他们成为大师的重要原因，另外一些则被奉为经典品质。如果要问，为什么我们这群挖掘者孜孜不倦地在他们的历史轨迹上插下铁锹、碾平堆积成山的记忆岭土、为仅有的一点点精神交集而欣喜若狂，答案肯定是千变万化的，好似同一杯咖啡，但每个人加奶添糖的方式都有所不同。

笔者选择罗杰斯，是因为他是一个与众不同的存在，而他创造的人本主义思想开拓了另一条心理咨询的道路。从此，咨询不再是拯救，而是聆听与理解。一旦踏足他的过往，你就会发现这是一段平凡得让人觉得惊讶的历史。他不像皮亚杰，是众人所知的天才；他不像荣格，从小就有奇异的想法和思维方式；他也不像霍妮，有着自身人格上的障碍。这让试图找出些惊心动魄史实的人难免有些小小的失望，但不久你就会发现，正是这种平静温和的生活，才送给了我们一个这样成功的罗杰斯。

"这就是我"——他的生活

罗杰斯出生在一个基督教家庭中，他的父亲是工程师，母亲是家庭主妇。家庭里浓厚得不容违抗宗教伦理的氛围在压制孩子们的欲望的同时，也促使他们形成了一种独立但又顺从的性格。对于我们来说，这是件非常有趣的事情。似乎举凡大有成就的心理学家，都出生在一个被教条所框死的家庭中，有些人漠视，有些人挣扎，有些人反抗。罗杰斯，则选择了顺应与遵从。但这并非是胆小，害怕被父母责备，相反，他认为父母用宗教约束他并非他们真正的目的，他们想要做的并正在做的，是爱他。当然，这种跨越辈分间的爱难免带有执掌者的控制痕迹，有时甚至是专制的，但孩子们的幸福快乐，的确是他们所认真思考和努力维护的事情。试问天下又有谁的父母不是如此呢？

少年维特不烦恼

在罗杰斯 12 岁的时候，父亲为了避免孩子们受到都市生活的"诱惑"，买下了一个大农场，从此，城市里的少爷变成了乡下衔草的少年，而罗杰斯对此却乐不思蜀。从那时起，大自然就成了他的聚

宝盆，他每天都在这里与飞蛾为伍，在一次次的扑腾中，汗水和疼痛
让他直观地体验到科学家在观察时所体会到的酸甜苦辣，痛并快
乐着。

　　农场的生活当然少不了与鸡鸭牛羊为伍，罗杰斯在与父兄合作饲
养这些家畜时，从一些关于饲养方法的书籍中学会了如何做实验，包
括设立控制组与对照组等等，虽然这些知识最初只是被用来确定何种
食物能使牛羊多产，不过，这种方法学上的严密思考逻辑却伴随着罗
杰斯走过了他的一生。

　　不知是天生的迟钝，抑或是家教的严格，腼腆的罗杰斯总是沉醉
在自己的世界中，乐此不疲地追寻着动物和自然的足迹，偶尔的获得
就能使他欣喜若狂。但他是孤独的，探险的队伍中，他既是队长，又
是队员，指挥着自己在丛林中穿梭而过。可罗杰斯似乎很享受这份孤
独，沉闷的农场生活反而使他接触到了最真实的自然，没有同伴的队
伍也培养了他独立思考的习惯，除去那些琐事或者未知带来的困惑，
少年罗杰斯好像从未体验过维特的烦恼，只是单纯地享受生活中的
点滴。

叛逆与抗争——人生的转折

　　虽然家族农场使罗杰斯在威斯康星大学里选择了农业，但并没有
因此而使他成为一名优秀的农夫。相反，挑起他热情的是激昂的宗教
活动，并使得罗杰斯将当时的职业目标由农业科学家转变为牧师，从
农业跳转到了历史。

　　大三期间，重新树立人生目标的罗杰斯和同学参加了在中国举行
的"世界学生基督教同盟"会议。这个会议，更准确地说，是参加
会议的这个契机打开了他人生中的另一扇窗。时值第一次世界大战结
束四周年，会议场上充满了火药味，法国人与德国人依旧彼此仇恨着
对方。为什么同样高尚真挚的人们即使信奉同一个宗教，仍然会产生
尖锐的争端呢？罗杰斯迷茫着、思考着所看到的种种，最终他发现相

同的宗教，并不能阻止人们产生不同的教义。从另一方面来说，这样的发现迫使罗杰斯跳出父母所灌输的宗教条框。

罗杰斯对于宗教的理解充满了叛逆与反抗，这使得他与父母间的关系一度紧张，但正是这次冲突，给予了他质疑的勇气。父母是我们的第一个权威，甚至可以说是最难跨越的，不仅是在客观事实上，更多的是在情感和精神上的冲击和进退两难，而罗杰斯成功了。

从这个阶段，我们已经能看出罗杰斯身上某些坚韧的品质，这与他的性格是一种矛盾的又充满魅力的存在。一方面，他的沉默和羞涩让他变得平易近人，甚至时而给人以胆小、易于听从别人的选择；另一方面，他却在认真地思考、抗争，毫不犹豫地推翻错误，形成自己的正确立场。

结束是为了迎接开始

虽然罗杰斯仍然选择留在联邦神学院学习，但这带给他的不再是成为牧师的动力，而是一种对于生活的思考。他与神学院的同学建立了一个没有老师参与的研讨会，各抒己见。在这个阶段，他逐渐形成了自己的一套生活哲学，也让他沉淀了一个想法——用强制的信仰来工作并非他所愿，于是神学也与这个可能成为其代表人物的青年失之交臂。

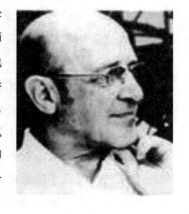

成熟睿智的罗杰斯

那么，新的选择在哪里呢？在此，我们不得不感叹生活就像是一块千层饼，永远是一层铺着另一层，而你也永远不会猜到之后的那层是撒满了辣椒还是淋上了番茄汁。农业使罗杰斯踏入了历史神学的大门，而神学却又为他进入心理学的殿堂铺下了红地毯。

罗杰斯在神学院的学习期间，选修了一些哥伦比亚大学的课程。

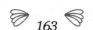

他参与基尔帕特里克（William Heard Kilpatrick，1871—1965）的教育哲学工作，又在霍林沃斯（Leta Hollingworth，1886—1939）的指导下开始儿童临床实践。名师的指导无疑为其建立更深层的探索奠定了基础，而儿童指导工作则让他逐渐将自己看待成一名临床心理学家。之后，他在罗切斯特儿童预防虐待协会的儿童研究部开展了长达12年的心理学工作。

他的缪斯女神

罗杰斯与妻子海伦之间的琴瑟和鸣对于罗杰斯的生活、人格以及后来的理论都有重要的意义。在新婚初期，懵懂的两人虽然情深意切，但无奈对于性生活却不知如何协调。这成了他们之间的第一次危机。为此，罗杰斯参加了一位博士的研究——也是金赛（Alfred Charles Kinsey，1894—1956）研究中的一项更个人化的先行研究。在与那位博士的交谈中，他意识到在性活动中他完全忽略了海伦的感受，解决这个问题的办法只有一个——与海伦共同探讨他们之间的性协调。

这不仅仅是一次简单的交谈，而是他们彼此间的一种相互坦诚，双方都更加深刻地了解了各自在性生活上的不满、猜疑、伤害。这次真诚的交谈使他们从疏远中解放出来，也传递给罗杰斯一条信息，人们可以将不可能向对方展露的事情陈述出来，"虽然我们在平时总是忽略了这点，但到了危急时刻，我们就会本能地想到这一点"。这点就如同日后罗杰斯理论的雏形。当事人所要陈述的问题，往往是他们曾经试图掩盖或者被遗忘的关键，但往往只有当他清楚地直面这个关键，才能找到自己应该走的道路。

"这就是我"——重新定位心理咨询的价值

在罗切斯特的那段日子里，曾有一些事情让罗杰斯品尝到了深刻

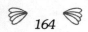

的痛苦和打击：在他治疗一个纵火犯的过程中，他找到了促成犯罪的心理动因也及时遏制了它继续恶化，然而这个罪犯仍然出现同样的问题；在资料的查询中，他发现几年前被自己奉为经典的案例如今看来却像庭审纪实，咨询师的字字珠玑演变成了咄咄逼人，当事人则像是犯了错似地俯首称臣；在他与一位母亲的治疗过程中，他总是找不到切入点让那位母亲意识到自己的错误，而当那位母亲开始谈论自己的丈夫时，问题却迎刃而解了。

罗杰斯在痛苦之余，不停地思索到底什么才是治疗的关键。咨询师总是以智慧的化身出现在人们的面前，告诉他们该怎么做。但是，咨询师的方法真的适合当事人吗？还是在一开始，咨询师就已有了先入为主的观念，认定当事人的一切都是错的，是必须改正的，而他的工作就只有改正这项错误呢？

这一系列的冲突迫使罗杰斯不得不重新定位心理咨询的价值所在，也使他开始重新定位人性。在他的眼中，所有人都是美好的。他们拥有善良的本性，每个人的背后都有一双天使的翅膀，只不过有时这对翅膀收拢着，有时它们受了伤。他不同意"白板说"将人形容成是什么都没有的空白，他相信人是具有本性的，而这个本性是积极的、向前迈进的、建设性的、现实的、值得信赖的，并且这些本性帮助人们更好地去适应生活，开创未来。而心理咨询师所要做的事情，就是聆听人们的心声，帮助他们找到自己的翅膀。

因此，心理咨询的重点并不是要找到特定的方法去改变当事人的行为、为他们指出过错，而是如何在叙述的过程中帮助当事人看清楚自己，因为，只有当事人才清楚地知道创伤在哪里。咨询师必须学会如何让自己去理解别人，这种理解必须突破社会大众的标准，建立在真诚的基础上。比如当事人诉说时，咨询师的反馈不应该是直觉地去判断这件事的好坏，而是更关注诉说者在事件中的体验、想法、情感冲突，必须站在当事人的角度，用一个真实的自我去感受事件带来的问题。如果咨询师一直带着咨询师的面具，那么这将无益于治疗。

1940 年罗杰斯成为俄亥俄州立大学的教授，当他试图向研究生们传授自己学到的治疗和咨询方面的知识时，他第一次意识到已经有一种与众不同的观点从他的常年实践中应运而生。这闪光般的发现促使他决心将自己的观点著作成册，他相信迟早有一天，他的想法会得到世人的认可。同年 12 月，《咨询与心理治疗》的出版如一枚重磅炸弹，在整个心理学界掀起了汹涌的浪潮。通过这本书，以及书中关于赫伯特·布莱恩的真实案例纪录，人们第一次接触到了人本主义心理学思想，这种当时被视为叛道离经的"儿戏"。

"这就是我"——他的理论

只要提到罗杰斯，人们的第一直觉就是"以人为中心"。如此简单的一句话似乎涵盖了他整个理论的精髓，但并不能揭示出其中真正的奥秘。对于罗杰斯来说，心理咨询就是一场漫长的徒步旅行，他每到一个站点，就会遇到不同的人，接受他们的故事，体验他们的难过、悲伤、困惑、自责，同时丰富自己的世界，不断摸索什么才是最有效的治疗方法。

山努亚国王与阿拉丁神灯

走进罗杰斯的咨询世界，你会发现这里更像一个诉说的平台，而你的观众就是咨询师。在整个过程中，你由对抗、不合作到慢慢开始诉说自己内心的愤怒或者痛苦，他让你渐渐地产生信任，你知道在这儿你可以肆无忌惮地表达自己的意见，没有人会纠正你的对错。你会很坦白自己的感受，并在他的循循善诱下，开始尝试着剖析自己，重新评论别人的行为。他给你的积极反馈会让你情绪高涨，他的这种承认使你更愿意将真实的自己呈现给对方，你开始向他诉说自己身上的缺点、真实想法等等。他列举了多个你可能出现的选择，而你则对此大感兴趣，并表达了这种愿望。接着你开始讲述你的过去，滔滔不绝，你发现即使让眼前的这个人知道你的缺点，你依然很安全，并且你相信他能够理解你。他的微笑和无条件关注让你最初的恐惧慢慢降低，你的语气开始抑扬，而你的神情散发光彩。你深刻地感受到了自己体内的某处在爆发热情，这种暖洋洋的感觉让你身心愉悦，你逐渐意识到似乎不再需要用咨询来解救自己。

这就是罗杰斯提出的一种新的治疗关系，也可以称为是一种"非指导性的治疗"。在整个过程中，当事人比咨询师更为活跃，甚至就像"多米诺效应"一样，只要咨询师给予合适的反馈，当事人就被激活，而朝向自我剖析的大门走去。这时的咨询师就像个积极的山努亚国王，用心地聆听当事人的"一千零一夜"，同时，他摒弃了阿拉丁神灯的光环，不再建立自己救世主的高大形象，而是像个同行者，在当事人迟疑时从背后轻轻地推一把。罗杰斯深信，当事人比咨询师更清楚地意识到自己的态度和情感，他们缺少的只是一个能随之促进其洞察自己和自我理解的人或方法。

相较于指导性疗法，非指导性治疗将当事人的选择放在首位，即使那个选择与咨询师作出的选择相悖，但咨询师们还是认为这是最适合当事人的做法。

心灵港湾的灯塔

人本主义思想在心理学界的无数争端中投下一束光，而作为咨询师来讲，罗杰斯无异于当事人心灵的灯塔。他在治疗中一直坚定一个信念，那就是每个人都是无限潜力的聚合体，这些潜力被储备在身体内部的宝箱中，专门用来让个体理解自己，改变对自己的认识、态度和决定自己要做什么。然而这个宝箱往往驻扎在众多阻碍的背后，蒙上了重重灰尘，只有在和谐的环境中，当事人才会发现这个宝箱，并且找到钥匙，使这些潜力爆发出来以重塑自我。

要帮助当事人找到宝箱的钥匙，咨询师就必须揭开三个谜语：真诚、无条件的积极关注以及同感。称它们为"谜语"，是因为虽然它

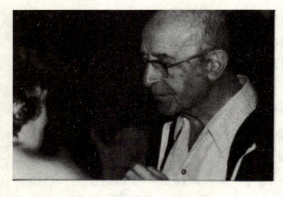

与人真诚讨论的罗杰斯

们是很通俗易懂的词汇，但要真正做到却并不容易。而那些自认为做得很好的人，却往往遗失了其中的真谛。

"真诚"（congruence），不仅是要保持希望治疗者得到帮助的心态，更重要的是咨询师必须摘下自己的职业面具，全身心地投入到当事人的体验中去，见其所见，感其所感。咨询师若固执地以职业身份亮相在当事人面前，那么他永远都不可能向你吐露心声，因为你们并非平等的关系。

"无条件的积极关注"（unconditional positive regard），是指咨询师对于当事人的一切都报以积极肯定的回应态度。他需要的不是咨询师告诉他这个选择或做法对错与否，而是要有人能够明白其内心的煎熬。评价性的批注起不到任何实质性的结果。

"同感"（empathy，或译"共情"），这也是发展得最普遍的观念，现在已经渗透到各种治疗中。它要求咨询师能够准确地把握当事人的情绪和心理感受，并以此作为自己行动的标准，将自己投入到当事人的世界中。这样做不仅能够让咨询师抓住当事人的心理变化，同时，也能让咨询师搜寻到当事人自己都没有发现的蛛丝马迹。

爱与被爱

从某种意义上来说，全身心地投入到当事人的世界中去，就意味着咨询者面临着高卷入的风险，移情，将会成为非常严重的问题。当事人急需别人的积极关注，他从别人的关注中获得信心和共情，从而缓和自己的情绪波动。而咨询师的无条件关注正是他们的幸福泉眼。自然，当事人会对咨询师产生一系列的情感。

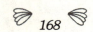

这些情感可能是积极的、愉悦的、信任的，也可能是消极的、厌恶的、怀疑的。当事人甚至可能将自己对于他人的情感转移到咨询师的身上，例如对爱人的好感，对父母的怀念或者对敌人的憎恨，这就是移情。

在咨询过程中，移情的出现是非常普遍的，这就需要反移情的技术。在罗杰斯看来，对于移情的最好反馈就是"陈述"；而作出"解释"则被认为是最坏的应对手段。罗杰斯认为咨询师能够做到真诚和真正的接纳，陈述就能使"移情"自动消退，而解释反而会引起当事人的强烈阻抗。然而，不论是陈述还是解释，我们都很难断定它就能使"移情"消退，因为它还会受到其他因素的影响。

不知庐山真面目

重新审视罗杰斯的当事人中心治疗理论，我们会感到一种深深的困惑。乍看之下，罗杰斯的理论是将当事人的作用无限放大，而咨询师则作为辅助的第二主角存在；当事人的选择比咨询师的选择更明智。如果当事人一直不作出选择，那是不是用指导性疗法更有效率，更能解决实际问题呢？如果当事人是那种依赖型人格，那么仅仅咨询师作出陈述是否仍然有效？虽然人的主观感受有着无法超越的优势，但完全忽略社会因素对人的影响是否太过理想化了呢？

实际上，咨询是一个很复杂的过程，由于是人与人之间的对话，某一句话、一个表情或者一个手势都可能引发当事人不同的情绪反应。而治疗本身必定是漫长的。因此，单一的手段并不能满足咨询与治疗的要求。而当事人中心治疗与其说是疗法，不如说它更注重于改变咨询师与当事人之间的关系，摆正了咨询师的地位和态度，为当事人创造了一个更适合他们解决问题的环境。尤其是共情这项技术，已经成为咨询师们潜移默化的咨询手段。而其他疗法诸如认知疗法、行为疗法等，在某些情况下，也许比罗杰斯式的疗法更具有效率，反而建立起了当事人的信心。

就像罗杰斯不愿意为了极端的宗教信仰而当牧师，咨询师也不应该为了某种"流派"而决定技术的应用。好的咨询师应该各种技术都得心应手，懂得对症下药。

"这就是我" ——他的案例

作为第一个将咨询过程用录音或摄像的方式保存并公开的人，罗杰斯留下了大量的咨询纪录。从这些记录中，我们可以看到他是怎样熟练地运用一系列的技术，使得当事人最终找到了属于自己的出口。

为了帮助更多的人——不仅仅是存在问题的人们，还包括需要大量吸取经验的咨询师，罗杰斯和他的同事成立了"会心团体"，经常在各地开展类似于夏令营的现场咨询观摩会，充当当事人的都是本身有实际的问题需要解答的志愿者，而咨询师一般会由不同流派的心理学家担任，罗杰斯常常亲自上阵，并将这些记录都保存在胶片中，希望为后人提供宝贵的资料。

由于篇幅的关系，这里将着重介绍罗杰斯案例中被奉为最经典的一则案例——格洛丽亚（Gloria）

格洛丽亚——谎言与诚实的交锋

单亲妈妈格洛丽亚与女儿帕米生活在一起。虽然她沉浸在与男友的恩爱中，但又不敢将男友带回家或是告诉女儿实情，因为她害怕帕米的心灵上受到伤害，同时也害怕自己从此在女儿心中失去地位。而另一方面，她为自己的欺骗感到内疚、自责，她觉得自己背叛了女儿，不是个称职的母亲，她希望自己能够向女儿坦白。内心的煎熬终于让格洛丽亚选择寻求咨询师的帮助。

在整个咨询过程中，罗杰斯似乎并没有遵循他的无条件关注原则，而选择对当事人的消极情绪或是期望获得指导的言语不予回应。他认为如果对此进行回应的话，可能就会强化当事人的负面和依赖

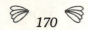

感，这显然是不利于治疗的。而当格洛丽亚开始讲述她问题的重点时，罗杰斯开始积极地回应她的讲述，使她保持自己的思考。

如果将世界分为主观和客观这两者，当事人中心疗法更注重的就是主观世界的反应，而削弱客观世界的重要性，因而无条件关注有了用武之地，但若咨询师没有强化当事人的主观世界，那么他们自然而然地又会躲在社会标准的背后。在此次案例中，罗杰斯这方面的标新却体现出很大的矛盾。

一方面，在探讨向女儿说出实情是否正确的问题上，罗杰斯一直与当事人保持高度的共情，这使得格洛丽亚在这个问题上很快找到了自己的答案；另一方面，在谈论格洛丽亚为什么想要当一个好妈妈时，他却按照自己的想法给出了"想要成为完美的人"的答案，而这个答案立即被当事人否决了。

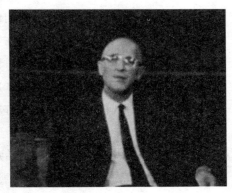

咨询录像中的罗杰斯

当谈到冒险问题时，罗杰斯再一次用自己的标准作出陈述，使得当事人不得不转移话题。而在咨询接近尾声时，罗杰斯对于当事人"你就像是我的父亲"的话语，又再次选择了积极回应，这让格洛丽亚感觉非常好。

从中我们可以看到，如果咨询师能够遵循着当事人的感受，而给予反馈，那么也许就能使当事人更愿意表达真实的情感，而有时，如果咨询师改为采用自己的价值观，很可能引起当事人的不安和阻抗，转而投向其他无关紧要的问题。

这个案例另一个引人注目的地方在于，末尾有一段将近249词的对话没有被记录下来。而正是在这段对话中，格洛丽亚谈到了她与父亲之间的隔阂以及她对此感到的不安。而罗杰斯在这一点上却没有给予任何反馈。许多专家都纷纷质疑这点，认为罗杰斯如果当时能够给予格洛丽亚适当的关注，也许与女儿之间的问题将会慢慢追溯到父女之间的沟壑，两者之间必然会有某种联系。然而，为什么当时罗杰斯会忽略如此重要的细节，众说纷纭。

他带给我们的宝藏与启示

罗杰斯可以说是美国历史上影响最深的心理学家，他独一无二的理论假设及其开创的先例与活动，在整个心理学界播撒下了赤色的火种。他使人们在争论谁才是王者的时候，提出了人本主义思想，迫使心理学家们不得不重新思考咨询师真正存在的意义。也有人认为，他的理论是对传统临床心理学家们的打压和侮辱，为此罗杰斯的理论受到了激烈的抨击。

不仅如此，罗杰斯率先对心理治疗个案进行记录并将其公开，加之"会心团体"治疗小组经验的发展和传播，为后人带来了非常宝贵的历史资料，使专家们能更加客观地发现实际治疗中可能出现的问题。时至今日，对于心理治疗案例的记录早已成为了惯例，而由此引发的伦理道德问题也不断浮出水面，让大众逐渐意识到记录是把双刃剑。

同时，他的活动领域不仅仅限制在心理学界，罗杰斯常常将他的理论与技术应用到其他各个领域，包括教育、社会学、神职工作等等。他还开拓性地将人际沟通原则灵活地运用于解决团体和国际冲突，使得人们不由打探心理学的涉猎之广和无限的应用价值。

在中国，罗杰斯同样也具有重大的影响。他对治疗关系中共情原则的重视越来越被人们意识到其重要性。在逐渐走向成熟的心理咨询师道路上的人们，都在体验这种与众不同的切入方式带来的益处。然而，我们也不得不感叹，当共情成为治疗过程中的一个必要环节时，它的存在似乎远远比它的效果更重要。

在笔者接触到的心理咨询师培训班中，有丰富考试经验的专家不停地向学员们阐述一条真理："你必须在第 8 分钟对来访者进行共情。"也许这是碍于考试时间的限制而不得不提出的策略，但也在警示我们不要将一项有用的技术当作万金油，只知道追求程序上的走过场，而完全忽略了背后更重要的治疗意义。

中国心理咨询与治疗的发展与其说缓慢，不如说是停滞在一个尴尬的位置。当我们不断地重演经典的正确性时，我们是否逐渐遗忘了开拓自己独特的视野。罗杰斯的那种对于权威的大胆质疑和提出自己理论的信心与勇气，都是我们应该学习的，甚至这是在每一位心理学大师的身上都能找到的闪光点。同时在大学教育上，教授们应该更多地尝试用自己的实战经验说话，而非从一本本雷同的教科书上摘取片断。只有在不断地审视自己的过程中，我们才能发现真正的无价之宝。

在漫长的人生旅途中，每个人都会有黑暗降临的时候，此刻，我们需要一座灯塔，它不必光芒四射，只要能为我们指明方向。罗杰斯就是这样的一座灯塔，温柔而不刺眼，散去人们内心的阴霾与不安。

弗洛姆："爱的艺术"的咨询大师

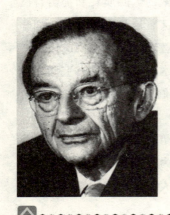

爱本质上是给予而非获取。

——弗洛姆

埃里希·弗洛姆（Erich Fromm，1900—1980）是又一个在心理学史书中留下丰功伟绩的犹太人。他涉猎知识范围甚广，并在人文社会科学各个领域都留下了足迹，被称为著名的心理学家、精神病学家、社会学家和哲学家。作为心理学家，他是精神分析"社会文化学派"的代表人物；作为哲学家，他又是法兰克福学派和西方马克思主义学派的代表人物。

虽然在 20 世纪中期，弗洛姆作为弗洛伊德著名的追随者之一而屡次被人提及，但他并不满足于将自己的理论和思想完全贡献给弗洛伊德，他对于个体和社会的心理有着独到的见解。作为人本主义精神分析的创始人，弗洛姆选取了弗洛伊德的潜意识理论，结合马克思主义对于人的本质的认识，对人和社会的处境及矛盾进行了深入的剖析。在抛弃了弗洛伊德的性本能概念后，弗洛姆建构了具有人文关怀特色的"人本主义精神分析"，提出了自己的心理咨询目标——从追求健全的人格到追求健全的社会。尽管有人提出，弗洛姆在对弗洛伊德和马克思理论的融合过程中曲解了马克思主义的客观性，但不可否认的是，提出人本主义精神分析的价值和意义巨大，至少从更宏观的角度理解了人和社会的关系，这一功绩是无法被抹杀的。

弗洛姆的生活经历

家庭背景

1900 年 3 月 23 日，弗洛姆出生于德国的法兰克福，他是这个正统的犹太家庭中唯一的孩子。他的父亲纳夫特里和母亲罗莎都是虔诚的教徒，由于家中祖祖辈辈都是犹太法学博士，所以父亲纳夫特里为自己是一个葡萄酒商人而感到愧疚，似乎认为商人对于金钱的掌控并不符合一个名副其实的犹太教徒对于精神超越的追求。作为对这种内疚感的一种补偿，父亲对少年弗洛姆要求十分严格，家庭环境中充斥着浓厚的宗教氛围，就连弗洛姆青年时期最崇拜的偶像也都是犹太学者。

晚年的弗洛姆曾经讲过这样一个故事：他的曾祖父，一个伟大的犹太法典编纂者，由于生养了很多孩子，所以家庭负担比较重，自己开的一家小店也赚不到很多的钱。有一次他的曾祖母提出一个赚钱的机会，唯一的要求是一个月必须有三天在外面跑，由于每个月缺少了三天研习法典的时间，他的曾祖父毅然拒绝了这份机会。即使是在自家店里，弗洛姆的曾祖父也很少顾及生意，基本上每天都埋头研究法典，即使碰到客人，也会问："您实在没有别的店可以去吗？"可见

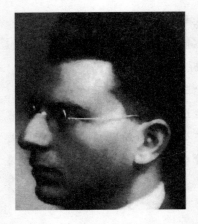

年轻时努力求学的弗洛姆

他的家庭对于犹太教忠诚的氛围，而弗洛姆后来对资本主义社会持如此批评的态度，是与他的家庭背景密不可分的。

虽然弗洛姆在家庭接受的教育十分严格和正统，但家庭环境对他的成长并不十分有利。弗洛姆的父母虽然属于德国中产阶级，但性格谨慎保守，父亲性情暴躁，母亲却又情绪抑郁，弗洛姆曾用"高度神经质"来形容他的父母，并且形容自己"很可能是个相当神经质、让人无法忍受的孩子"。虽然父母对弗洛姆十分疼爱，但不适宜成长的家庭氛围让他感觉十分孤独，养成了十分内向的性格。当然，也正是因为这样，弗洛姆对自己的家庭的抱怨反而让他对人类行为的原因发生兴趣，促使他靠近了心理学，并为他关于社会环境对于个体情绪行为的理论奠定了基础。

对弗洛伊德的崇拜与背叛

弗洛姆走上心理学理论研究和咨询的道路，起初是因为在 12 岁那年，他经历了一件终生难忘的事情。当时，弗洛姆遇到了他认识的第一个画家，这位 25 岁的漂亮女子是他家的常客，她曾经有过婚约，但是不知为何取消了。弗洛姆发现这位女性每次拜访他家都会陪伴她那丧妻的老父亲，她很有魅力，但是显然这些并不是从他父亲身上遗传的。在弗洛姆看来，这位老父亲既不英俊也不风趣。然而在这位老父亲去世不久的一天，弗洛姆得知这位女画家饮弹自杀，并留下遗嘱，希望和自己的父亲合葬在一起。这个消息令弗洛姆既震惊又不解。他说："我非常喜欢这位妙龄女郎，而讨厌那位其貌不扬的父亲。在这以前，我也根本不知道人还会自杀。于是，一种想法便油然而生;这一切又是何以可能的呢?一位年轻漂亮的姑娘怎么可能如此爱恋着她的父亲,以致她宁愿和她的父亲合葬在一起,也不愿意活着享受人生和绘画的乐趣呢?"

当时弗洛姆并未能找到解开心中疑惑的答案。直到后来,从弗洛伊德的著作中,他才得知"伊底普斯情结",从这开始,他逐渐演变成为弗洛伊德的信徒。在中学和大学期间,他把弗洛伊德当成自己心目中的偶像。

弗洛姆在 1918 到 1923 年之间分别辗转于法学、社会学、哲学等学科领域,并获得了骄人的成绩。1923 年,他开始在慕尼黑大学学习精神分析,之后接受了柏林精神分析所的正规训练,为他成为一名成功的咨询师奠定了良好的技术和理论基础。1925 年,弗洛姆加入了国际精神分析协会,标志着他成为一个学院派学者。1926 年,弗洛姆和比自己大 10 岁的女咨询师莱奇曼踏入了婚姻的殿堂,虽然这场婚姻只维持了四年,但是莱奇曼在精神上和学术上都给了弗洛姆极大的支持。

随着研究的深入,弗洛姆从对弗洛伊德盲目的崇拜,逐渐走向了怀疑、批判甚至反叛的道路。在这一道路上,他遇到了许多同僚,比如荣格、阿德勒等,并且和霍妮发生过一段恋情。他认为弗洛伊德的理论有太多的局限,也并不完全接受弗洛伊德的性驱力概念,并且认为弗洛伊德在医学和生物学基础上建立的理论并不能从整体上理解人类,因为它忽略了人类的社会属性。所以他最终和弗洛伊德分道扬镳,决心要"站在弗洛伊德的肩膀上",将他的理论发扬光大。

对马克思主义的忠贞不渝

弗洛姆对马克思的仰慕也不是偶然的。在弗洛姆 14 岁的时候,第一次世界大战爆发了,当时正处在青少年期的弗洛姆目睹了整个国家和民族的疯狂,也目睹了很多人战死、丧失亲人的场景。他十分不解为什么双方都称"没有侵犯性",但是却发起了战争,也不理解为什么战争如此残酷,还有数以万计的人们守在前线而不顾亲人的痛苦悲伤,更想知道战争是意外还是政治的手段。就在这个时候,一些马克思主义者从理论上揭示了战争的原因,并冒死反对这场战争。从这时起,弗洛姆内心就有了对马克思主义的好感,他在向弗洛伊德写信表示想共同探讨精神分析的同时,也在拜读马克思的著作。所以当他对弗洛伊德理论产生怀疑时,就立刻转向了马克思主义。

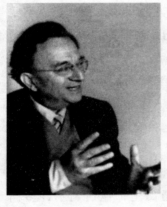

弗洛姆声形并茂的演说

如果说弗洛姆对于弗洛伊德的理论并不完全满意,总是试图改善并发展它的话,那么他对马克思的理论则是完全的推崇。在弗洛姆看来,马克思比弗洛伊德的探讨更为深入,他认为马克思是一个忠诚的人道主义者,他寻找解决人类之间隔离的问题和人类个体发展的方案,并以此作为社会发展的前提。弗洛姆也完全同意马克思把社会经济作为决定人类主要行为的基础这一想法。然而,马克思的理论需要心理学的动力学和潜意识来补充,因此弗洛姆提出要融合马克思和弗洛伊德的理论,使它们互相修补,从而达到另一种新的理论高度。

1934 年,弗洛姆为了躲避纳粹的迫害,逃亡美国。在那里,他一方面全身心投入"新弗洛伊德主义"的创建工作,另一方面作为精神病医生,用精神分析疗法为病人释梦并进行治疗。

1944 年,弗洛姆和格兰德结婚并成为美国公民。不久,因为学术讨论的需要而移民墨西哥。1952 年,他的第二任妻子因为水土不服在墨西哥病逝。1953 年他和弗瑞曼举行了他人生中的最后一场婚礼,这次婚姻一直保持到他 1980 年病逝。

个人创作

弗洛姆的著作只有很少一部分被译成了中文，但不能因此就否认弗洛姆是个多产的心理学家。弗洛姆最著名的两本著作分别是《逃避自由》（1941）和《爱的艺术》（1956）。

在《逃避自由》一书中，弗洛姆深入剖析了资本主义社会所谓的"自由"给现代人带来的矛盾。他指出，人们既从这种自由中挣脱了传统的束缚，达到了人类一直以来所向往的独立，但是另一方面，这种自由又令人缺乏安全感，使现代人陷入了不堪忍受的孤独状态。正是这种孤独无助的状态，使得现代人形成了特定的心理机制，试图摆脱这种困境。一种方法是通过爱和工作使自己与世界联系起来，从而摆脱孤独，在保持自我的前提下达到与他人、与自然的融合。另一种方法就是放弃自由，为了安全感而放弃人的独立性和自主性，与世界统一。在弗洛姆看来，这种逃避自由注定是要失败的。书中还对现代人的性格结构等进行了深入的探讨。

《爱的艺术》是一本感动和引导人们如何去爱的书。这本书批判了现代西方社会对于"爱"的曲解和利用。这里的爱并非只局限于男女之爱情，而是一种"大爱"，是一种能力，是完整人格的体现。爱是一种非先天性的能力，是需要学习与修炼的。爱是人类对于自己生存问题的一种回答，是"成熟的人"才能训练、学习的一门"艺术"。在书中，弗洛姆运用马克思关于"生产"的理论探讨人格的类型，把人格分为生产型、交易型和消费型。"交易型"也就是现代资本主义社会最常见的人格，互惠互利，但是一旦不能从对方获取利益，便抽身而出。"消费型人格"则是最具毁灭性的人格，只求索取，不求付出。在弗洛姆看来，只有"生产型人格"才是最理想的，爱是这种人格的一种内在力量的显现。通过对这三种人格的剖析，弗洛姆告诉我们，爱不是交易，不是索取，而是一种内在的能力。只有提高修养，获取自由，才能体现爱。这本书写得通俗易懂，并被翻译成了多国语言，让在现代社会中迷失了自我的人开始反省，找回自己的方向。联邦德国《明镜》周刊评论说："弗洛姆著作出版上的成功，表明他的思想已经成为一种时代精神。"

人本主义精神分析理论

弗洛姆在对弗洛伊德精神分析的部分舍取下建构了具有自己特色的心理学理论。他在弗洛伊德理论的基础上探讨了社会和环境对于个人的心理和行为的影响，采纳了弗洛伊德"潜意识"的观点而提出了"社会潜意识"；他把马克思关于生产和经济的观念引入心理学来探讨人格的类型。他对于各种人文社科方面思想成果的整合，不仅具有一定的学术价值，而且具有深刻的社会现实意义。

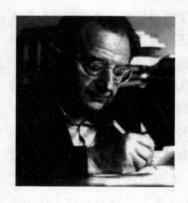

伏案读书

弗洛姆延伸了弗洛伊德的潜意识概念，提出了"社会潜意识"。弗洛姆指出，"潜意识是社会要求其成员压抑的心理结构。深层潜意识及其解释可以追溯到社会生活、社会事件，潜意识所表现出来的奇妙的象征是社会生活的必然要求"。弗洛姆认为，人和社会永远是一对不可调和的矛盾，社会的条例和规则压抑了个人的思想和感情，因此形成了"个人的潜意识"；而个人意识中就不会存在着违背社会要求的思维观念，因此每个社会都为该社会的全体成员构成了共有的"社会潜意识"。

在关于个体与社会之间的矛盾问题上，弗洛姆提出了"逃避自由"的观点。认为人将终其一生来获得自身的发展，从而脱离社会的束缚，达到自由；然而自由却又令个体感到孤独和无助，所以个体要么成功地从社会中独立却用生产和爱来保持与社会的联系，要么退

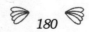

回到没有自由的、与社会同一的状态以寻求安全感。而对于各种应付孤独感的心理机制，弗洛姆称为"性格的动力倾向性"，总共有 5 种：接纳倾向性、剥削倾向性、贮藏倾向性、市场倾向性和创造倾向性。其中前四种倾向性都是具有人格病态的体现，治疗时应结合患者的性格倾向性，对于具有不良倾向性但心理状况比较健康的来访者，应给予积极的引导，促使人格的健全发展，而只有个体人格的健全发展，才能促使社会的健全发展。而应付孤独、解决个人与社会之间距离困境的最佳方法，应该就是生产和爱。对于爱，弗洛姆认为这是一种后天可以通过提高修养来达到的艺术的能力。在《爱的艺术》一书中，弗洛姆对此进行了专门探讨。

弗洛姆总结了人格的倾向性及其相对应的家庭类型、社会类型以及逃避自由的机制，可列表如下：

人格倾向性	社会类型	家庭类型	逃避自由的机制
接纳	农耕社会	（消极）共生的	权威主义者（被虐）
剥削	贵族社会	（积极）共生的	权威主义者（施虐）
贮藏	中产阶级社会	倒退的（道德禁锢）	极端破坏主义者
市场	现代社会	倒退的（幼稚的）	机械的服从者
创造	共产主义社会	爱和理性的	承认并接受自由和责任的人

弗洛姆还剖析了希特勒和斯大林等人的性格特征，阐述了人的破坏性行为得以产生的心理机制。总体上，弗罗姆从个人和社会、积极和消极两个纬度来解释个人和社会的行为，并为人们打开了一条个体和社会均走向健康的通路。

人本主义精神分析治疗观

20 世纪是科技飞跃和思想碰撞的时代。文化差异的觉察，价值

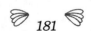

观的冲突，生活方式的改变，都给人们的心理带来了巨大的冲击，加上两次世界大战给人类带来的心理创伤，人们亟需要改变自己的心理状况，解决自己的心理困扰，于是心理咨询和治疗在顺应时代要求的条件下蓬勃发展。然而许多心理咨询和治疗却无法全面把握咨询对象，甚至无法找到心理咨询的理论与实践的切入点。弗洛姆所开创的人本主义精神分析正好在很大程度上克服了这样的困难。

弗洛姆人本主义精神分析治疗观的主要思路是：跳出单纯地从解剖学和生物学意义上把握人的窠臼，结合马克思主义对人的本质的认识，从人的处境出发，揭示出人所存在的矛盾是心理疾病的根源；通过对当代资本主义社会现实的分析，指出现代人生存的困境——"异化"是心理疾病的直接原因；通过对心理疾病成因的分析，弗洛姆进而提出了其心理治疗的目标——从健全人格的追寻到健全社会的追寻；最后，弗洛姆阐述了自己的心理治疗的具体步骤和方法。

人的本性

弗洛姆对人的本性（human nature）进行了阐述。在这个问题上，他既不同意"白板说"——认为后天因素对人起绝对作用，也不同意"善/恶论"——认为先天的生物特性是人的本性的决定性因素。在弗洛姆看来，人是由先天的遗传因素和后天的社会环境因素共同决定的；人的本性就是人的存在所固有的各种错综复杂的矛盾。

首先是生物学意义上的矛盾。人类是进化到最高等级的动物，可正是这点，令人类缺乏像动物一样灵敏的本能，不得不发展自身以寻求更好的生存。但是越是良好的生存状态距离自然越是遥远，如此遥远的距离不利于人类遵循自然的各种法则。用另一种方式来说，就是"人越想成为人，就越远离人本身"。

其次是人生存的矛盾。这个矛盾包括三个方面：一是个体化与孤独感的矛盾。人越向良好的方向发展，就越远离自然和社会，由此所产生的孤独感与良好的个体化是相互矛盾的；二是生与死的矛盾。任何人都渴求生存，然而任何一个人都清楚地知道自己总是要走向死亡的；三是人的潜能的实现与生命之短暂的矛盾。人总需要完成一个又一个的目标，实现一种又一种的无限潜能，然而由于生命的时间有限，所以人的潜能的实现也是有限的。

在弗洛姆看来，人的存在就在于更好地寻求解决这些矛盾的方法，更好地与自然和社会和谐共处。这种人的存在的矛盾正是人类生活的动力和情感的来源。

这样，弗洛姆利用各种矛盾揭示了现代人心理问题的来源：主要是由于个体化与孤独感的矛盾以及异化的存在。所谓"异化"（alienation）是指人本身与自然界、社会甚至是与自我的疏远和对立。他认为，这两个问题正是人类产生心理疾病的根源。

心理咨询的两个目标

弗洛姆认为，心理咨询的目标应该不只是个人情绪和行为方面的健康。由于导致"心理问题"的有心理、社会和经济等各种因素，所以应该从个人和社会等多重因素来判断是否达到了心理咨询的目标。

从个人角度来说，真正心理健康的人，具有创造性的人格倾向，用爱和理性对待自己、自然和社会，能保持独立却和自然、社会和谐共处。然而，尽管人都可以适应当前社会，但如果社会总体是病态的，也就称不上一种"健康"的状态，所以心理咨询的另一目标，就是发展适合个体发展的"健全的社会"。弗洛姆还对这一健全社会的标准提出了一些具体的要求，例如适合人类交往、适合人类发展等。

心理咨询的主要原则

弗罗姆认为心理咨询的主要原则是，在咨询过程中，要有步骤地实施两步性规则。第一步是类似于精神分析的原理，将潜意识的非理

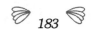

性情绪暴露在意识的层面上，使得来访者意识到自己的痛苦和问题所在。第二步则是根据来访者的不同症状，给予改变他的生活实践的不同的引导。

心理咨询的具体步骤

首先是宗教的体验。像荣格一样，弗洛姆对宗教、尤其是东方的"禅"有着不可思议的执著和迷恋。他认为，宗教象征着人的追求和人对于"存在的矛盾"的解答，而人道主义宗教的自由、正义、博爱的思想，不仅有利于来访者恢复理性和爱的能力，还有利于来访者脱离对咨询的依赖而独立。

其次是梦的解析，这是精神分析的传统主题。在这个问题上，弗洛姆并不完全同意弗洛伊德把梦作为性驱力的另外一种表现方式的观点。他虽然同意梦可以反映出人的潜意识，但他认为梦反映出的内容是人的理性和非理性欲望，而非性欲的满足。他认为"梦境"所反射出的是个体和社会所共同压抑的意识。所以在进行梦的分析时，不但要结合个体的生活体验史，更要结合社会的历史和文化。

再次是爱的教育和实践。弗洛姆提出，只有爱才是真正解决人类问题的方法，而这种爱具有相应的要求：纪律、集中、耐心和关注。符合这些条件的爱是可以长存的。因为这样的爱把人与社会、自然联系起来，使人们发展出创造性倾向的人格，建立起人们之间的信赖和关爱。

最后是"重存在"的生存方式。主要引导来访者减少对"占有"（财富、资源和他人的身体）的控制欲望，增加对于存在、过程的生活方式的热爱。

人本主义精神分析的案例

我们引用两个案例来使读者了解和体会弗洛姆对心理疾病的深刻

分析和人本主义精神分析治疗所带来的效果。

案例一取材于《爱的艺术》：有这样一个人。他有一个冷淡无情的母亲和一个将自己所有的感情和注意力都投入到自己儿子身上的父亲。这个父亲是一个"好父亲"，但他同样也是专制的。当他对儿子的行为满意时，就表扬儿子，送他礼物，满含深情；当儿子不能使他满意的时候，他就收回他的爱，并对儿子进行斥责。对儿子来说，父亲的爱就是他的一切，因而他也就以一种奴性的方式依恋父亲。他生命中的主要目标就是取悦父亲——当成功地取悦父亲时，他就感到开心、安全、满意。但是，当他做错了事，考试没及格或者没能成功地取悦父亲的时候，他就会感到受挫，父亲不再爱他了，自己被驱逐了。

在以后的生活中，这样一个人就会努力寻找一个他能以类似的方式去依恋的父亲的形象。他的整个生命就变成了一系列的沉浮升降，这些沉浮取决于他是否能够成功地取得父亲的赞赏。这一类人在他们的社会事业中通常都是非常成功的。他们尽责、可靠、上进——假如他们所选择的"父亲形象"知道如何对付他们这样类型的人。但是在他们跟女人的关系上，他们冷淡而疏远。对他们来说，女人没有核心的意义；他们通常对女人有一种不明显的蔑视，但是对小女孩父亲般的关照却掩饰了这种蔑视。他们的阳性品质往往能在开始打动女人，但是他们会逐渐变得令人失望。因为他们的妻子发现，在任何时候，比起那个父亲形象，丈夫对她的感情永远是处在第二位的。情况只能这样，除非这位妻子碰巧也依恋自己的父亲，她才会对跟一个将自己当作任性的小女孩的丈夫在一起感到幸福。

案例二取材于《逃避自由》：从日常生活中选出一个例子来说明之。我们曾观察过一个参加宴会的人。在宴会中，他快乐而善谈，显得非常幸福和满足。在告辞时，他带着友善的笑容，告诉主人他玩得很高兴。当门关上的一刹那，他的面部表情突然改变了，笑容消逝了；当然，这是可以预料到的，因为现在他孤独了，没有必要作出笑容了。可是改变不仅是笑容消失了而已，在他的脸上还出现了深刻的忧愁。这种表情可能只停留几秒钟，然后，面孔又戴上了经常有的、像面具似的表情。这个人进入汽车，回忆在宴会中的情形，思量他是否表现得很好，最后，他认为他在宴会中表现得不错。可是，在宴会里，"他"是否快乐呢？在他脸上出现短暂的忧愁的表情，是否是毫不重要的片刻反应呢？在对此人不甚了解的情况下，几乎不可能回答上述的这些问题。可是，有一件事，可以提供线索，来了解他的"快乐"表示些什么。

当天晚上，他梦到他与"美国远征军"一同赴战场。他已接到命令，要他通过敌人阵线，到敌军的总部去。他穿上德国军官的军服，然后，他突然发现他和一群德国军官在一起。他感到惊奇的是，敌军的总部是那么舒适，每个人对他那么友善，可是，他越来越害怕，他们会发现他是名间谍。其中有一个对他特别友好的年轻军官走到他前面说："我知道你是谁。你只有一个办法可以逃生。你现在就开始说笑话，大笑，使他们大笑，这样，他们的注意力便转到你的笑话上，而不会注意你了。"他非常感谢这个忠告，于是开始大笑和说笑话。最后。他讲的笑话太过火了，于是其他的军官开始发生怀疑。可是，他们越是对他感到怀疑，他越觉得必须说笑话。最后，他害怕得不能再忍受了。于是，他突然从椅子上跳起来，大家也都起来追他。然后，梦境一变，他已坐在电车上，电车停在他的家门口。他穿着西装，当他想到战争已过去了，便有了如释重负的感觉。

现在，我们再分析他的梦，便可以进一步地了解他。为什么会做这样的梦。德国军官的军服在提醒他，在前一个晚上的宴会中，有一位客人带着很重的德国口音。他记得，这个人令他很懊恼，因为这个人不注意他，同时他又想起，这个带德国口音的人，在那天晚上会拿他开玩笑。至于德国总部的房间，他想起，有点像那天晚上参加宴会的房间；又有点像一间房子的窗户，他曾在这间房间里考试，结果考试失败。他想起，他小时候常坐电车上学。

这个梦显示出他在前天晚上宴会中的真正感觉。他感到焦虑，害怕他表现不够好，同时，他对某些人感到不满。他硬装出快乐的样子。他并不是真的快乐，而只是用快乐的表情来掩饰"他"真正的感觉，恐惧与愤怒。这种感觉令他不安，所以他觉得像在敌人总部的一名间谍。在他离开宴会时所表现出的忧伤，才是他真正的感觉。在梦中，这种感觉得以戏剧性地表现出来。

这个人并没有精神失常，也没有受到催眠；他是一个非常正常的人，和每一个现代人一样，有着焦虑，想要受到别人的赞许。他没有发现，他的快乐不是"他的"，因为他已经对虚伪的感觉习以为常了。

这种丧失自我、由一个"虚伪的自我"来取代真实的自我的现象，使个人陷于极端不安的状态。因为，由于他不过是反映了别人对他的期望，他已失去了自己的个性，他时刻在怀疑中。为了克服这种由失去自己个性而产生的恐慌，他被迫要显得和别人一样，想要不断地靠着得到别人的赞许，来寻求他自己。由于他不知道他是谁，至少他人会知道——如果他的确能符合他人的期望；如果他们知道他是谁，他也就会知道了——只要他能相信他们的话。

在现代社会中，个人自动地与他人"同一化"的这种行为，使得个人益发觉得无助和不安。因此，他准备服从新的权威，因为新的权威给予他安全感，使他解除怀疑。

弗洛姆的学术遗产

弗洛姆从社会学的角度切入精神分析，勇于向自己所崇拜的人质疑，从而跳出了生物学的圈子，以更深刻的角度、更广泛的层面分析了人的心理和行为，并不仅仅把咨询的目标局限于来访者个人，而是构想了对整个健全社会发展过程的蓝图。他的理论也为人本主义心理学的发展奠定了一定的基础。虽然也有人提出，弗洛姆在运用马克思

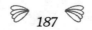

理论的时候误解了马克思的客观主义的角度，弗洛姆并没有真正建立自己的"体系"，但我们可以看出，弗洛姆是一个十分有见地的学者，他对于自己崇拜已久的弗洛伊德和马克思的理论并没有全盘接受，而是选取有用的部分来完善自己的理论。而且他并不只拘泥于理论的构架，还接受过非常严格的咨询训练，多次开过心理诊所，是一个地道的实干家。这样一个有思想、有作为的犹太人，是 20 世纪不可多得的心理咨询大师之一。

弗兰克尔：生命意义的探寻者，"意义疗法"的创始人

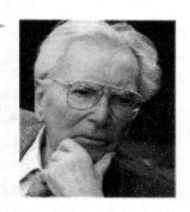

> 如果人生真的有其意义，那么受苦也一定有其意义。
>
> ——弗兰克尔

冰雪铺天盖地，寒风凛冽刺骨。在这样恶劣的环境中，一群衣衫褴褛的人正步履蹒跚地向几公里之外的工地走去。陪伴他们的不光有寒冷，还有比寒冷更可怕百倍的事情。一个人跌倒了，周围的看守立即跑上去拳打脚踢；一个人因为双脚肿大而穿不上鞋子，只能光脚走在冰雪中，他知道几个小时后寒冷可能让他失去几个脚趾；更多的人因为双脚冻伤，每走一步都要忍受着刀割一样的疼痛。此时此刻，他们的力量是弱小的，他们的处境如人间地狱，他们只知道此时此刻还活着而不敢奢求下一刻——他们就是二战德国纳粹集中营中的囚犯。

然而，在这样恶劣的环境中，在命运如此悲惨的人群中，有一个人虽然身在此处，而思想和精神确是自由的。他脑海中正出现一幅画面：在温暖的教室中，灯光明亮，气氛宜人，面对着底下专心听讲的学生，他自己正站在讲台上给他们讲解有关集中营的心理学。在此刻，他跳出了所承受的痛苦，把集中营当作实验室，像做科学实验一样记录着、解释着被试——他自己和其他囚犯在集中营的行为反应。在集中营中他向受难的同胞和后人们展示了一个人怎样行使人类最后的自由——"我们不能选择所处的境地，但是我们可以选择我们面对苦难的态度"。这个试验的目的只有一个——找到生命的意义，不光为自己，也为一切人类。

这个人就是维克多·弗兰克尔（Victor Frankl，1905—1997），奥地利著名精神病学家和神经病学家，20世纪著名心理学家，"意义疗法"（logotherapy）的创始人。他所建立的学派成为当时继弗洛伊德、阿德勒之后的维也纳第三大心理治疗流派。在弗兰克尔进入集中营之前，他就是一个充满活力的思想家和精神病学家，对生命意义的探寻从他早年就已经开始。在他走进集中营时，生命的意义始终是他坚持活下来的最强大动力，帮助他承受了非人般的遭遇和苦难。在他走出集中营后，这种意义哲学经受的种种极端考验成为意义疗法理论的强大支柱，也帮助和激励着无数丧失生活兴趣的人们找到了活下去的勇气和意义。

年轻的弗兰克尔在维也纳

贫苦和早熟的童年

弗兰克尔的出身非常贫苦，儿时一家人有时吃不饱饭。一次去拜访亲戚，他甚至去偷吃别人家的玉米。儿时的经历让他对寻求一种改

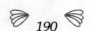

变穷苦人命运的方法有着异常强烈的渴望。在这种渴望的引导下他开始对哲学感兴趣，以至于在走出集中营后的 1945 年获得了哲学博士学位，同时他的心理治疗理论也带有浓厚的哲学意味。15 岁的时候，他加入了专为穷人孩子开设的"人民自由学校"，选修哲学。也是在这个时候他开始接触到了心理学。当时同在维也纳的两位著名心理学

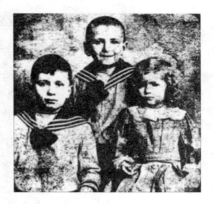

童年的弗兰克尔和家人

家——弗洛伊德和阿德勒德学说令他着迷。他喜欢弗洛伊德是因为弗洛伊德认为他的学说不仅仅是治疗心理疾病，而且还要改造社会。这对有着强烈的社会责任感、希望寻求治世之说的弗兰克尔无疑是一个重要启发。与此同时，同样在童年遭遇磨难的阿德勒的学说让弗兰克尔产生了深深的共鸣，尤其是在阿德勒德提出的意志自由的观点上，弗兰克尔十分同意这种观点，可以说是一种不谋而合的感觉。弗兰克尔成熟得很早，在很小的时候就在自由与责任问题上有过很深刻的想法，他在 15 岁时做过"我们不但用言语，还要用行动回答生活提出的问题"的演讲。这些最早萌生的哲学思想成为他理论发展的起点。

陷入"无意义"之痛苦的青年时期

维也纳是一个出心理学家的地方，这同它当时持续变更而又充满矛盾的社会局面有关，是这种社会局面孕育催生了心理学家。难怪有人说："维也纳就是没有弗洛伊德、阿德勒和弗兰克尔，同样也会有其他的人。"当时的维也纳表面上奢华的生活掩盖不了人们心中的精神空虚和堕落。这种反差造成了人们在现实生活中种种的痛苦，人们在寻求问题的解决之道的同时，也不约而同地把注意力由外界转向了

自己的内心世界。当时的弗兰克尔也经受着这样的痛苦，他把这种痛苦总结为自己无法找到意义的痛苦。在一次公开讲话中他这样说：

> "我很高兴也很愿意承认，我在年轻时曾因生活表面的无意义而陷入到绝望的深渊中，陷入到彻底、极端的虚无主义之中。但我拼命挣扎，像雅各与天使搏斗那样与之斗争，直到有一天我可以'接受一切生活'，直到从此我对虚无主义产生了免疫力。"

在弗兰克尔的理论中，他同意生理、社会和心理因素都很重要，但他更强调"自我中还有由精神维度决定的部分，允许个人自由和责任的存在"。这种对虚无主义的免疫力是在他认识到自己生命意义之后最宝贵的收获，他对精神的力量开始关注起来。这段经历也让弗兰克尔对意义之于人生的重要性有了深刻的认识，同时也发现了终极意义对自我的重要性。从此，正如他所说的那样："这一概念陪伴了我终生，并使我经受住了集中营的考验。"

意义疗法初显成效

1930 年，弗兰克尔在维也纳大学获得医学博士学位。之后，他任职于维也纳大学的神经精神病诊所，并担任维也纳罗斯儿童医院的神经病科主任。此外，他还在维也纳建立青年咨询中心，以帮助经济萧条时期大量失业的沮丧青年人。他发现这种沮丧情绪根源于青年们将无业等同于生活没有意义，于是他就说服他们去从事志愿者服务。结果是，一旦青年们从事无报酬却有意义的活动，他们的抑郁情绪便烟消云散了，尽管他们的经济状况并没有多大变化。弗兰克尔认为这其中的道理就是人活着不单是为了福利，而是为了一种更深层次的意义。意义疗法的功效初露端倪。

弗兰克尔在集中营——苦难中寻找生命的意义

为爱而留——生命中的转折

1938 年 3 月 12 日，纳粹的铁蹄踏上了奥地利的国土，德国将奥地利兼并了。作为犹太人的弗兰克尔的生命在此刻发生了重大转折。在此之前，他们一家人对奥地利反犹太情绪高涨已经有所洞悉。他的姐姐已经成功移民澳洲，家人都开始劝他移民去美国免遭迫害。当时拿到美国签证的弗兰克尔踌躇不决，他陷入了两难境地和痛苦的思想斗争中。他一遍又一遍地思索自己是否真的能够抛下父母，让他们独自面对或早或迟被送进集中营或"终结营"的命运；一遍又一遍地质问自己作为儿子对父母的责任。带着这种痛苦，他走进了圣史蒂芬教堂，那里正有一场管风琴演奏会。他找个位置坐下，默默祈祷："主啊，请给我一个启示吧！"等他回到家中，父亲泪流满面地告诉他，纳粹把犹太教堂毁了，并给他看一块抢救出来的大理石碎块。这石块上刻着一个字母，正好是"十诫"中"给你的父母带来荣耀"的第一个字母。在那一刻，弗兰克尔意识到，这就是他所要的"神示"。于是他决定留下来陪他的父母，让美国签证过期。这次选择是弗兰克尔对自我的第一次超越，这种超越包含了一种人格意义，其中蕴涵着对父母和爱人最诚挚的爱。

初进集中营——寻找活下去的意义

1942 年，和 1500 名犹太人一起，弗兰克尔被送到奥斯威辛集中营。在一个纳粹军官神情自若而又看似不经意的"一会儿指向左，一会儿指向右"的动作下，人们被分成两部分，弗兰克尔留在了只有总数十分之一的右面。当他正式进入集中营之后，他问一个老囚犯他分到左边的朋友去哪里了，那人指着集中营中的一个泛着火光和浓烟的大烟囱告诉他："你的朋友就在那，升天了。"在正式进入集中营之前的沐浴过程中，弗兰克尔失去了他视为自己孩子般宝贵的手稿《医学帮助》（后改名为《医生与灵魂》）。他付出了无数心血，将其多年来从事意义疗法的经验总结为这本手稿，而失去了手稿象征着他同过去的彻底断裂，以至于最后"除了一幅滑稽的、赤裸裸的躯体，再也无别的东西可以失去"。除了这种心灵上的打击之外，等待着他的还有炼狱般的苦难：超负荷的劳动、无时不在的饥饿和疾病、看守毫无人性的毒打、折磨以及羞辱。

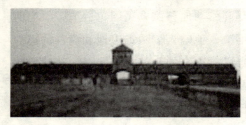

弗兰克尔所在的集中营

对集中营里活下来的人来说，从他们进入集中营的第一天起，就走在了为自己送葬的队伍中。他们每天要做常人难以忍受的体力劳动，每天天没亮就要起床，走到几公里之外的工地上。当时弗兰克尔的双脚患水肿，要想能够穿上鞋子就只能将部分脚裸露在外面，于是鞋子里总是灌满了雪。这样脚自然会生冻疮，每走一步都是钻心的疼痛。到了工地以后，他们要用镐在冰冻的土地上挖出沟渠，镐尖同冻土接触的一刹那，火花四溅。即使是这样的艰苦，稍有不慎就可能遭到一顿毒打。每一次毒打都是致命的，一个人的生命很有可能就这样结束。集中营里，人们能吃到的食物微乎其微。在这样的消耗下，人们的机体开始自我吞噬，以至于人们能够准确地推测谁会马上死去。正如弗兰克尔所感慨的："我这副躯体实际上已是一具死尸。我是什么？只不过是一大堆人肉中的一小块……这是一堆在铁丝网、挤在一个个破房中的人肉，一堆丧失了生命、每天一块一块开始腐烂的人肉。"集中营中的卫生条件极差，人们睡在黏着自己粪便的草垫上，忍受着虱子无情的叮咬。伤寒和其他疾病随时侵入，体质稍强的人还要去干活，而体质弱的人很快便死去。每一次疾病来袭，带走的都是难以估量的生命。

在空间上，人们处在充满噩梦的牢笼中，失去了一切自由；时间上，自由似乎遥遥无期，而死亡可能是随时随地，无处不在。人们看不到未来，朝不保夕，在这种情况下几乎每个人都曾有过自杀的念头。但是在进入集中营的第一个晚上，弗兰克尔就坚定地立下了决不自杀的誓言。因为对意义探求的终极信念支持着弗兰克尔，他觉得自杀是非常没有意义的一件事。正如后来遇到他的朋友所说，他不是那种一遇见恐怖场景就抑郁不堪的人。

那么什么是有意义的呢？在这种非人的生活中，有什么事情是值得人坚持活下去的呢？当时失去手稿的弗兰克尔陷入了强大的痛苦和困惑之中。手稿是他能够唯一留于世的东西，失去手稿便象征着自己完全同世界的断裂——他已经无法证明自己曾在这世上活过。他不断追问自己，如果到了这地步，生命还有什么意义！就在苦苦冥想之时，在他新穿上的一位难友遗留下来的破烂衣服口袋里，他发现了一页从希伯来祈祷书上撕下来的经文，上面有犹太人最重要的一段祈祷词——《以色列施玛篇》。弗兰克尔觉得这是上天对他的启示和挑战。如果发现生命的意义真的如他所说能够成为人们生活的动力的话，那么在这种意义指导下，他也一定能在最恶劣的环境中坚持到最后。从那一刻开始用行动证明自己的思想成为弗兰克尔活下去的意义。同时他也没有放弃失去的手稿，开始利用一切机会重新整理。正是靠着这个强烈的愿望支撑，弗兰克尔才经受住了集中营中的各种苦难，甚至伤寒。当伤寒侵袭他的时候，他为了保持清醒而构思手稿，正是这种信念让他战胜了心血管衰竭的危险。找到集中营中生存的意义对弗兰克尔来说无疑又是一次自我超越，让他获得了无限的力量，笃定前行。

尼采说："知道为何而活的人，几乎能承受任何如何去活的问题。"这句话是弗兰克尔经常引用的，因为世间恐怕再难以找到另外一句话来形容他当时的心境了。知道为何而活的他，开始记录并观察集中营中囚犯的心理行为变化。他清醒地认识到，这对以后研究囚徒心理的学者来说真是弥足珍贵的材料，同时也给自己活下去找到了另一个层次的意义。正如弗兰克尔所说："心理学是严格要求客观的科学，但是对于一个亲身体验集中营中生活的人，谁又可以说他的记录不真实呢！"是的，我们有理由相信一个将此作为生命意义的人的诚实度，更有理由带着无比虔诚的心情去阅读他留给我们的精神财富。

灵魂的冷漠——有多少苦难可以背负

在弗兰克尔的记载中，囚徒刚进入集中营的第一阶段是痛苦和恐惧；过了一些日子，他们的心理状态就进入了第二阶段，主要表现为冷漠，并带有某种程度的情感死亡。

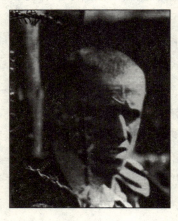

集中营中的囚犯

在这个阶段，受难者，包括正在死去的和已经死去的，对囚徒来说变得如此司空见惯，以至于不再能够打动周围的旁观者。对他们来说，厌恶、恐惧、怜悯，等等，已经成为难以感觉到的情感。在此时每个人都只在乎自己唯一拥有的身体，只有当他们被安排参加病人转移时，才会引起人们的兴趣。人们好奇地看着将要离开的人，看看他们当下的衣服或者鞋子自己是否可以继续使用。当然，没有人为此感到羞耻。毕竟他们是将要或者正在死去的人，而自己还要继续活下去。在这种极端条件下，人性似乎并没多大帮助，于是这一概念也就很少能在囚徒身上体现出来。因食物的紧缺而引起的极度营养不良也是这一状态的主要原因，在饥饿中挣扎的人们所经历的毁灭灵魂的思想斗争和意志力冲突，是常人难以想象的。人们一有空闲就会想起食物，此外的其他一切都已经不那么重要了。

在种种摧残下，人们的生理和心理水平已经降到了最原始的状态。人的价值观和尊严不再是必需的，甚至有时会成为活下去的一种羁绊——不择手段地同他人竞争活下去的机会。于是人们抛弃作为人的一切高级情感、内心自由和思想，将生理和心理降至动物水平。他们就像一群正在被恶狼驱赶着的羊，只关心两件事——"如何躲避恶狼，如何获取食物"。

寻找苦难中的自由

以上是弗兰克尔总结他观察到的大多数情况所得出的结论，然而他的结论还远远不止这些。在集中营生活迫使人们在生理和心理上退化到原始状态的过程当中，他发现人们的精神生活却可以得到一定的深化。

人们对宗教的兴趣开始泛起，并且成为最诚挚的情感。每当疾病或其他灾难来临，每个人都成了最虔诚的信徒。与此同时，人们前所未有地迷恋于艺术和大自然的美好，这些竟成为他们暂时超脱苦难的良药。一次旭日东升，一次落日余晖，都可以让他们看得如痴如醉，感叹世间的美好；一次即兴演出，一次小型聚会亦可以让他们忘我投入，全然不顾周身劳累。幽默，集中营里还有幽默！人们嘲笑自己恢复自由后依然改不掉集中营中的习惯，每逢喝汤时都会要求"舀桶底下的"——因为桶底下的菜会较多，集中营中的这种恩惠会让一个囚徒兴奋一整天。

对于弗兰克尔来说，除了这些，还有更深刻的事物使集中营中的痛苦变得可以容忍。通过自我超越，他使自己发现了生活中许多重要的意义。当肉体上经历着难以忍受的折磨时，他就会想过去生活中的点点滴滴的欢快和愉悦。他开始意识到过去的一切都可以被重拾，包括对妻子和家人的爱。这种"天使沉浸在无限荣耀般的永恒思念中"般的爱，成为拯救他的强大动力，给予他新的勇气。弗兰克尔曾为自己引用了一句圣诗来表达这种情怀："你，上帝，曾将我的眼泪贮存在瓶中。"

寻找苦难中的意义

这些结论让弗兰克尔意识到，"精神"是可以独立心理和生理状态而自由存在的，而在一些伟大的灵魂身上，他发现这种精神自由不仅表现在暂时的躲避，而其更深层次的意义则是能够使人直面苦难，并勇敢地承担起苦难带来的一切。这种自由，也并不是仅体现在身陷囹圄的囚徒身上，同时也体现在强权统治下仍能保持人性光辉的德国人身上。总之，这些伟大灵魂的存在，证明了冷漠可以克服，易怒可以压制，甚至在精神和物质严重压迫的环境中，人仍然可以保留精神自由、思想独立的痕迹。刚进集中营的时候，一个朋友冒着被毒打的危险偷偷跑进他所在的棚屋，告诫他每天要刮胡子，以使自己看起来更年轻而不至于走进毒气室；一个囚犯可以把自己最后一口面包让给其他囚犯；一个看守曾经不顾被处罚的危险给过他一片面包；一个德国党卫队队员亲自掏钱为囚犯们购买所需的药物；一个被任命为"大首领"的囚犯曾经帮助弗兰克尔免受工头的毒打和酷刑；一个德国医生曾经为了弗兰克尔不被送上挤满将被处决的囚徒的卡车，而给他将自己名字从名单中划去的机会。

尽管这些人属于少数，但他们的存在就足以证明：人所拥有的任何东西，都可以被剥夺，但除了一件东西之外：人的最后的自由——在既定的环境中，选择自己的态度，选择自己的方式的自由——这是任何人无法剥夺的，即使在最黑暗的、最痛苦和无望的时刻，这种精神自由仍然是神圣不可侵犯的——任何人都有能力保守这份自由，只要你愿意，你的这种精神自由就永远同你相伴。

陀思妥耶夫斯基曾说："我害怕的只有一件事情：配不上我的苦难。"弗兰克尔之所以认为那些灵魂们伟大，是因为他们用自己的生命实现了苦难的意义，他们配上了他们的苦难。当一个人无法改变命运时，他就等于得到了一个最后机会，去实现最高的价值与最深刻的意义，即"苦难的意义"。人们身处这些痛苦与灾难之中仍然能够坚守自己的精神自由，以高贵的姿态保守人性的尊严；当选择某种道德以"利他"的行为时，他便无形中把痛苦与灾难转换成了"实实在在的人生成就"，这便是苦难中的意义。实现苦难的意义其实是一种终极的自我超越，通过这种超越人们不再畏惧牺牲，反而使牺牲变得无比美好，使灵魂无尚崇高。当一个人寻找到苦难中的意义时，他就已经成为无坚不摧的化身，散发出无比耀眼的荣光。纵使他的生命不再延续，但他的精神依然可以照亮集中营中无边的黑暗，并赋予他人以生的意义和希望。

寻找苦难中的责任

同那些伟大的人物一样，弗兰克尔在集中营中也履行着苦难中的意义——在集中营中帮助囚徒恢复其内在力量，找到活下去的意义。然而他遇到了一个难题，那些自暴自弃的人往往拒绝鼓励劝说，他们的回答都是："我对生活再也没什么指望了。"对于这种情况，弗兰克尔认为，我们必须懂得"真正重要的不是我们对人生有什么指望，而是人生指望我们什么"。我们要做的"不应是询问生命的意义是什么，而是必须认识到正视生命本身向我们提出了这个问题"，我们必须承担起生命的责任。这一责任因人而异，因时而异，关键是对人生采取什么态度，用怎样的态度来承担人生中的痛苦。在弗兰克尔看来，当他自己陷入了集中营这样的人间地狱，痛苦和灾难，以至死亡充斥在其周围的时候，其唯一正确的人生态度便只能是把受苦当做他的"使命"："他独特而孤单的使命。他必须认清：即使身在痛苦中，他也是宇宙间孤单而独特的一个人。没有人能替他受苦或解除他的重荷。他唯一的机会在于他赖以承受痛苦的态度。"这样，人们就可以把痛苦看做是值得承担的责任，勇敢地接受痛苦与灾难，并在巨大的肉体痛苦中获得精神的解脱，直至获得某种蕴藏在苦难之中的成功的机会。

带着对生命的责任和使命，弗兰克尔坚强地度过了集中营中的分分秒秒。终于在 1945 年，在他进入集中营的两年半之后，他获得了苦难背后的成功的机会，走出了集中营。

弗兰克尔在人间——背负生命的意义继续前行

在弗兰克尔的理论中，生命的终极意义就是自由地选择承担生活留给我们的责任，整个过程就是一个自我超越的过程。当初选择留在奥地利是一次超越，这种超越包含了一种人格意义，蕴涵了对父母和爱人最诚挚的爱。在之后集中营中对朋友，对其他人的关心、爱护和帮助过程中，弗兰克尔完成了一次又一次的自我超越，最终塑造了他杰出的人格，使之成为爱的载体，散发出永恒的人性光芒。走出集中营之后，他继续履行着自己的使命——找到生命的意义。

在这个过程中，弗兰克尔先后出版了 18 本著作，而且大部分都被译成多种外国语言出版，成为他留给后人永恒的财富。其中的《从死亡集中营到存在主义》（后来改名为《追寻生命的意义》）一书发表于 1946 年，成了世界性的畅销书。现在以 20 种语言出版，到 1984 年止，仅该书的英文版就印刷了 73 次，共 250 万册。他的其他著作都是进一步扩展其意义治疗理论。它们主要是《医生与心灵——从心理治疗到意义治疗》（1946 年德文版，1955 年英文版）、《心理治疗与存在主义：意义治疗学文选》（1967）、《意义的意志：意义治疗学的基础与应用》（1967）、《潜意识的上帝：心理治疗与神学》（1975）、《对意义的无声呼唤：心理治疗与人道主义》（1978）、《无意义生活之痛苦：当今心理治疗法》（1985）。

"意义疗法" 概述

弗兰克尔的意义治疗学既是一种哲学思想，又是一种心理治疗的

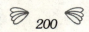

理论，还是一种心理治疗的方法。意义治疗的理论可以归结为弗兰克尔在集中营的经历中提炼出来的经验，而其亲身经验又成为理论最好的证明。两者相互支持，有着不可置疑的说服力。

意义疗法的理论

总体来说，意义疗法的理论基础包括相互联系的三个方面，即意志自由、意义的意志（will to meaning）和生命的意义（meaning of life）。其中，意志自由可以看做是弗兰克尔哲学的基本论点，而其他两方面则是这种哲学论点在人类学和心理疗法中的一种应用。

在弗兰克尔的理论中，意志自由是人的经验所直接给予的东西。他认为，人具有意志自由，因为"他置于自己生存的身体和心理的决定因素的领域……他自由地占据这些领域的阵地；他始终保持着选择自己的方针和对待它们态度的自由"。不过，他又认为，作为有限存在的人，人在生理上、心理上都是不自由的；就像集中营的囚犯一样，其生理、心理都是要受外界环境限制的。尽管如此，由于人是唯一能反省自己、也能拒绝自己的存在体，人可以成为自己行为的裁判者，因而最终能够超越自己。于是，弗兰克尔克服了一般的心理生理二元论，通过引入"精神"而构成了一种独特的"三元论"，从而达到了他所说的"人类学的整体"。他认为，人们是可以通过精神而超越生理和心理，从而达到自我超越的境界——"精神理智"。在这样的境界中，人可以超越一切限制和约束，达到他的意志自由。这样，人就能够选择、解决或拒绝他们所面临的问题。

"意义的意志"这个概念是集中在精神动力上而提出的。弗洛伊德提出了"快乐意志"，阿德勒提出了"权力意志"，以此说明人们的心理动力源。弗兰克尔认为，人探索生命的意义，才是其生命的原动力。在他看来，人缺少生理需要就会导致身体疾病，缺少心理需要就会导致人格障碍。但如果人缺少意义的意志，不理解他的存在的意义，就会产生"存在挫折"（existential frustration）和"存在神经症"

（existential neurosis）——其主要特征是人在精神上脱离了自由和责任。

在弗兰克尔看来，任何生活，包括苦难中度过的生活，都有其意义。寻求生活中的意义是每个人的责任。他认为人可以通过三种方法来发现生活中的意义：

第一，完成一定绩效的行为。在个人向世界提供某种创造性的方法的每一种活动中，都蕴涵一定的意义。

第二，体验一种价值，即体验那些丰富和提高人类经验的价值。例如展示优美的艺术品，包括自然之美乃至人性的完美。他主张爱是具有最高价值的人类体验。他说："爱极大地提高了价值完满的感受性。如果这样，整个价值宇宙之门就会打开。"

第三，经历痛苦。痛苦如同生命和死亡一样，是我们生命不可或缺的一部分。弗兰克尔认为，人的生活不仅通过创造和欢乐来实现，也通过痛苦来完成。正如他在集中营的痛苦中发现生命的意义一样，痛苦给人们提供了挑战自我的机会；只有通过痛苦才能发现生命的终极意义，生命才更显伟大。

意义疗法的具体方法和技术

弗兰克尔在长期的临床治疗实践中，总结了一套行之有效的意义治疗的方法和技术。去反思、矛盾意向和态度改变是三种常用的意义治疗方法。

"去反思疗法"（de-reflection）是弗兰克尔在 1955 年提出的一种意义治疗方法，它"使我们能够'忘记'自己指向一种治疗的注意中心，即使注意力从问题转向他人或自己思想中的那些积极方面"。许多人都往往"过于反思"（hyper-reflect）自己的问题和自己的消极情绪与体验。而去反思的目的在于系统地改变我们注意的焦点。在治疗过程中，治疗专家的任务就是鼓励患者去想或做他们自己问题以外的事情。下面这个治疗过程就表明了这个疗法。

弗兰克尔：生命意义的探寻者，"意义疗法"的创始人

一位年轻女士找到弗兰克尔，说自己患有性冷淡。据病史记载，她童年遭到过父亲的性侵害。但弗兰克尔认为这种创伤性经历并不是导致她得病的真正原因。结果发现是因为患者阅读了有关精神分析的书后，受书中内容影响，常常担心终有一天要为这种创伤性经历付出代价而生活在恐惧中。这种预期性的焦虑既导致了证明其女性化的过度意向，也导致了过度注意她自己而不是她的性伴侣。这足以使患者不能达到性快乐的顶点，因为性兴奋变成了意向以及意向下的一个目标，而不是保持一种对性伴侣的非意向的投注。在短期的意义治疗后，患者对于她体验性兴奋的注意和意向产生了"去反思"，当她的注意力再集中于适当的目标，即性伴侣时，性高潮自然而然就发生了。

"矛盾意向"（paradoxical intention）疗法是弗兰克尔早在1939年就提出的一种意义治疗方法。他把矛盾意向疗法定义为"鼓励患者去做并希望发生正是他害怕的事情——尽管不是诚心要这样做"。他认为，矛盾意向疗法之所以能取得较短疗程的治疗效果，是因为在治疗过程中，患者一旦超越了自我和现实，达到精神理智的境界，他的意向就会发生逆转，使患者看到新的意义。

他曾遇到一位患者，患有严重的广场恐惧症，他使用传统的精神分析方法和其他方法都没有功效。最后他建议患者想象害怕在广场上昏厥——希望发生冠心病，结果患者一周就被治愈。患者告诉他说："大夫，我正是按照你的建议，我尽量尝试着昏倒，但我尝试的次数越多，昏厥的程度就越减轻，最后昏厥恐惧就彻底消失了。"

"态度改变"也是弗兰克尔经常使用的一种意义治疗方法。患者往往对自己和生活抱有消极悲观的态度，如一个人看起来很有魅力和惹人喜爱，但却对生活异常失望。对此，意义治疗的任务就是要改变这个人思考生活的方式，以积极乐观的生活态度取代消极悲观的生活态度，而最终是帮助患者对生活意义的认识，确立新的生活目标，生活态度的改变必然会导致生活意义的改变。

对意义疗法的评价

弗兰克尔说，每个时代都有自己的神经症。如果说弗洛伊德时代的神经症主要是性挫折引起的，那么今天的心理问题则主要来源于生存挫折和生活的无意义。弗兰克尔的意义疗法针对我们这个时代的神经症，将人们对意义的主动追求，并在这个过程中的自我超越作为基本的人性假设，这体现了他以人为本的出发点。意义疗法的具体操作技术可行并取得了很好的疗效，因此，他的意义疗法的理论和方法的提出是对精神分析学和存在主义哲学的发展，并在国际上产生了重要的影响。从 1980 年起，《国际意义疗法论坛》杂志问世，从此每年都要举行世界意义疗法大会。在加利福尼亚大学的柏克莱分校还建立了意义治疗研究中心，并且拥有自己的出版和服务机构。许多学者还做了大量的实验来验证弗兰克尔提出的某些理论，例如设计出心理测试工具——《生活目标量表》，来测量人们生活的有意义的目标的程度。

来自弗兰克尔的启示

弗兰克尔传奇的一生给人们以深刻的启示。弗兰克尔的理论就是他体验生命——无论是幸福还是苦难——的所思所感的总结。所以意义疗法不仅仅是一种疗法，它更是一位智者探索生命中的永恒问题而给出的终极解答，是一种令人刻骨铭心的人生哲学。也正是这种人生哲学使得弗兰克尔成为一位伟大的心理咨询大师。因此，如果要通过弗兰克尔的成长经历找到对我国心理咨询师的启发意义，就要从他的意义哲学中寻找答案——将献身心理咨询事业作为生命的最终意义，主动承担生命留给我们的使命和责任，通过不断超越自我去实现这个意义。

对于生命的真正意义应当在现实世界中去发现，而不是在像一个封闭系统那样的精神世界之中发现生命的意义。这就要求心理咨询师强烈关注外部世界——关注那些等待实现的意义，或另一个他将要面对的人，而不是他自己。正如弗兰克尔所说："一个人对于自己遗忘得越多——通过将自己献身于所服务的事业或者是他所爱的另一个人——他就越具有人性，就越能自我实现。自我实现只有作为自我超越的副产品时才是可能的。"

存在主义咨询与治疗大师

宾斯旺格："存在分析心理治疗"的奠基者

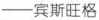

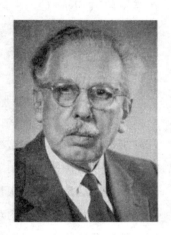

你是否一直生活在过去的回忆里，永远放不下那些流金岁月？你又是否生活在未来的期待中，每天盼望着更加幸福的将来？在你看来，生活是一次漫长而曲折的冒险，还是一次从今天到明天的匆匆闪现？

——宾斯旺格

顺利的人生旅途

路德维希·宾斯旺格（Ludwig Binswanger，1881—1966）出生于瑞士一个叫做克罗伊茨林根（Kreuzlingen）的地方。他的爷爷，老路德维希·宾斯旺格，在 1857 年创建了贝尔惟尤疗养院（Bellevue Sanatorium）。后来宾斯旺格的父亲罗伯特成为这家疗养院的主管。同时，他的叔叔，奥托·宾斯旺格是耶拿大学一位非常著名的精神病学教授，当时哲学家尼采也是他的病人之一。他发现了一种类似老年痴呆的病症，叫做"宾斯旺格病"（Binswanger Disease，BD）。出生于这样一个医学与精神病学的世家，宾斯旺格从小就受到了父辈的感染与熏陶，并励志成为一名出色的医生。

1907 年，宾斯旺格获得了苏黎世大学医学学位，并且留在苏黎世大学精神治疗中心，跟随荣格学习弗洛伊德精神分析法。当时布洛伊尔（Bleuler）是苏黎世大学精神治疗中心的院长，他首次提出了"精神分裂症"的概念。宾斯旺格与荣格一起，成为布洛伊尔的实习医生学习精神病学。同年，荣格向弗洛伊德引荐了宾斯旺格。

1912 年，宾斯旺格因为自己的心理问题受到困扰，于是便向弗洛伊德求医。弗洛伊德除了去美国宣传他的精神分析理论，就没有离开过维也纳。但是，他这次却为宾斯旺格前往瑞士，让宾斯旺格非常感动。在弗洛伊德的帮助下，他很快摆脱了心理困扰，重新找到了生命的意义。这是他第一次切身感受到精神分析的魅力，于是开始对弗洛伊德关于驱力和动机的观点感兴趣。虽然后来，宾斯旺格对弗洛伊德的某些理论并不表示赞同，但是他们的友谊一直维持到 1939 年弗洛伊德去世。

在 1911 年到 1956 年间，宾斯旺格继承了他爷爷的贝尔惟尤疗养院，代替了他父亲的位置，成为这家精神病疗养院的医学主管。

在 20 世纪 20 年代早期，宾斯旺格开始对胡塞尔的现象学和海德格尔的存在主义哲学产生浓厚的兴趣，尤其受海德格尔的"人的存在是此在"的观点影响颇大。海德格尔曾说：

> 我们存在于世界之中，我们在这个世界上谋划我们的可能性，而我们又是被抛入此世界的。此外，我们是以展开存在者和

展开我们自身的方式存在于世界之中的。应该说，我们是在被要求、被拖进逐渐认知的过程中体验我们自身的。我们并不是作为没有因缘的、客观的认知者来体验我们自身的。

海德格尔的这番话，让宾斯旺格非常震撼。从此，他便从弗洛伊德的精神分析理论转向了海德格尔的存在主义哲学思想。后来，宾斯旺格大胆地将胡塞尔和海德格尔的理论与精神分析相结合，创造性地将存在主义理论应用到精神病学中，成为今天我们所说的存在主义心理学。

取其精华的存在主义心理学

宾斯旺格把胡塞尔的现象学、海德格尔的"此在"思想与弗洛伊德的精神分析，合而为一，形成了独具一格的存在主义心理学思想。

胡塞尔创造了现象学。现象学关注我们所体验到的一切思想、想象、回忆、梦幻、感受等等。胡塞尔认为，这些体验正是我们内心最真实的声音，在不断向我们诉说"我是谁"。同时，胡塞尔认为我们的主观感受与客观现实是密不可分的，所以当我们考虑问题的时候，不能够弃主观感受于不顾。如果说客观事物是一个框架，那么主观感受就是填充物，将空洞的框架变得丰富和饱满；如果客观世界只是一个轮廓，那么心理感受就是油画棒，在单一的轮廓下涂出各种不同的色彩。所以，哪怕对待同一件事，不同的人会有不同的感受和体验。所以，现象学不会放过我们体验中的一丝一毫，哪怕是一瞬间的感觉，它也能够反映出我们真实的内心。所以，我们所能做的就是放开心灵，勇敢的、尽情的、毫无保留的去体验这个世界，去倾听自己的心声。

海德格尔用"此在"（Dasein）这个词来表示我们的存在。"此

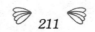

在"，如果从字面的意思来看，就是"在那儿存在"（being there）。海德格尔认为，我们都是在世界中存在的，没有世界，便没有我们；而没有我们，也无所谓世界。但是它还拥有更多微妙的内涵。海德格尔曾把"此在"比喻为广阔的牧场与无垠的森林，因为它能容下我们所有的体验。"此在"除了宽广以外，还是一个动态的过程。因为我们生活的世界不是一成不变的，世界里的其他人也不是一成不变的，就连我们自己都在不断地追求与改变。人不是静止的，我们总是会变得跟原来不一样。我们的存在的过程，就是在不断地选择和接受，又不断地拒绝和抛弃，所以它一直在变化更新。但是海德格尔认为，我们能够控制自己改变的方向，因为我们有自己选择和拒绝的权利。这就是海德格尔的"此在"的观点。

宾斯旺格将存在于世分为三种方式，我们同时存在于这周围世界、共同世界和自我世界中。"周围世界"就是我们之外的人、事件、事物，通俗一点就是周围的环境。就像海德格尔所说的，我们生活于这个世界中，并不是孤立无助的。"自我世界"，毫无疑问是我们内心的、主观的经验世界，这正是现象学所关注的主观感受与心理体验。而"共同世界"，顾名思义，是我们与其他人的相互关系。每时每刻，我们都处在一个特定的周围世界，我们都拥有一个内心的自我世界，同时我们还处于与不同人的复杂关系中，这就是我们每一个人的"存在方式"。

"世界观"（weltanschauung）是宾斯旺格理论中一个重要的概念。大体来讲，世界观就是一个人对世界的观点与态度，也就是如何看待世界、如何接受世界。每个人的世界观都是独具特色、各不相同的因此我们才会走着不同的道路、过着不同的生活。世界观指引着我们看待世界的方式，影响着我们的各种决策，最终给予我们不同的人生。所以在这个同样的世界里，有人欢喜却有人忧，有人快乐却有人愁。

很多人被"抛入"了恶劣的环境中，可能是贫穷，可能是战争，可能是地震，可能是更大的灾难，但是他们中有的人变得堕落、变得绝望；但有的人并没有因此而垮掉，反而他们变得更坚强、更乐观。就像尼采所说的，"那个没有扼杀我的东西使我更加强壮"。很多时候，很多的人，都是在艰难困苦中寻找生命的意义，在这些刻骨铭心的经历中学会坚强、学会成长。事实上，我们每个人都有权利选择，有权利选择我们的体验，有权利改变所体验到的价值和意义。很多时候我们都可以看到，在相同的物理环境下，因为不同的对待方式和态度，人们的心理感受是大不相同的。对于同样的半杯水，乐观的人会说"啊！太好了，还有半杯水"，这样的人比较容易快乐；悲观的人会说"啊！糟糕，怎么只有半杯水"，这样的人生活肯定更多忧伤。事实上，人们如何解释和接受周围的事物，是个人选择的问题。这就是宾斯旺格关于生活意义的观点。

独到的"存在分析"治疗方法

正是因为存在主义心理学的理论支持，宾斯旺格发展出了一套存在主义治疗的方法。存在主义疗法的基本目标就是，帮助来访者寻找生活的意义，使他充分地体验到个人的存在，让他们认识到自己存在的全部潜能，让他们重拾生活的信心，重建乐观的心态。

纵观治疗的全部过程，宾斯旺格都只强调此时此地，而对于过去和未来并不重视。宾斯旺格认为，当我们想要了解一个人时，必须打开他的内心世界，倾听他的体验与感受，了解他此时此刻对生活的态度，也就是他的自我世界。除了关注他的主观感觉外，还应该主动了解属于他的周围世界，包括特定的环境、特定的事件与特定的人。就像海德格尔所说的，我们生活于这个世界中，并不是孤立无助的。最后，我们还要了解他的社会关系、特定情绪等共同世界的状况，因为我们的体验来自于主观感受与客观世界的相互吸引与碰撞。而这一系列了解的过程，正是弗洛伊德的精神分析法。许多来访者的意识很混乱，不能清楚地说出自己的想法。这时，就可以利用精神分析的潜意识方法去了解和探索来访者。

当治疗者了解了来访者后，就要开始引导他自己去解读自己的内心世界，并且鼓励他们对自己感知世界的方式进行界定和质疑。对于许多人来说，了解自己其实并不容易，因为"旁观者清，而当局者迷"。他们作为当事人，很多时候看到的都是自己以外的事物，所以往往把问题归咎于环境或者他人，却从不把自己放入考虑的范围。所以，存在主义治疗师要跟来访者一起，分析他的周围世界、共同世界和自我世界，让来访者能够听到自己内心的声音。

在充分了解自我的基础上，应该鼓励来访者进一步去探索内心的更深处。治疗师应该同来访者一起，透过他此时此刻的想法，分析他对世界的态度和看法。这样一个自我探索的过程，通常能使来访者对自己的生活意义恍然大悟，产生豁然开朗的感觉。此时，他们会突然意识到，原来生活的选择权就在自己手里，如何解释和接受周围的事物，是个人选择的问题。这时他们会清楚地知道自己想要的究竟是什么，他们为自己找到了生活的目标。

当来访者清楚地听到自己内心的呼唤，充分地体验到个人的存在，并且寻找到生活的意义的时候，一股强大的力量会推动他们去挖掘自己存在的全部潜能。

总而言之，存在主义治疗就是帮助那些孤独且焦虑地存活于世的人，让他们重建一套自我反思的能力，充分地体验到个人的存在，最终寻找到生活的意义。

震惊世界的"爱伦·维斯特"

1944 年，宾斯旺格发表了一篇临床报告，叫做"爱伦·维斯特的案例"（The Case of Ellen West），报告里讲述了一个同时患有厌食

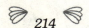

症、忧郁症、强迫症和自杀倾向的可怜女人，读来令人震惊。最终，爱伦的故事成为宾斯旺格的经典案例。

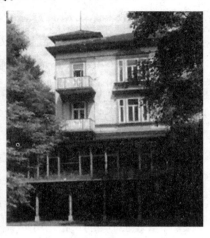

爱伦小时候是一个热情洋溢的女孩。她很善于表达自己内心深处的欲望和对自由的向往。她喜欢看书，喜欢写诗。只要是她感兴趣的，她都会力争第一。就像在学校里，她总是希望自己的成绩排名第一。但是她非常挑食，一旦有人让她吃不喜欢的食物，她就会表现出强烈的反抗情绪。实际上，她是一个倔强并且好强的女孩。但是当时她和她的家人都没有预料到她今后的情况。

宾斯汪格在贝尔惟尤疗养院的诊所

少年时期，她的座右铭是"非生即死"。在她17岁那年，她的写诗风格发生了转折性的变化。其中有一首叫做"亲吻我直到死去"的诗，这是对一个海盗说的话，请求用他冰冷的手臂抱住自己，然后亲吻到她死去为止。爱伦把自己放进她的诗歌里，成为其中的主角，并且感叹自己的杰作是"为我们的生命而祝福"。

爱伦20岁的那年，去西西里岛旅行了一趟。大概因为心情比较愉悦，胃口突然大好，于是开始拼命地吃东西，享受人间美味。但是爱伦的好朋友却嘲笑她，说她长胖了，变丑了。这样一个好强的女孩，无法忍受朋友们的嘲讽，便又开始拼命地减肥。但是此时的她已经被"肥胖"所困扰，整个脑海里一直在想"减肥"、"瘦身"，无法自拔。越是这样，她越是讨厌自己，就越是痛苦不堪。接着，她就被一些无法控制的死亡狂想所困扰。她开始相信，死亡是消除痛苦的唯一方法。当时的爱伦在日记中写道："死亡是生活中的最大幸福。"这句话被宾斯旺格引用到了报告中。实际上，报告中的许多情感力量都是来自爱伦自己的声音。

在之后很短的一段时间里，她又开始把自己埋在诗歌作品里，但是伴随着无穷的忧郁和悲哀。有时，她又会突然陷入到强烈的恐惧中，她的生活变得异常混乱。于是爱伦又试图重新回到人群里。可是她发现，所有的积极和热情都是假的，都是自己硬装出来的。她从内心里鄙视周围的人，鄙视那些复杂的人际关系。

后来有一次，爱伦喜欢上一个男同学，想跟他订婚。可是因为父母反对，她开始变得堕落，并且日显憔悴。但是爱伦把所有的痛苦都归结于自己的肥胖。在她看来，瘦身就是打开幸福之门的钥匙。这时的爱伦正被那些无法控制的瘦身狂想所困扰。她的身体已经过分脆弱了，就连医生都告诉她要卧床修养，并且要尽可能地增大进食量才能恢复体重。可是她还深深为自己的"肥胖"而沮丧，于是不仅不休息，还努力让自己保持工作的状态来达到瘦身的目的。

在 28 岁的时候，爱伦终于嫁给了一位求爱者。本以为婚姻是她幸福的希望，能帮助她消除强迫的念头。但不幸的是，结婚后不久，她就经历了一次意外流产的痛苦。从那以后，她的强迫观念变本加厉，脑子里装满了一个常人无法理解的念头：想要一个孩子，但是不想吃东西。爱伦体重仍然继续下降，消瘦不堪。

后来，她就开始使用大剂量的通便剂，让自己吃进去的食物全部排出来，似乎这样她才能够感到稍许的安心。到她 33 岁的时候，她每天要吞下 60 多粒通便药片。于是她白天不停地腹泻，晚上不停地呕吐。最终变成了一副只有 92 磅的骨架。

在那段时间的日记里，爱伦这样曾抱怨：

> 我一点也不了解我自己是怎么回事。不去了解自己是可怕的事情。我把自己当作一个怪物来看待。我害怕自己，害怕那种感觉，因为我对它毫无防御能力，每时每刻都在由它任意摆布。这

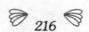

是生命中最可怕的一部分，它充满了恐怖。……生活不过是受折磨而已。……生命已变成一座监狱。……我渴望着被踩躏，并且实际上我每时每刻都在踩躏我自己。

她从一家精神病院转到另一家精神病院，从这个心理医生找到那个心理专家，但是都无济于事。她几次试图自杀，但是都未遂。最后被送到了贝尔惟尤疗养院，成为宾斯旺格的病人。在宾斯旺格的照顾下，她似乎开始变得平静和舒适，并且奇迹般的开始进食。饮食的规律加上镇静剂的作用，她的身体恢复了一些，人也精神了很多。

但是她仍然产生无法控制的恐惧感，显然还在受到求死欲的困扰，她说："我找不到任何解脱的方法，除了死！"

宾斯旺格对爱伦的诉说总是耐心地倾听着，通过她的日记和她丈夫提供的资料，宾斯旺格将爱伦的病诊断为一种"进行性精神分裂症"。他又邀请另外两位精神病学家对爱伦作了会诊，而两位专家都同意，认为爱伦的病情太恶劣而没有治愈的希望。于是他们征求她丈夫的意见，看是让爱伦继续被关在精神病院里，还是让她回家。最终医生和丈夫都选择后者。

回到家，爱伦表现出异样的放松和愉悦，甚至还吃了巧克力。这是 13 年来的第一次，第一次吃巧克力，第一次这样满怀欣喜的吃巧克力。回家的几天里，她表现得一直很开心，不停地与丈夫聊天，满足地吃东西，惬意地读了点文章，随笔又写了首诗歌，还给朋友们寄了信。可是在这之后，便服毒自尽了。

在"爱伦·维斯特的案例"的报告中，宾斯旺格还跟我们分享了爱伦的另一首诗：

我希望自己的死跟鳕鱼一样，
能在生命最高潮的时候突然撕破喉咙。

> 我不想自己活得跟蠕虫一样，
>
> 慢慢地变老变丑，变得迟钝变得愚蠢。
>
> 在我生命的火焰中，
>
> 只许有一次灿烂的绽放。

宾斯旺格说，爱伦被撕裂成了两个相反的世界：一个是墓穴的世界，是她躯体所存在的世界。在这个世界中，她就像墓穴的蠕虫一样，慢慢变老变丑。而她周围的人看起来都很邪恶、很痛苦。在墓穴的世界中，爱伦的一切都变得堕落、消沉、毁灭，最终进入一个坟墓的黑洞里；另外一个世界是苍穹的世界，充满了纯洁与干净的灵魂。在这个世界里，爱伦可以自由地飞翔。爱伦一心想要摆脱墓穴的世界，想要穿越平凡的物质世界到达无垠的苍穹。所以她拼命地饿瘦自己，甚至变成一副骷髅都还不满足。

宾斯旺格认为，爱伦拼命地不想做自己，而同时又拼命地想做自己，这种绝望显然同死亡有某种特殊的关系。当这种绝望的折磨降临时，自杀以及随之而来的虚无便成为"幸福的意义"。这样看来，爱伦最后的自尽之所以显得异常的轻松，"她只是在她的死亡决定中才找到了她自己，并选择了她自己。安乐的死亡也就是她的安乐存在的诞生。然而，在那种存在只能透过放弃生命来存在的地方，那里的存在实在是一种悲剧性的存在"。

存在主义心理学的先驱

宾斯旺格最具突破性的研究是存在主义领域的心理学研究。他大胆地将胡塞尔和海德格尔的理论与精神分析相结合，将存在主义理论应用到精神病学中，成为我们今天所说的存在主义心理学和存在主义心理治疗。

存在主义心理学将所有的生活现象解释得淋漓尽致，"存在分析

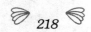

研究"比起以前的心理学研究方法有着很多的突破。它不仅解释了生活中很多模糊、抽象的"概念"，还将存在的方式分为了"此在之内"与"此在之外"。存在主义心理学贴近我们的生活，让我们通过倾听自己的声音来了解自己、探索自己，同时让自己成长与进步。我们可以毫不夸张地说，宾斯旺格是存在主义心理学的先驱者，是存在主义心理治疗的创始人。

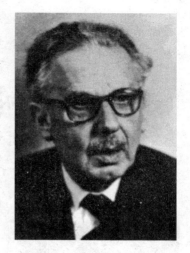

善于倾听自己"存在"
之声的宾斯旺格

罗洛·梅:"灵魂的意义"雕刻家，"存在心理学之父"

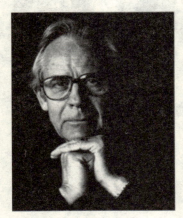

我的信念始终是寻求内在的真实。

——罗洛·梅

　　美丽的圣克莱尔河畔，曾来过一名少年。夏天，他在河里尽情地畅游；冬天，他在河面上自由地滑冰。他在这里能够逃避父母不断的争吵，能够远离折磨着内心的烦恼。他在大自然里获得了片刻的宁静，也憧憬过美好的未来，向往过和睦的家庭生活。然而年少的他是否曾想过，自己会成为心理学史上不可或缺的大师之一，用自己毕生的精力为千万人谋求幸福的生活。

　　这位勤奋聪敏的少年，经历过艺术的熏陶，在迷失中发现自我，

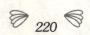

在疾病中锤炼意志,在婚姻中寻找爱情的真谛,在对病人的倾心治疗中,雕刻着"灵魂的意义"。

逆境中的成长

罗洛·梅(Rollo May,1909—1994)是 20 世纪美国最杰出的心理学家之一,他是以存在主义哲学思想为基础的人本主义心理学家,也是存在心理治疗的代表人物。

1909 年 4 月 21 日,罗洛·梅生于美国俄亥俄州的艾达镇,他的父亲厄尔·提特尔·梅和母亲玛蒂·博顿·梅拥有了他们的第一个儿子。不像很多出身环境优越的心理学家,罗洛·梅诞生在一个普通的美国家庭,父母都没有受过良好教育,他们的夫妻关系也很糟糕。在罗洛·梅的记忆中,父母经常吵架,他甚至认为母亲是一个"到处咬人的疯狗",而父亲也是个不安分的人,最终两人的争吵以分手而告终。

罗洛·梅有一个患有精神病的姐姐,当她精神崩溃时,无知的父亲把她的病归咎于受教育太多。不知当这位父亲得知自己的儿子长大后,不但从事心理治疗,并成为一名杰出的心理学大师,是否曾悔不当初。虽然父母没有为罗洛·梅提供良好的家庭和教育环境,但是童年生活的不愉快经历和姐姐的遭遇却促成了罗洛·梅对于心理学的兴趣,可能也是他今后选择心理咨询研究的原因之一。

为了摆脱家庭中的争吵,年少的罗洛·梅经常会一个人跑到家附近的圣克莱尔河畔,那条静谧而深邃的河流赋予了他真正的宁静与丰盈。他在那里愉快地玩耍,也在那里静静地沉思。后来他曾说,他在这河面上学到的东西比在学校里学到的都多。这样一个敏感多思的少年,大概只有在属于他的世外桃源中,才体验到了真实的存在感,才真正脱离了家庭带给他的苦恼和烦躁。

青年时的罗洛·梅醉心于文学与艺术。1930 年,他毕业于俄亥

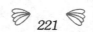

俄州的奥伯林学院艺术系。毕业后，他花了三年时间和许多艺术家一起遍游欧洲，进行绘画创作和研究自然艺术。这一段经历对于罗洛·梅的影响很大，可以说是直接促成他走上了心理咨询的成长之路。因为在那期间，他的心绪有些紊乱，他感到很孤独，在工作中也有些力不从心。后来他曾分析认为，当时的自己是患了"可以委婉地称之为'神经崩溃'的病"。因为他在大学里修读过一些心理学的课程，他意识到是自己的全部生活方式出了问题，他倾听到自己内心的声音，他相信必须为自己的生活找到新的目标和目的地。

于是，罗洛·梅在 1932 年的夏天来到维也纳山区的一个避暑胜地，加入了阿德勒的"暑期研讨班"。在那里，两人经常促膝交谈，他从阿德勒那里学到了许多关于人类行为、人的天性等方面的思想。他早期的学术思想中带有明显的精神分析风格，多少是受了阿德勒的影响。但是他在欧洲的这段经历，却使他意识到了人类天性中更为悲剧性的一面，使得他不会仅仅满足于精神分析的某些观点。

1934 年，罗洛·梅回到美国，在密歇根州立学院担任了三年的心理咨询员，之后被纽约联合神学院录取。他并不是为了成为一名牧师，而是想从神学中探讨关于人类天性的根本问题。在神学院期间，他经常去听保罗·蒂利希教授的课，和他探讨神学、宗教及哲学问题。蒂利希是当时很有名望的德国存在主义神学家和哲学家，也是罗洛·梅十分尊敬和感激的良师益友，他尊称蒂利希为自己"心灵的导师"。两人保持了一生的友谊，在他的著作中也可以看出蒂利希对他的影响。

1938 年，罗洛·梅与弗利斯小姐结婚，他们的婚姻关系维持了30 年，并拥有了 3 个孩子。同年，他获得神学硕士学位。之后担任了两年牧师，并出版了第一本代表作《咨询的艺术》，表述了他对于健康人格概念的理解。为了追求对于心理学的兴趣，他辞去了牧师的工作，来到纽约市立学院担任心理指导教师，同时在 W. A. 怀特学院

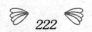

研究精神分析。该学院的基金会主席是著名的新精神分析学家沙利文。罗洛·梅在咨询治疗中始终保持着注重文化和人际关系的态度,就是得益于沙利文的启发。在学院期间,他还结识了弗洛姆,两人的长期交往和思想交流也对他的理论形成有深刻的影响。

在罗洛·梅30岁出头的时候,他经历了一生中最惊心动魄的一段时光。他患上了肺结核并且濒临死亡,不得不住进纽约州北部的萨拉奈克疗养院,躺在病床上体验着深深的悲哀和无助。那时的他会经常意识到一种模糊的将要死去的感觉,面临着对于死亡的恐惧和失去控制力的绝望。他花了整整三年与病魔抗争,终于发现疾病其实是"欺软怕硬"的,疾病会利用病人孱弱无助的消极态度夺去他们的生命,而只有奋力抗争才能活下去。于是,他鼓起了战斗的勇气,对于生病的事实"产生了某种个人责任感",终于战胜了病魔。这段亲身经历使得罗洛·梅意识到,病人在治疗中应该采取的是积极的态度,对于心理治疗也是同样,病人必须与他们的心理障碍作斗争,一种他称之为"存在的抗争",使得病人获得对自己的存在更深刻的理解,从而生出恢复健康的勇气。

值得一提的是,罗洛·梅在生病和康复期间,长期体验着深刻的焦虑,因此他仔细研读了弗洛伊德的《焦虑的问题》和克尔凯郭尔的《恐惧的概念》。他更倾心于后者的观点,因为他认为克尔凯郭尔触及了焦虑的最深层结构,讨论了人类存在这个最根本的本体论问题。正是包括克尔凯郭尔在内的存在主义学者们的观点对他思想的启发和影响,促使他最终走上了以存在主义哲学为基础的心理学道路。

1946年,罗洛·梅开始私人开业。两年后,他来到弗洛姆担任院长的怀特学院担任正式教员,并且一直工作到退休。1949年,40岁的罗洛·梅获得了哥伦比亚大学的第一个临床心理学博士学位。他将博士论文改写成书,取名为《焦虑的意义》,于1950年出版。1958年,罗洛·梅接任怀特学院院长。在事业的稳步上升中,他却经历着坎坷的婚姻生活。1968年,他与相濡以沫三十年的妻子离婚,后一年就出版了他个人著作中最为畅销的《爱与意志》。在这本被美国人数代传颂的书里，他把爱看作是人类的一种创造性活力，是人类存在的基本方式之一，反对当时美国盛行的"性爱分离"的思想。但他自己却要重新寻觅属于自己的爱情。

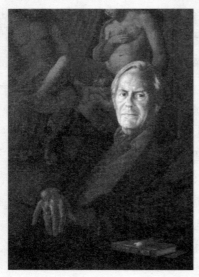

对病人怀有深厚情感的心理医生

在长期的治疗实践中，罗洛·梅发现当时的人们来寻求心理咨询不再是如精神分析所说的性压抑，更多的是由于人生意义感的丧失。结合他所认真探讨过的存在主义的观点，他和安捷尔、埃伦伯格合作发表了《存在：精神病学与心理学的一种新维度》，介绍了"存在心理治疗"的概念，推动了存在主义运动在美国的流行。1967年，《存在心理治疗》出版，简要论述了他对于存在心理治疗的基本看法。罗洛·梅的存在主义倾向在心理咨询的实践中逐渐确定。1971年他获得美国临床心理学科学与专业卓越贡献奖。同年，他和英格丽德·肖尔结婚，却又难逃七年之痒的困境。1987年罗洛·梅获得美国心理学会颁发的终身贡献金奖。一年后，79岁高龄的他，遇到了一位荣格派的分析心理学家乔治亚·约翰逊，再次步入了婚姻的殿堂，乔治亚相伴着他度过了最后的六年时光。晚年的罗洛·梅感到活得更有乐趣，体力虽然有衰退但仍能继续做喜欢的事。他认为晚年的宝贵在于获得了"智慧"。

1994年10月22日，这位对于人类的潜能进行过勇敢而富有创造性研究的先驱者，在位于加利福尼亚州的家中病逝，享年85岁。

探寻存在的意义

罗洛·梅对于心理咨询与治疗的最大贡献在于，为存在主义和人本主义心理学搭建了桥梁，将德国哲学家海德格尔的存在主义思想引入心理学，建立了存在心理治疗的体系，为人本主义心理学的发展奠定了基础。

人的存在

进入 20 世纪以后，现代人并没有因为压抑的减轻而减少了心理问题，反而更多地寻求帮助。罗洛·梅凭借对社会现实的分析和对病人的细致观察，认为精神分析的理论已不足以解释病人的问题，心理问题的产生主要是因为空虚感，人们找不到人生的意义，失望而孤独。在不断的学习和实践中，他发现了存在主义哲学对于心理治疗的意义。

西方存在主义哲学所强调的核心问题是"存在"。他们强调的是作为个体的人，重视人的存在价值和自由选择。罗洛·梅受存在主义的影响很深，因此他反对行为主义过分强调客观化和数量化，也反对精神分析过分强调本能和性压抑。罗洛·梅提出的"存在的本体论"具有六个关键概念，即自我核心、自我肯定、参与、觉知、自我意识和焦虑。自我核心是一个人不同于别人的存在。自我肯定是指环境所给予的、通过合理的社会整合后所增强的存在感和价值。觉知（awareness）是人对自我核心的主观认识。自我意识是人所独有的，是觉知表现在人身上的独特形式。罗洛·梅把自我意识看成是更为整合的一个整体，它可以使人有能力超越具体的世界，它是人的自由意志、抽象观念、象征作用、责任感、罪疚感和超越时空等所有特质的基础。

据此，人的一生的任务在于，深化自我意识，发现自己的内在力量，以期学会有效地控制生活，建立人生的价值和目标，从而成为一个自由的、具有创造性的人。

在罗洛·梅的心理学思想中，焦虑与自由是两个核心概念。他认为，自由选择是个体自我实现的先决条件。个人在现实生活中往往需要作出许多自由选择，但选择的结果是不确定的，而且后果必须由个人承担。焦虑由此产生。

罗洛·梅认为焦虑的本质是对存在受到威胁的反应，是对人的基本价值受到威胁的反应，或者是对死亡的恐惧。人的一生中所遇到的焦虑无外乎两种：正常焦虑和神经症焦虑。前者是成长的一部分，后者却包含着严重的心理压抑和冲突。人们应对焦虑的方式可以归纳为：健康方式和变态方式。正常人能够正视现实，勇敢面对，而神经症患者则用压抑、禁忌来逃避焦虑。

爱与意志

罗洛·梅在咨询实践中逐渐意识到，在过去被视为生命原动力的"爱与意志"，如今正面临着分裂甚至瓦解。人们似乎正逐步走向性与爱的分离，沉湎于性的放纵和意志的瘫痪。他主张恢复爱与意志的传统价值，重新寻找爱与意志的源泉，呼吁人们以更真实、更有意义的方式生活。

罗洛·梅认为，人具有自身的"原始生命力"，这是一种能够使人肯定自己、确认自己、保持自己和发展自己的内在动力，它可以使人成为恶魔，也可以使人成为神明。"爱欲"（Erotics）就是其中之一。爱欲使人向上，使人走向更高意义的自我实现，因此性欲不能与爱欲分离，否则便丧失了自身的活力，丧失了内在的激情。同样，意志也属于原始生命力的一种，意志的功能在于组织、整合、保护和指导个人的内在欲望，是一种使得梦想能够成真的能力。

只有意志而没有爱欲的人，就会过分自律、追求完美，类似弗洛伊德所说的"肛欲型人格"，但是内心空虚，生活缺乏意义；只有爱欲但没有意志的人，如同婴儿般充满梦想和欲望，却没有足够的自我约束力去实现梦想，只能依赖于他人而存在。人们真正应该追求的，是爱与意志两者间的平衡，将爱欲和意志结合起来，通过自己的选择和创造，不惧怕死亡而勇敢面对生活，才能实现自己的最佳价值。

存在心理治疗

罗洛·梅是心理学理论的大师，但他更是一名开业的心理医生。他的理论是在长期的治疗实践上思考和总结出来的，是为了帮助和治愈他的病人而进行的探索和努力。

罗洛·梅认为，神经症的产生是因为没有意识到自己的存在感，破坏或限制了自我实现的能力。从心理医生的角度出发，他强调病人的"存在感"，即病人对自己存在的体验。心理治疗师的责任在于让病人认识和体验自己的存在，使他相信自己能进行自由选择，帮助病人为自己设想某种责任感，最终作出选择，采取行动。治疗师必须对病人的内部经验进行探索和体验，再帮助病人改变存在的各种条件，从内外两方面同时努力解决病人的心理疾病。这就是存在心理治疗的基本观点。

出于对病人的真诚而深刻的感情，罗洛·梅强调在心理治疗的过程中，治疗本身并不是直接的目的，消除焦虑也不能解决根本问题，最重要的是把人的愿望、意志、决策等各种心理维度整合起来，帮助病人产生觉知，产生强烈的自我意识，重新成为一个自由存在、有意志、能选择、负责任的人。

罗洛·梅提出存在心理治疗的四条原则：理解性原则、体验性原则、在场性原则和献身原则。理解性原则强调技术来自于理解，医生的任务是对于病人的存在方式的理解，一切技术问题都隶属于这个理解。体验型原则指心理治疗应该使病人亲自体验到他自己的自我关系世界。罗洛·梅非常重视的是在场性原则，认为存在心理治疗师必须进入病人的"关系场"，才能真正理解病人当前的存在状况。献身原则也称付诸行动原则，强调的是医患双方必须在亲自实践中才能认识到存在的真理，必须在此时此刻就采取具体的行动。

60 年代之后，罗洛·梅将意向性（intentionality）的概念引入了心理治疗。意向性既包含着我们的认知，也包含着我们对现实的塑造，两者不可分割。意向性是一种存在的状态，明确的意向性使得人能够向着健康的方向发展，因而是通往存在的一条重要途径。为此，他提出了心理治疗的三阶段：愿望阶段、意志阶段、决定和责任感阶段。

愿望阶段是治疗的开始，目标是使病人体验到他的愿望。治疗者必须启发病人意识到自己是有愿望的，并且通过意志努力，愿望是可以实现的；意志阶段是质变的阶段，使认知质变为自我意识，治疗的目标是使病人产生自我意识的意向；决定和责任感阶段的治疗目标是达到负责任的自我实现、自我整合与成熟。

总而言之，罗洛·梅是一个以存在主义为理论基础和方法论倾向的理论家和治疗学家。他提倡的是整体心理治疗，重视医患之间的真正交往，强调通过存在感和意向性的理解来体验作为整体的人的存在，而心理治疗的最终目标是使病态的人转变为整合存在的健康人。

乔治与赫钦斯夫人

罗洛·梅在早期和晚期分别报告过一个典型案例，从他对两个案例的分析和治疗中可以看出其思想的转变，以及咨询过程中所使用的不同方法。

第一位病人叫乔治，是个体格健壮的大二学生。他来心理咨询的原因是对大学生活感到不愉快，主要表现为难以集中精力学习，心里面总有着一种莫名其妙的紧张感。在人际交往方面，他感到孤独，他很不喜欢他的室友，恨不得每天打他一顿。乔治还觉得自己的女朋友太轻浮，希望把她改造得严肃一些。

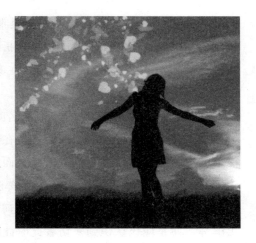

由于白天无法集中精力学习，晚上难以入睡，乔治陷入了深深的抑郁和孤独之中。在这种情况下，乔治来到咨询室寻求帮助。罗洛·梅认为，乔治实际上正经历着人格发展中的一场危机。

我是以什么方式存在的？

他了解病状的步骤大致如下：首先，了解乔治的家庭情况，这是精神分析学派常用的还原方法。乔治出生在农夫家庭，排行老二，他的姐姐成绩优异，两人进入的是同一所大学。其次，分析乔治的人格特点，发现他有强烈的野心和控制他人的欲望。第三，整体分析。罗洛·梅认为乔治的问题在于，出生在后的孩子经常表现出超过哥哥或姐姐的野心，而这种野心实际上是由自卑感驱使的。乔治在体育系学习，是希望在体格上超过别人，之后把控制别人的欲望转向道德方面，比如批评室友和女朋友。这些问题使得他和群体分离，也使得他个人的人格问题趋于严重。

罗洛·梅对其的治疗分两个步骤：一是循序渐进地指出乔治人格中的消极方面，他的自私和野心，企图控制别人的欲望等；二是把他的人格模式中的消极方面与痛苦的内心体验联系起来，寻找实现其"野心"的建设性方法。比如，乔治担任了班级中的一些领导工作，相应取得了某些社会认可，他的自卑感就开始减轻，控制欲也不那么强烈了。他在经历了重新适应社会而产生的内心痛苦后，得到了新生。

从这个案例中可以发现，罗洛·梅的咨询方式基本上是精神分析式的，关于"自卑感"的解释多半是源于阿德勒的影响。但在之后长期的治疗实践中，他发现了精神分析理论的局限性，因而在精神分析的基础上引入了存在心理治疗。在其晚年出版的《存在的发现》中，记录了这样一个实际的分析案例：

来访者是一位30多岁的妇女，名叫赫钦斯。她患有喉部癔病性紧张症，说话时声音沙哑。原因是她在向别人尤其是父母讲述一些她深信的东西时，常常被否认，因此久而久之，她认为还是缄口不言更为安全。罗洛·梅早期的分析认为该心理问题是源于童年的心理创伤，但是在后来的存在分析中，他感到，治疗中更重要的东西不是作出解释，而是应该认识到来访者此时此刻的存在。她是通过嘶哑的声音来保护自己，通过控制自己的行为来适应他人的要求，从而保护自己当前的存在。

赫钦斯夫人曾做过一个梦，梦见她在飞机场的一座尚未建成的楼房内寻找一个婴儿。找到婴儿后，她把他抱在怀里，却担心会把婴儿闷死。回家后，她高兴地发现婴儿还活着，却又产生了可怕的念头："我会杀死他（她）吗？"

罗洛·梅分析这个梦认为，赫钦斯夫人20岁时曾在该飞机场学过单飞，那时她已经摆脱了自己的父母。婴儿可以看作是她的小儿子，也可以说就是她自己，是她正在发展中的意识的象征。这个正在发展中的意识就是"杀人"的念头。之所以产生这个念头是因为赫钦斯夫人脱离了父母的宗教信仰，加入了另一个教会，但她一直不敢告诉父母，她为此感到焦虑和空虚。在罗洛·梅的帮助下，她终于愿意写信给她的父母，并告诉他们，让她再改变主意是不可能的了。赫钦斯夫人的心境由此有了很大的好转。

罗洛·梅认为，赫钦斯夫人的空虚和焦虑是企图扑灭浮现在她头脑中的杀人意识，她力求接受她对父母的痛恨以及母亲对她的痛恨，把自己从母亲的支配中解脱出来。赫钦斯夫人正是通过逐渐正视到自己的存在，认识到自己行为的意向性，从而才能获得完整的独立性，获得积极成长和健康发展的生活方式。

这两个鲜明对比的案例,反映了罗洛·梅的心理治疗观逐渐从精神分析向存在分析转变。40多年的心理治疗实践终于使得他成为一名独具特色的存在分析咨询大师。

成功与遗憾

在美国,罗洛·梅被称为"存在心理学之父",同时也是美国人本主义心理学的领袖之一。这是因为他将欧洲的存在主义和现象学思想,与精神分析理论相结合,通过多年的心理治疗实践和对人的天性的深刻洞察,结合美国的实情加以改造,从而开创了存在心理学,成为人本主义心理学的重要组成部分之一。罗洛·梅用毕生的时间从事心理治疗,在此基础上,构建了一个相当庞大的存在心理学理论体系,成为人本主义心理学中,可以与以马斯洛、罗杰斯为代表的自我实现理论齐头并进的另一主要取向。

存在心理治疗作为人本主义心理治疗的主要方法之一,如今正被全世界的心理治疗师所体会及采用,这不得不归功于罗洛·梅孜孜不倦的追求和对于来访者深沉博爱的情感。他所创建的存在心理治疗强调人的天性,重视医患双方的互动关系,而不拘泥于治疗的技术,同时也强调个体有塑造自我的倾向和并受周围环境的影响。罗洛·梅的理论具有强烈的哲学色彩,并不是为了哗众取宠,或者挑战心理学的科学性质,而是因为他发现所有的心理治疗都不可避免地涉及"人的存在价值"这一根本性的哲学问题。抱着对人类的关心和大爱,他倾其一生,为存在心理治疗提出了原则、治疗方法、心理健康的标准等,为心理咨询和心理学理论的发展都起到了不可忽视的推动作用。

当然,罗洛·梅的理论也受到了不少学者的质疑和批评。首先,他的理论体系是相当不成熟的。他使用的概念,比如"存

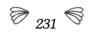

在"、"意向性"等都没有精确的操作性定义,因此难以进行客观的检验。他的理论看上去更像是哲学式的探讨,而缺乏心理学的实证的方法论。许多心理学家认为,他的理论要想得到当代科学心理学的公认,还是必须符合科学的精确性与可验证性的标准。其次,他的理论中烙印着强烈的非理性特征。比如,"存在"作为存在心理学的核心概念,是一种个体内心的心理状态。人们不禁要问,这种只有自己才能感受到的存在感,心理治疗师如何能理解呢?他的理解又究竟是正确的吗?这些非理性的特征很大程度上限制了存在心理学的发展。再次,他的学说在早期带有浓厚的宗教色彩和神秘主义倾向,甚至把神经症的原因也归咎于宗教,这多少削弱了他的理论的说服力。但在晚期,随着研究的深入,他逐渐放弃了早期的宗教思想。

厚积而薄发

阅读至此,或许罗洛·梅已经给读者留下了一个严谨治学,勤于思考,关爱人类的大师形象。正是这些优秀的个人品质使得他能够在心理学史上写下具有鲜明特色的、沉着而厚实的篇章。他的生平经历也带给了我们诸多思考和启发。

体验丰富多彩的生命

罗洛·梅的童年是不幸的,整天争吵的父母和患有精神病的姐姐,使少年的内心很少拥有过真正的平静。而正当年富力强的年纪,又曾无能为力地在病榻上一躺就是 3 年,面对着死亡的威胁和失去思考力的绝望,在体验过深深的焦虑之后,才逐渐升起了战斗的勇气。他还曾经历过坎坷的婚姻生活,探寻过爱情和性欲的真谛。

这些看似残酷的命运,将罗洛·梅推向了对于人类灵魂的探索，来到心理学的殿堂中披荆斩棘。在漫长而奋斗着的人生中，他曾经真正地显露出生活的勇气，无论是面对疾病还是艰深的研究。他勇敢地追随着自己的命运，考察似乎最平常不过却也最容易被忽视的人类情感，考察爱、意志、勇气、焦虑、美和人类的存在，并在最后一本著作《存在心理学》（1994）中将人生的体验应用到对人类同伴的治疗中。作为心理咨询事业的后继者，我们从他的经历中看到了体验生命、领悟生活的重要性，通过自己的生

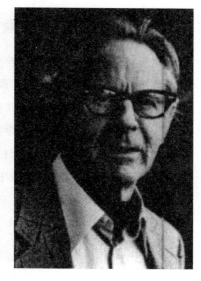

坦然直面生命的磨难

活经历，延伸出对于来访者广泛的共感和认同，正是心理咨询师所不可或缺的品质之一。

博采众家之长

罗洛·梅曾师从阿德勒、蒂利希、沙利文等心理学和哲学大家，并与弗洛姆、马斯洛等杰出的同事们共同工作。良好的学术氛围也使他形成了严谨治学的作风，在不断地吸收他人观点的同时，形成了自己的旗帜鲜明的理论，可见理论和思想上的创新性归根结底来自于对现有知识的深入学习和对人性的现实观察。

同时，他乐于博览群书，也勤于思考。人类思想的碰撞从来都没有时空的限制。在重病之中，他仍在认真研读弗洛伊德和克尔凯郭尔的著作，并对他踏上存在分析之路具有深远的影响。与先哲们以及良师益友的思想交流，渗透在他的生活中，促使着他走上咨询师之路，并且终于成为心理学大师。

坚持不懈的思考和探索

罗洛·梅的一生著述颇丰，不但有学术专著，也有对于人类社会、政治生活、艺术的美等方面的心理学思考和人本主义探究。他在80岁高龄时，精力依然十分旺盛，保持着每天4个小时的写作。他被授予10个以上的名誉博士学位，担任过包括美国心理治疗与咨询联合会主席、纽约心理学会会长等多个职务。无论他的思想观点在历史上是否占有一席之地，他毕生坚持不懈的追求精神永远值得我们这些后继者铭记与学习。

凯利：万花丛中一枝梅

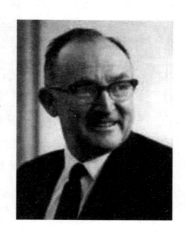

对任何事情，只要探索之，就能捕捉之。

——凯利

乔治·凯利（George Alexander Kelly，1905—1967），美国著名心理学家。生于美国堪萨斯州的伯斯，他的父母都很喜欢他，尤其是他的母亲，倾注毕生的心血去爱他。而且他的父母都是虔诚的基督教徒，信念非常坚定，对于基督教认为是邪恶的行为，比如跳舞、喝酒、打牌等绝对不做，因为他们知道这些行为是违背宗教信念的。凯利受父母的影响很大，在他的理论中有很多都提到了宗教的作用。

久经磨炼

凯利起初是在一个乡村学校学习。在堪萨斯州的威契特中学毕业后，因受父母的影响，他进入威基塔的教友大学，三年后转入位于密苏里州的巴克学院，1926 年在此取得物理学与数学的学士学位，这对他今后创立一种独特的人格理论有一定的影响。在巴克学院学习期间，他的兴趣发生改变，越来越喜欢研究一些社会问题，所以进堪萨斯大学主修教育社会学。1929 年又进入爱丁堡大学学习，获得教育学方面的学位。之后，他在苏格兰留学一年，其间写了一篇关于预测教学成功问题的论文。就是在这个时候，他对心理学萌生了浓厚的兴趣。于 1930 年返美后进入艾奥瓦州立大学成为心理学的研究生，1931 年获哲学博士学位。从此以后，他的研究领域一直是临床心理学。那时候，临床心理学还仅仅是一个新的研究领域。之后的 20 年，他一直在法特海兹的堪萨斯州立学院任教。

春雨、夏光与秋风孕育了他的美丽

凯利最初学的是生理心理学专业，但他在现实中试图帮助他人摆脱困境时，感觉力不从心，于是他又开始研究临床心理学。在他自己的临床实践中，尤其是最初在与朴实单纯的农民的接触中，开始对精神分析产生怀疑。在咨询与治疗的过程中，不论他提出的观点是否符合逻辑，或是否正确，只要此观点能被患者接受，就能使患者因采用新视角看问题而使其状况得以改变。这个发现给予他的启示是：通过改变人们看问题的角度，可以有效地改变其心境。他在学校咨询中还发现，老师对学生的批评更多地表明了是老师而非学生的问题。因为并非客观事实而往往是教师看问题的角度，才是问题的关键所在。正是这一系列的发现，为凯利日后建立自己的人格理论奠定了重要的思想基础。

第二次世界大战后，社会上特别需要临床心理学工作者，因此他开始研究人格问题及其诊断，并试图将自己的理论研究应用到实践当中。当时正值美国经济大恐慌时期，很多人因生活艰难而陷入情绪困扰，凯利极愿帮助这些人解决心理问题，但因他未曾接受临床心理学训练，感到力不从心。在此情况下，凯利从实际观察开始，力求从情绪困扰者的心理特征中寻求解决之道。结果，其缺点竟然变成优点：缺乏临床心理的训练，就没有传统心理治疗派系思想的限制；不囿于传统治疗的理论和方法，反而有助于其人格理论的创新。

1946 年，凯利转任俄亥俄州立大学的教授与临床心理学主任。此后 20 年间，他完成了"个人结构心理学"的理论体系。

独特的视角，一枝梅独展霜雪

凯利的成长之路与其他心理咨询大师有一点不同，他是先开始心理咨询的实践，而后从中获得启发，形成了自己的理论。所以，他的理论的提出很大程度上来源于他的咨询经验，但同时他也有着深厚的哲学根基，能够深刻地表达他的思想。

哲学基础

"结构选择主义"

"结构选择主义"是凯利人格结构心理学的基本哲学观点。它最早发源于法国，后来又产生了世界性的影响。以下两方面思想是他的哲学观点的核心：

1. "认知结构决定论"：决定人的性质的东西，不是外界事物，而是人自己

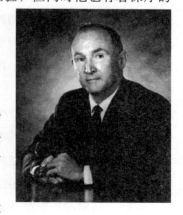

安静、稳重的大师凯利

本身。事物一直是它本来的样子，对任何人都是相同的。但是人们会对事物的态度产生区别，原因就在于：人们之间的区别，源于人们对这个世界所形成的"结构"有差异；不同的人对事物所形成的结构不同，或者说每个人都用自己的结构去认识事物。凯利举例说明：世界本身无所谓复杂或者简单，世界对于任何人来说，一直都是那个样子，没有发生变化，而不同的人会把世界看成是复杂的或者是简单的，是因为他使用"复杂—简单"这个结构去看待这个世界。如果他选择了复杂的一极，那么他就认为这个世界是复杂的，相反就认为世界是简单的。

2. "整体认识论"：人的认识是一个整体，是一个"整体的结构"，而人的行为则是由整体的认知结构决定的；这个整体的结构也就是"结构系统"。每个人都有属于自己独特的、不同于他人的结构系统。所以人与人之间就存在这种差异，也因此人们把他的理论称为"个人结构理论"（the theory of personal constructs）。

"逻辑实证主义"

"逻辑实证主义"是凯利的另一个哲学基础，其基本含义主要有如下两点：

1. 反对"刺激决定论"。刺激决定论强调事实和刺激，认为对于人的行为而言，刺激是最初的决定因素；离开这些实际的刺激，任何东西都无从谈起。凯利反对这种观点。他认为世界本身不是主要的，它一直就是那样保持不变。所以，决定人的性质的东西是人本身的结构，而不是世界本身。

2. "预测"的重要性。在凯利的理论中始终贯穿着预测的思想。他认为，人的一生都在进行预测，即根据自己的结构系统进行预测。如果预测成功，那么这个结构系统就趋向于稳定；如果失败，就趋向于被修正。在预测的过程中就形成了各种各样的心理现象，比如焦虑、抑郁、敌对和犯罪感等。心理治疗的过程也是一个预测的过程，目的是在治疗者的帮助下使来访者形成有效的预测。

理论要点

"人是科学家"

一般来讲，作为一个科学家的基本要素有三个：形成假设；进行实验；作出预测并验证假设。按照凯利的观点，每一个人都是科学家。人们每天都在不停地进行实验，在人的一生中，时时刻刻都在形成假设，然后根据自己形成的假设进行实验，最后检验自己的假设的正确性。凯利形象地把这比喻为"赌局"：每一个人都为自己设置了赌局，而且每一个赌局都下了相应的赌注，然后调整自己的行为，而赌局的结果即验证了赌局的胜负。

人的一生都在进行的各种各样的预测，这是人的根本动力；而一切研究都是为了对自己研究的对象进行预测。凯利反对精神分析和行为主义的动力论，认为人的行为并非是由本能的欲望和强化所引起的。活动的根本目的是预测。按照行为主义，获得强化会使人感到满足，但有时反而会使人感到焦虑，或形成其他的不良情绪。凯利举例说明：一个一直以为自己比较愚笨的学生，实际上是有着一个"聪明－愚笨"的结构，而他却选择了愚笨的一极来解释自己的行为，并通过这个结构形成假设并验证假设。如果有一天，老师说他并不愚笨，只要好好学习，他会取得好的成绩。于是这个学生就开始对自己进行检验，结果发现自己确实取得了好成绩。按照行为主义理论，这个学生应该感到高兴，但实际上他却变得非常焦虑，因为他自己的预测失败了。按照他自己的"愚笨"结构预测，他考试应该很糟糕，但是实际情况不是，所以他感到烦恼、恐惧。出现这种情况，他只好或者继续检验自己的假设，或者改变他自己的结构，然后进行新的预测。

人有独特的"逻辑思维方式"

人们的思维方式遵循的是二重性规律，因为任何结构都是一个二重结构。人们对任何事物的思考都是放在一个对立的模式之中，例如黑白、好坏，这也是科学家创造性思维的基础。而且人们总是将事物放在这个维度的某一极。例如，一个人使用"好－坏"这个结构去判断一个人时，他要么是好，要么是坏，总是处在这个结构的一极，不存在所谓的"中间状态"。这显然不同于普通的非此即彼的思维方式。

　　既然人们思维的特点是二重性，据此对事物进行思考的时候，起码要对三个事物进行比较，而且至少其中有两个是相似的。也就是说，当一个人用一个特定的二重思维结构去思考的时候，这个维度起码要包括三个"外延"，否则这个思维就没有任何意义。例如"黑白维度"，这时必须存在两个被认为是黑色的东西，然后还有一个与黑色东西相区别的白色的东西。换言之，当人们用一个结构进行思考时，必须至少有三个事物，而且其中有两个在某些方面具有相似性，并且与第三个区分开来，否则这个结构就没有什么意义。凯利指出，这是一个"崭新的逻辑思维方式"。

结构及结构系统的特征

　　结构具有通透性：任何结构都是针对一定事物的结构，一个结构所包含的事物称之为结构的"因素"；一个结构所容纳的因素的多少称之为结构的"外延"。有的结构所容纳的因素较多，那么我们就说这个结构的外延比较广；相反，这个结构的外延就比较小，但是一个结构的外延至少包括三个因素。对于一个结构而言，它的突出特性是"通透性"，就是这个结构所包容的新因素的程度。如果一个结构能够吸纳很多新的因素，那么这个结构就具有通透性，否则就不具有通透性。

　　任何结构都有其益性范围和益性焦点：益性范围就是这个结构所适宜的范围；益性焦点是指这个结构最适宜解决的问题。例如，"人格结构心理学"就是一个结构，这个结构的益性范围是心理学，这个结构比较适合解决心理学问题，而不适合解决医学或其他领域的问题。而个人结构心理学的益性焦点是临床心理学，最适宜解决这个领域的问题。事物本身是没有"领域"（domain）限定的。凯利强烈反对将某些事物人为地划分为某个学科所独有。他认为，一个结构可以去解释任何事物，一个事实或事物本身不属于任何一个领域，任何人都有使用一定结构对它进行研究和解释的权利。

人所拥有的结构往往是一个结构系统，而非一个或几个孤立的结构。而且人的结构系统具有层次性和不同的重要性。有些结构处于层次的上部，支配其他结构；有的处于层次的下部，受其支配和调节。人们拥有一些支配人的生活、维持人的活动的重要结构；缺少这个结构，人们将无法生活，这些重要的结构便成为核心结构。还有一些结构即使被破坏或丢失，都不会对人造成大的影响，但人们也不能没有它们，这些结构被称之为"边缘结构"。

心理治疗方法及案例分析

"固定－角色疗法"

这是最能代表凯利的理论、也是最有特色的心理治疗方法，它的主要治疗目标是使来访者形成新的"角色"。这个方法分为以下三个步骤：

1. 确定来访者的"问题－角色"结构

来访者的问题一般都是由角色结构的混乱引起的。因此，首先要找出根本原因，发现他的问题－角色结构。可以通过自我角色描述来找出问题所在。以下是一个大学生写的自我角色描述。他想要寻求心理援助，主要是因为他觉得自己在学业、职业和社会适应方面存在问题：

①总体而言，罗那尔德·巴雷特给人的印象是：他性格平和、文静。而且，他不喜欢以某些言行来吸引公众的注意（尽

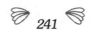

241

管他不是一个"打扰他人"的人，他仍不希望自己是这类人中的一员）。然而，人们知道他会很容易大发雷霆（并非在公众面前），很容易激动，或因为有些人（这些人通常不是他的朋友或和他在一起的人）的所作所为而遭受挫折，他认为自己对他们有很好的了解，或者认为他们应该更加敏感，而不应做出这样的事情。

②另一方面，他又是很不协调的。有时他必须作出很大的努力才能摆脱正在进行的某种活动，使他平静下来，而在另一些时候，他很容易平静下来，或者被一些微不足道的事情所困扰。你可能会说，他的认知和态度依赖于他的情绪，而他的情绪又经常处于极端状态。

③总体而言，他企图在知识、沉静和真诚方面给人留下印象，特别是给他的哥哥。

…………

他有批评和纠正他人的倾向，尤其是在家里，无论是大事还是一些微不足道的小事。当然在外面这种情况并不多见。他热衷于论证他的观点，在与他人争论某个观点或反对某人的观点时，他好像是这方面的"业余爱好者"。……

他特别强调技术，强调精确的重要性。一般情况下，他会作出很大的努力去避免出现错误，做正确的事情，不做任何错误的事情。当他做错了事情时，他又为自己的行为开脱，将此完全归咎于环境，否则他会很疯狂地对待自己，或对自己失去信心。

④如果他犯了这样的错误，并认为自己确实是错的时，他会通过这样或那样的方式让周围的人们知道，他讨厌和憎恨自己所犯的错误。换言之，当他知道这么做不对的时候，他对自己特别愤怒，经常被这种错误所困扰。如果这个错误很严重的话，在事情过后很长时间里仍然会影响他。

…………

以下是咨询师对来访者的"自我角色描述"所作出的分析：

　　①总体而言，罗那尔德·巴雷特给人的印象是：他性格平
和、文静。

这里，来访者使用了"平和、文静"这两个词，这应该是他的
结构的一极，所以咨询师应该注意他在下面的描述中是否会提到这个
结构的另一极，即相反的一极，是否会对这个结构进行详细的描述。

　　②另一方面，他又是很不协调的。有时他必须作出很大的努
力才能摆脱正在进行的某种活动，使他平静下来，而在另一些时
候，他很容易平静下来，或者被一些微不足道的事情所困扰。

看来，来访者似乎想用个人结构心理学的语言来表达他心理混乱
的特点。他说他不能精确地预测自己的欣慰的时间，说他赖以说明世
界意义的控制结构似乎破灭了。这并不是说，通过这个结构系统不能
适当预测的行为就是根本不能预测的，而是说不外显的预测结构系统
与习惯上用语言表达出来的结构系统，是不一致的。作此推论实际上
是一个严重的错误：在他身上表现出的这些不协调的行为并没有规律
性的法则。有时，这种非语言行为模式可能会突然发挥作用——与此
相匹配的是一个语言装置。

　　③总体而言，他企图在知识、沉静和真诚方面给人留下印
象，特别是给他的哥哥。

"总体而言"这个词表明，在一开始写这个句子的时候，来访者
有另外一个企图，他企图"给人留下印象"：他已经很清楚地表达这

个观点了。"特别是给他的哥哥",这是新的东西。关于这一点,咨询师应该寻找更多内容。

　　④如果他犯了这样的错误,并认为自己确实是错的时,他会通过这样或那样的方式让周围的人们知道,他讨厌和憎恨自己所犯的错误。

这是一种表面的东西。这个来访者在指责自己的时候,他会去反击别人吗?在他理顺自己的世界的时候,他是否害怕其他人和他一样依赖环境对他自己进行判断?他不仅必须是一个有理性的人,而且他必须坚信,其他任何人都不会将他看作是非理性的。

2. 为来访者确定一个新的角色结构。

既然来访者的角色结构出了问题,那么咨询师就要为他确定一个新的角色结构,而且这个新的角色结构是在旧角色结构基础之上的,并且要用书面的形式描述出来,即来访者固定角色概况。下面这个固定角色概况是由咨询师为罗那尔德·巴雷特写的。为了有助于描写,咨询师给他取了另外一个名字:"肯尼思·诺顿"。

　　肯尼思·诺顿是这么一类人:不知何故,只要和你谈几分钟的话,他就会使你感到,他对你一定已经有了深入的了解。这样的结果并非是由于他提出了很多问题,而是由于他听你讲话的时候理解你的方式,就好像他有通过你的眼睛看待这个世界的诀窍。……

　　在与一些人争论的时候,肯尼思·诺顿会完全吸收这些人的思想,这个时候他好像没有给自己的自我——一时感觉——留下任何余地。如果他确实产生了这样的情感的话,对他要通过他人的眼睛看世界这个愿望而言,这些感觉是很次要的。但是这并不意味着他自惭形秽,而是说,他是如此地沉浸在他周围这些人的精彩的世界中，以后自然无法反思对自己的批评。当然，有些人认为这本身是一种过失，正如所看到的，就是肯尼思·诺顿这类人，这种行为代表以真诚为标记的诺顿。

3. 进行角色扮演

这是固定角色疗法的核心。之所以要扮演，凯利认为，这是对来访者的一种保护和防御，可以防止他出现威胁、焦虑等情绪。这个过程中，治疗者首先要告诉来访者：在以后的时间里（约两周），你要扮演一个固定角色，当然这个新的角色有一个新的名字，如"杰克"。从现在开始，你已经不是约翰而是"杰克"了，你的一举一动都要按照对杰克的描述去做，这样你会有很多新的收获。不仅在治疗室里要这样做，在你的生活中也要这样做。这样一来，随着角色的扮演，你的新的结构就会逐渐形成，这个角色就成了自己的角色。

冬之梅

凯利的理论具有崭新的内容，独特的思维方式，但他并不我行我素。虽然有人把他的理论归于人本主义心理学派，但很多时候他不能成为这一学派的代表。但是，在人格心理学领域，他的理论毫无疑问是独树一帜的，成为值得关注的焦点。他的一生，为心理咨询兢兢业业，却没有耗费大量时间去编写书籍，但他唯一的一本阐述自己理论的《个人结构心理学》，足以把他的思想完完全全展现在世人面前。

行为主义咨询与治疗大师

艾利斯：从自助到助人的 "理情行为疗法"

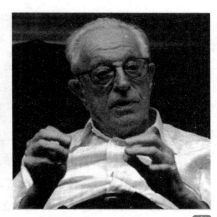

接受不等于爱。爱是因为其有被爱的特质；接受是因为其是芸芸众生中的一员。

——艾利斯

作为一个自己灵魂的救赎者，他不断想方设法打破自己的心障；作为一名心理咨询师，他致力于与来访者探讨人生观；作为一位咨询理论的传道者，他90岁高龄仍然亲自指导自己的学生。这就是艾尔伯特·艾利斯（Albert Ellis，1913—2007），一个意志坚强的哲人，一名至仁至善的智者，一位谆谆善诱的尊者。

艾利斯是认知行为疗法的鼻祖，以创立"理情行为疗法"知名，在弗洛伊德式潜意识一手遮天的心理咨询与治疗界，艾利斯首次将人的理性认知作为心理问题的原因加以研究，掀起了一场"认知革命"，具有开创性的意义，对后来认知行为疗法的发展有着深远的影响。在美国 1982 年的一次对临床心理学影响最大的心理学家调查中，艾利斯名列弗洛伊德之前，居第二位（人本主义疗法的首创者，罗杰斯居首位）。相比弗洛伊德 600 本《梦的解析》8 年才售完的遭遇，艾利斯所写的关于理情行为疗法的书籍，很多都是当时的畅销书。艾利斯理情行为疗法的建立，与其人生经历有着相当密切的关系，甚至可以说他的理论体系是基于自己的切身体会而建立的。

理情行为疗法的种子：从小自立的艾利斯

艾利斯 1913 年出生于美国宾夕法尼亚州的匹兹堡，后又迁至纽约并在那里长大。艾利斯的父亲是个商人，他重利轻别离，只专注于自己的生意，而对子女们却是不闻不问，即使周末有时在家，也召集三五"酒肉朋友"打牌取乐，而对孩子们置若罔闻，是一个很不负责任的父亲。对于艾利斯的母亲，艾利斯曾经评价她为一个"喋喋不休的盒子"，经常夸夸其谈却没有行动，乐于自己的社交，却不会照顾自己的孩子，甚至有的时候艾利斯放学回家，她还在床上睡觉。12 岁那年，小艾利斯从舅舅那里得知父母离婚了，他没有惊讶，毕竟他从未和父亲撒过娇，也未曾从父亲那里得到过关爱。

生长在这样的家庭里，艾利斯没有埋怨，不但自己照顾好自己，同时还承担了对弟弟和妹妹的照料，他用自己的零花钱买了个闹钟，早上和太阳赛着起床，然后叫醒弟弟妹妹给他们穿衣服。弟弟是个叛逆的孩子，而妹妹天生抑郁。弟弟讨厌妹妹，但妹妹又不服气，所以经常打打闹闹。此时的艾利斯常常担任起劝和的角色，他需要站在弟弟妹妹双方的角度对争执进行客观的评定，这或许是艾利斯理性认知的启蒙。起初，艾利斯也非常讨厌妹妹，有时生气就把妹妹当出气筒。不过在 15 岁的时候艾利斯看了一部描述人们生气的电影，在回家的路上他不禁反思：我为什么要讨厌妹妹？不就是她有些抑郁吗？可她毕竟是我的亲妹妹，为何要嫌弃她？那就不妨终止这种于人于己都有百害而无一利的事情吧！于是他开始原谅妹妹。对妹妹态度的转变或许就是一项重要的人性观的最初萌芽——无条件接受他人。

艾利斯从小体质较差，疾病不断，5 岁的时候就因为肾炎而住院，随后又因急性扁桃体炎而住院，急救手术后才保住生命。在 5 岁到 7 岁这段时间，艾利斯竟然 8 次住院，有一次住院时间长达一年之久。当然在这段时间里，艾利斯的父亲和母亲仍然没有将父母的责任和爱转向艾利斯，父亲就去医院看望过他一次，而母亲每周去看他一次，中间有两个月还外出度假。艾利斯可谓是孤军奋战抗疾病。医院里有个小图书馆，艾利斯一方面通过阅读忘掉自己的疼痛和焦虑，他是个阅读狂，很早就开始从纽约公共博物馆借书看，每天艾利斯从图书馆借两本书，看完后第二天换掉再借两本。另一方面，在一次住院期间，为了减轻他自己的焦虑和孤独，艾利斯对自己说：如果我死了，就死了，去你妈的，又不是世界末日。这种话语衍生成后来理情行为疗法中对不合理信念加以驳斥的一个经典句式，即当来访者说自己的情况非常糟糕时，咨询师可以提出更糟糕的情境，让其认识到自己的境况其实并非自己想象的那么糟糕。

小艾利斯从自己的生活中学会了独立思考，独立解决问题的能力，他的早年切身体验孕育着理情行为疗法的种子，在成年后不断探索，缓缓发芽，最终开出心理治疗史上的一朵奇葩。

理情行为疗法的萌芽：挑战自我的艾利斯

艾利斯受其母亲影响，对自己的表现是不是优秀，能否得到别人的承认和接受而感到焦虑。因而当面对很多带有风险的事情时，艾利斯往往怀疑自己的能力而最终选择了逃避放弃，这就导致了其思想和行为的恶性循环，让他变得更加退缩。从 5 岁开始，艾利斯不敢在公众场合讲话，并且带有恐惧症的倾向，一直避免在公众场合讲话，这无疑加重了他的恐惧症状。这当然影响到自己和同学的交往，尤其是和异性同学交往。在求学期间艾利斯喜欢上不少的女孩子，但由于艾利斯害怕被拒绝，从来都不敢跟她们聊天。艾利斯逐渐担心起自己的恐惧，为自己的焦虑而感到焦虑。然而，与之形成鲜明对比的是他的弟弟保罗刚进入青春期就是个"少女杀手"，因此，艾利斯期望自己能像弟弟一样对自己心仪的女孩子献殷勤，但是，每次话到嘴边又咽下，自始至终他的嘴巴都没能张开。

在 19 岁读大学期间，艾利斯终于下定决心克服自己的恐惧。他给自己布置了一个任务，在暑假期间八月份去布朗克斯植物公园，主动在公园里长凳上闲坐的女孩子旁边坐下与其聊天，并且要和 130 个女孩子搭讪！刚开始的时候艾利斯甚是紧张，仍然害怕自己被拒绝，但是他用哲学思想去说服自己，如果跟这些女孩子约会请求失败，没什么大不了的，天不会塌下来。于是，他终于迈出了第一步。然而结果颇为凄惨，在主动搭讪的 130 个女孩中，只有一个愿意跟他约会，而且届时还没到场。艾利斯并没有在意这些，他利用哲学思考这件事情：天没有塌下来，她们没叫警察，没啐口水。艾利斯后来在接受访谈的时候，经常拿这段经历开斯金纳的玩笑：斯金纳可能搞不懂了，经历这么多次的失败竟然没有被失败强化。艾利斯初步打破自己的社交恐惧后，决定继续跟女孩子搭讪，就又跟 100 个女孩子聊天，这一次，很多女孩子愿意跟他约会了。其实，这就是理情行为疗法中的"招牌"——打击羞耻的练习，即去做自己感到难堪、焦虑的事情，如，在大街上向陌生人乞讨一元钱，多次体会并逐渐克服这种羞耻。

靠着哲学思想，他成功地战胜了自己的异性恐惧，然后艾利斯决定在生活的其他方面运用这种方法。艾利斯决定在自己的恐惧表现上作些改善，尤其是在体育运动上。艾利斯经常表现得很差，球打得很烂，犯错比较多，但这次他还是坚持玩，承认自己的很多缺点和错误，但是顽强地不让自己放弃。他觉得自己虽然表现得比较差，但绝不把自己看作无能的人，仅仅看作是一个糟糕的玩家而已。艾利斯先前的这一想法正是艾利斯经典的不合理信念之一：人在所有可能的事情上都做得好才算成功。除此之外，他曾经对社交的看法，对异性的看法，对周围身边人的看法，都被列入艾利斯提出的人们认知中的种种不合理信念。

于是艾利斯更加坚定哲学在改善心理问题中的有效性，为了彻底战胜自己的羞怯，尤其是公众场合讲话的恐惧，他开始关注哲学，尤其是关于幸福的哲学。他有一个计划，打算从 16 岁开始，要读遍古今著名哲学家的著作，从中学习到其系统化的哲学思想。很多著名的哲学家都对艾利斯产生了很大的影响，尤其是释迦牟尼、埃比克泰德、罗素等。艾利斯进而将这些哲学思想综合起来，并以此强迫自己去克服自己的心障。艾利斯给自己布置了一个练习，让自己每周在公众场合讲两次话，并坚持七周。这对艾利斯而言无疑又是一次挑战，刚开始他相当焦虑。艾利斯想，为了自己将来的发展，再说之前的进步已经快要跨越自己的恐惧障碍了。最后，艾利斯再次成功了。他所创造的认知行为疗法不仅克服了自己的恐惧、焦虑，甚至还喜欢上了演讲。

理情行为疗法的搁置：满腹理想的艾利斯

对于艾利斯的个人职业生涯规划而言，艾利斯最初对政治和经济感兴趣，有志成为一名政治或经济改革者，但是 19 岁时当看到希特勒和斯大林的所作所为后，艾利斯对他们彻底失望，并非常憎恨美国共产党，且打消了要成为托马斯·杰弗逊那样伟大政治家的念头，但他仍然不放弃自己革命者的角色，转而投向性解放运动中，去倡导性革命。艾利斯初中时的想法挺简单的，他比较喜欢写作，意欲成为一个知名美国小说家。他计划在高中和大学时学习财会专业，在 30 岁之前挣足够的钱后"退休"，然后就可以没有经济压力地从事自己的写作。艾利斯的天真梦想被经济大萧条彻底击破了，1934 年艾利斯从纽约城市大学毕业，获得了工商管理的学位。之后艾利斯为了生计和弟弟一起做服装生意，四处从纽约衣服拍卖行搜集裤子，然后再转手卖掉。

尽管艾利斯工作繁忙，但是业余时间还是坚持着自己的爱好——写作，他把大部分的业余时间都用在了写作上，从短篇小说、长篇小说，到剧本、散文等文学作品。在他 28 岁之前，他已经完成了大约 24 份手稿，但不幸的是，没有一篇能被成书出版。艾利斯也意识到自己不能再继续写小说了，想到自己看过很多关于性、婚姻的书籍，于是开始提倡"性家庭革命"活动。不久艾利斯主编了一部名为《性解放个案》的专著，搜集了大量的资料。此后，艾利斯的朋友们开始把他当作性学领域的专家，常常来找他咨询关于爱情、性、家庭等相关的问题。艾利斯竟然发现自己还有比写作更令人喜欢的工作，那就是咨询。在跟朋友们的咨询中，艾利斯感到了自己知识结构的局限，于是决定重返校园，学习临床心理学。1942 年艾利斯重返学校，在哥伦比亚大学参加了一个临床心理学的课程班，1943 年在拿到硕士学位之后，由于当时纽约还没有心理咨询资格证的考核制度，于是在读博士期间，他就只能开展私人的家庭和性咨询工作。

艾利斯拿到博士学位后，先是接受了罗杰斯疗法的培训，不过他觉得这种方法过于被动。继而，他又对精神分析产生了兴趣，刚开始，他坚信精神分析是最深入、最有效的治疗方法。他决定学习并接受精神分析的培训，并想成为一名杰出的精神分析师。很多精神分析研究所都不招收没有医学博士学位的学员，艾利斯发现霍妮研究所（霍妮是著名的后精神分析学派的心理学家）没有这种要求，愿意接纳他。于是艾利斯进入了霍妮研究所学习精神分析，并且在老师的督导下也实践了很多经典精神分析疗法的个案。就在这时，艾利斯受到许多著名心理学大家的影响，如霍妮、阿德勒、弗洛姆等后弗洛伊德学派的人物。因为艾利斯的专业是临床心理学，并受到性研究科学方法的影响，所以在咨询与治疗中他有意识地将精神分析变得更加"科学化"。

艾利斯的第一批来访者大多是朋友推荐过来的，或者是看过艾利斯早期的书籍受其启发而来。最开始艾利斯把自己的这些手稿，整理成集赠送给他的朋友和老师，他们受其感染而主动将艾利斯推荐给许多来访者，尤其是当遇到性、爱情和婚姻问题时。来访者感觉效果还不错，又把艾利斯推荐给自己的朋友们。如此几番，艾利斯火了！1947年艾利斯拿到了博士学位，于是开始在新泽西州进行临床心理全职工作，并很快在1950年成为那里的首席心理学家。刚开始为了竞争和赢得来访者，艾利斯心理治疗的收费是每45分钟5—10美元，因而艾利斯的来访者非常多，他甚至没有度假的空余时间。

理情行为疗法的早期："理性疗法"

在艾利斯的学习和研究中，他发现弗洛伊德和他的大部分学生是不懂性科学的，很多地方都是与性科学相悖的，使他对精神分析疗法产生了怀疑，觉得精神分析疗法是一种效率极其慢且治疗师同样比较被动的疗法。治疗师要做的就是倾听，去发掘在问题背后的早期创伤经历，这对于从小喜欢自我挑战的艾利斯而言是不能接受的。加上艾利斯的哲学基础，他觉得应该考虑人们思维的因素在心理问题中的作用，于是就尝试着去更正他们的错误观点。虽然获得了一些成功，但是最后受到了霍妮研究所的排斥。于是艾利斯离开了霍妮研究所，相继在罗格斯大学和纽约大学从事教学工作。不幸的是，尽管艾利斯在心理学界和性学界已经小有名气，已经出版了一本《民俗中的性》，并发表了48篇学术论文，但是由于知名性学家的头衔让他在学术界

行为主义咨询与治疗大师

变得备受争议，1952 年，艾利斯不得不离开大学被迫自己从事咨询工作。尽管当时咨询行业不景气，艾利斯还是成为第一个能靠咨询谋生的心理咨询师。

艾利斯虽然一直在调整自己的咨询治疗技术，然而整体而言他还在用精神分析疗法治疗来访者。艾利斯名声已在外，来访者络绎不绝，因而艾利斯感到很被动，效率低下的传统精神分析疗法的缺点彻底暴露出来，这时艾利斯同样发现了更致命的问题。在艾利斯给来访者实施精神分析治疗后，来访者的确感觉上好多了，情绪上没有太大的波动了，但是神经症的大部分症状还是没有消失，他们的困扰在之后似乎也没有得到减轻，于是艾利斯试图寻找一种具有良好重建效果的治疗方法，尝试从行为疗法和哲学思想中吸取其长处。

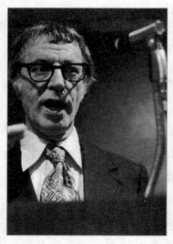

艾利斯在激情洋溢地演讲

在给来访者进行咨询和治疗中，艾利斯总结出了他们心理问题的一个模式，那些被称为神经症患者的来访者都有一个共性，他们都有死板顽固的不理性的观念。他和同事整合了精神分析和行为主义的一些观点，提出神经症是由引发焦虑的想法和行为表现习惯化所导致的。接着艾利斯发现，人们完全能够意识到这些不合理的想法，但是总倾向于"保持"这种想法，即使它们有可能导致绝望。这和艾利斯读过的哲人的观点不谋而合。埃比克泰德曾经说过：困扰你的不是事情本身，而在于你对它的看法；斯多葛学派也持有糟糕的情绪（如嫉妒、恐惧等）源自错误的判断，而有德的圣人则不会受到这些情绪的困扰。于是艾利斯试图将哲学思想整合到自己的心理咨询中，把埃比克泰德、马库斯·奥里留乌斯等哲学家的观点融入自己的心理治疗思想中。

在成功地对很多来访者进行治疗之后，艾利斯将自己切身经历、哲学思想、个案咨询治疗经验、行为疗法等整合成一个较为完备的结构。1955 年，艾利斯与精神分析疗法彻底决裂，自己创立了这种综合性的、主动引导式的心理疗法，因为哲学对他的启发非常大，并且治疗中来访者观念的转变至关重要，故而他称之为"理性疗法"。随着疗法的不断发展，艾利斯发现，在自己的这种疗法中，其实情绪和行为也起着相当重要的作用。于是分别在 1961 年和 1993 年两次更名，分别改为理情疗法和理情行为疗法。

理情行为疗法的精髓：天才的整合

理情行为疗法的基础理论就是人格的"ABC 理论"，认为人们的认知、情绪、行为并非毫无干系的，而是相互作用的。艾利斯认为人们的天性是追求幸福的，这是人们生活的目标，但是生活中难免会出现一些苦难事件，阻挠我们去获得我们想要的东西，有的人可能感受到比较健康的情绪反应，如情绪低落，懊恼、忧伤等，也有人可能感受到不健康的情绪反应，如愤怒、恐惧、抑郁等。对于同一个事件人们产生不同的情绪反应，就在于他们对于事件本身的认知和看法有差别。因而事件本身（Adventages）并不能导致情绪和行为反应（Consequences），而是人们自己的不合理的信念（Beliefs）导致不健康的情绪和行为反应；而如果信念是合理或者理性的，那么就会产生健康的情绪行为反应了。

艾利斯于是对"不合理的信念"进行研究，总结出了 11 种常见的不合理信念，其中最主要的三种是：

4. "无论出于何种情况，我一定要达成重要任务并且得到重要他人的认同，否则我就是一个不适应、不值得人爱的人！"这是典型的非此即彼的思维方式，当自己所表现的不如所期望的时，过度关注这些不尽如人意的表现，过度地用这些表现来概括自己。这类不合理的信念很容易导致懊恼、自责等不健康的情绪反应。

5."无论出于何种情况，别人要绝对公平地对待我，否则他们就是卑鄙可耻的小人！" 这个不合理的信念，其实是将第一个信念中的自己换成了他人，他人必须要公平待我，不然他们就是邪恶的。这类以此概括别人的不合理信念难免会导致愤怒、仇恨等不健康情绪。大概希特勒的种族屠杀也是源自此类不合理的信念。

6."我所处的任何情境绝对要依照我想要的方式进行，立即满足我的欲望，并且不会要求我努力改变或改善这些情境，否则就很可怕，我无法容忍这些事，我根本无法快乐起来！" 同样，这个不合理信念高度概括了生活，不仅不合逻辑，而且不切合实际，因而会导致人们的挫折容忍度降低，自己感到不安、抑郁、拖拉、懒散等退缩性行为。

艾利斯进一步总结说，这些不合理的信念有一个特征，那就是它们都包含了一个"绝对的必须或者要求"：我"必须"要表现得很好并且获得别人的称赞，我"要求"别人必须公平地对待我，我"要求"生活必须按照我的意愿发展。而合理的信念则是将这些绝对的必须或要求转化成一种希望或期待，不让这些绝对的信念过度地夸大，同时客观而言，既然是希望，就允许这种令人失望的行为发生。这种转变其实就是跟自己的不合理信念进行驳斥（Disputing）的过程。这样，ABC 也就延伸至 ABCDE（E，Effect，即不合理信念转变后的良好效果体验）模型。

驳斥，就是在咨询师或"自我"的帮助和引导下，跟自己的不合理信念进行辩驳，驳斥那些不合理的信念，并建立合理的信念模式和理性哲学的认知体系。一般有以下四种辩驳方式：功能型驳斥——你这样想对你有什么好处？你继续这样想、这样做对你的生活有什么影响？实证型驳斥——支持你这种想法的证据在哪里？哪里白纸黑字写着？逻辑型驳斥——你希望生活变得对你十分方便，生活为什么就应该变得那样？X事件后为什么一定要有Y，请问这其中的逻辑在哪里？哲学性驳斥——这方面有时候可能几乎无法如你所愿，除此之外，还有其他生活的部分让你获得满足吗？

除了驳斥，理情行为疗法还有一些特定的训练来帮助来访者摆脱不合理信念的困扰，其中最著名的是打击羞耻联系、理情意象和幽默歌曲疗法。理情意象是指让来访者自己想象出情绪失控的情境，然后在咨询师的提示下自行改变看法，使情绪变得可以接受。幽默歌曲疗法是艾利斯创造的一种新方法，就是写一些歌曲，其中夸大了自己对爱情、生活的要求，让来访者认识到自己不合理信念的荒诞，如《爱我，爱我，只爱我！》：

爱我，爱我，只爱我，我没有你就会死！噢，为你的爱作出承诺，我就再不会怀疑你！爱我，爱我的全部——真的，真的去试着爱我，亲爱的；但如果你也想要我的爱，我会恨你直到我死，亲爱的，爱我！无论何时，完整地爱我！如果你没有只爱我一个，我的生活会一塌糊涂！温柔地爱我，没有任何条件地爱我，亲爱的！如果你没有那么爱我，我会他妈的恨死你，亲爱的！

经过驳斥和其他一些认知行为练习，艾利斯认为来访者应该达到三种"无条件接纳"：无条件地接纳自我，无条件接纳他人，无条件接受生活。无条件去接受自我的行为，接受他人对自我的态度，接受生活中的困厄，而不将其与自我、他人、生活本身的评价联系在一起。就像艾利斯对希特勒的评价一样：我不恨希特勒，但我憎恨这个人的所作所为。我们接受每一个人，包括希特勒，但接受并不意味着喜欢、爱；喜欢和爱是因为对方有值得爱的特征，而接受是因为对方是人。

理情行为疗法的启示

艾利斯用大量临床经验和充分的实验证据表明，理情行为疗法在减轻情绪痛苦时是有效甚至是高效的。当艾利斯上世纪 50 年代创立理情行为疗法时，他遇到了来自其他心理治疗领域的抵制，而今天这种疗法已成为全世界最广泛应用的心理疗法之一。在理情行为疗法的早期，甚至艾利斯也没有想到，它的哲学体系竟然对心理疗法领域产生这么大的影响，竟然帮助上百万人改善了他们的生活。

无疑艾利斯是一名优秀的心理咨询和治疗师，一个人的成功与其人格特征是密不可分的。面对父母的不负责任，面对病魔的屡屡侵袭，面对心里对演讲的羞怯和恐惧，艾利斯没有屈服妥协。早期就承担家庭职责的自立，少年与疾病和自己思想的争斗，青年打破心障的勇气和毅力，没有成为懦弱的小孩、自怜的少年、退缩的青年，都让艾利斯在人生这堂课上受益匪浅，都成为艾利斯人生路上的宝贵财富，为之后他的理论建立提供实证和借鉴。即使是晚年，为了维护自己的权益，艾利斯将其建立的"艾利斯研究所"告上法庭，抗议艾利斯研究所将他从研究所委员会成员中除名。

仁善、热心是心理咨询师必备的素质之一，艾利斯人格的亮点正在于此。青少年时期的艾利斯在自我克服公共场合讲话的恐惧后，把这种方法推荐给自己的亲人和朋友，亲自教导他们，给他们安排克服的练习，使很多朋友跟他一样摆脱了这种困扰。1971 年，为表彰艾利斯在人文关怀中的贡献，艾利斯被美国人文协会评为当年的"人道主义者"。艾利斯在 90 多岁时，还坚持参加理情行为疗法的研习会，借助耳麦跟理情行为疗法的学员进行沟通，帮助他们更加深入地学习相关的理论和技能，并且一遍又一遍地听学员们与来访者的咨询录音，为他们的咨询提供指导。晚年艾利斯在跟艾利斯研究所的争执中，面对他们的恶意攻击仍然坚持无条件接受他们，用法律的手段来维护自己的公正。

艾利斯曾经说过，"再没有什么比让我去解决一个好的难题更快乐的事情了"。艾利斯善于积极地寻求问题的解决方案，而非被动地等待问题解决方法的到来。因而艾利斯会主动改正精神分析的缺点，并在精神分析者没有接纳自己的观点时自立

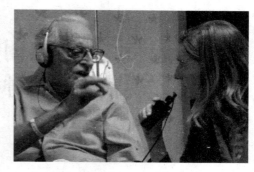

艾利斯用耳麦与理情行为疗法的学员沟通

门户。50 年代后艾利斯把自己的时间基本上都献给了理情行为疗法，一共写了关于理情行为疗法的 50 多本书和 300 多篇论文，即使在晚年每天也保持 8 个小时的工作时间，用于写作以及听学员咨询录音为其提供督导。在 90 岁的生日宴会上他说：直到死去的那天我才会真正退休。一旦我活着，我就要做我想做的，接待来访者，组织专题讨论会，不懈地为我的理论而传道。

2007 年 7 月 24 日，93 岁的艾利斯在与自己的肾炎顽强抗争长达八十多年后，因心肾衰竭而逝世于艾利斯研究所。

拉特：治疗自闭症儿童的
"现代儿童精神病之父"

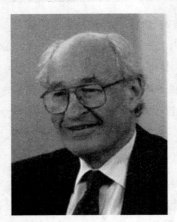

坚强的信心，能使平凡的人做出惊人的事业。

——马尔顿

迈克尔·拉特（Michael Rutter，1933—），是英国的发展变态心理学家。他以在儿童认知发展与教育方面的贡献被评为"20世纪100位最著名的心理学家"，排列第68位，跻身世界心理学大师的行列。

他的主要成就是关于社会和家庭教育在个体发展过程中的相互作用的研究，并运用观察法、自然实验法来检验基因和环境在儿童及青少年心理发展中所起的作用。在儿童自闭症领域，他发现不同的教育方式对于自闭症儿童的康复影响是不同的。1987 年他被选为英国皇家心理协会成员。他还是医学美国学院的外籍成员，专门负责研究当前社会儿童的发育状况。

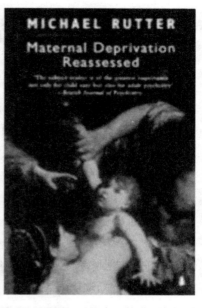

拉特的著作《母爱剥夺的评定》

1995 年，拉特获美国心理学会颁发的杰出科学贡献奖。1997 年他赢得 Helmut Horten 基础奖，1995 年的卡斯蒂利亚 del Pino 奖，2000 年的 Ruane 奖。他的名誉学位从莱顿、伯明翰、爱丁堡到芝加哥、明尼苏达和东英吉利大学等，可以说是誉满天下，受到心理学界的广泛尊重。在心理学重心转移到美国的时候，他是少数几个知名的在英国研究儿童发展心理学、儿童精神医学的心理学家。

他的主要代表作是《母爱剥夺的评定》（Maternal Deprivation Reassessed，1972）。"孤儿院症"（hospitalism）被视作"母爱剥夺"（maternal deprivation）的表现。即使是正常的普通家庭，与"孤儿院症"相似的心理障碍也会发生。儿童自闭症发生的一部分原因就包含了母爱剥夺。还有，即使有母亲在，但缺乏一种很亲密的母子关系的"隐性剥夺"（masked deprivation），也会存在于一些家庭之中。早期的母子关系的欠缺，会使婴幼儿期的孩子的身心健康受到不良影响。这个负面的效果，在进入青春期以后还会显示出来。拉特认为父爱和母爱同样重要，在早期儿童发展过程中处于同样的地位，不能因为母亲和孩子相处时间比较多而忽略父爱的作用。早期亲密关系的确定对于今后形成健全的人格关系重大。

少年却知愁滋味

1933 年，拉特出生在黎巴嫩的一个普通的中产阶级家庭，父亲是传统的英国绅士，母亲则是一位普通的英国妇女。1936 年，父母考虑到他的教育问题，带着他回到英国，开始接受正统的英国教育，从而他从小就养成了严谨认真思考问题的习惯。在他少年的时期，第二次世界大战爆发，在 1940 年至 1944 年，他跟随父母来到美国躲避战乱，一直到二战结束，此时正好是他童年期结束，青春期开始。随后重新回到英国继续了他的学业。

深受触动终明志

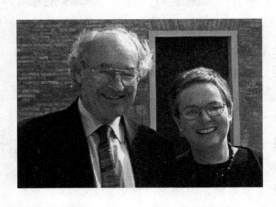

迈克尔·拉特和苏珊·佛斯坦，他们首先对
自闭症儿童进行双生子研究

拉特就读伯明翰大学医学院，1955 年以优异的成绩毕业，此时他还没有接触到心理学，他的主要精力还集中在神经学、小儿科和心脏病学方面，他希望在神经学方面大展拳脚。因此，他毕业之后去了莫兹利医院，这是一家比较知名的伦敦的医院，他担任了莫兹利医院精神病学方面治疗的康复训练医师。他发现精神病患者在很多时候只是接受药物的治疗，效果并不十分明显。他也发现很多精神病患者在儿童时期就表现出显著的症状，同时他发现，战争创伤对于他们这一代的人影响很深，许多战时出生的儿童失去了父母，变成了孤儿，或者家庭残破，许多儿童变成了自闭症患者。这些在精神病院里长大的孩子对他的触动很大，他们的缄默不语，他们无神的双眼，他们在"暗无天日"的精神病院里无法接受正常的教育……这些都使他受到了深深的刺痛，那些精神病院的孩子们深深地烙印在他的脑海中。

从此，他转而研究心理学，把自己的目标放在了儿童发展心理学上。利用他在精神病院工作的经历，他专心研究各种认知－行为疗法，用于医治儿童早期的精神创伤。他对自闭症儿童的家庭背景进行了详细的调查，对遗传因素在儿童青少年心理发展中的作用进行了系统的研究。在 1961 年，鉴于当时美国心理学是心理学工作者研究的"圣地"，心理学比较发达，研究方法比较先进，他去美国纽约的爱因斯坦学院的医学院进行了一年的交流访问，重点研究了儿童伙伴关系对于儿童心理发展的作用。一年的交流学习，收获颇丰，与当时美国的儿童发展心理学工作者的合作也给了拉特很大的启示，也为他在随后的研究中提出自己的观点埋下了伏笔。

在回国以后，拉特被邀请加入英国医学研究委员会（MBC），此时的拉特作为一个儿童发展心理学家开始独立而又系统地研究儿童精神疾病。1966 年又被任命为精神病学学院的资深讲师，1973 年被任命为儿童和青少年精神病学的教授至今。1998 年以来，他担任发展心理病理学教授的职务。

厚积薄发展宏图

他的研究跨过了异常大的范围，包括流行病学、长期纵向学校效率的研究、心理社会的风险斡旋调查、会见技巧的测试和分子遗传学等。他的临床研究焦点包括自闭症、神经混乱、消沉，反社会行为，阅读困难，剥夺综合症状和运动过强的混乱。他的研究主题包括自闭症的遗传研究，学校和环境对于儿童行为的影响，遗传和心理社会风险因素的交互作用的影响。他领导的一个主要研究是在伦敦收养的孤

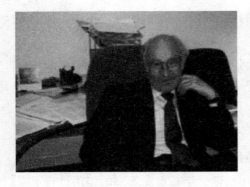

拉特在工作室

儿的早期依恋剥夺的影响的研究，这个研究目前已经进入了第三个阶段，因为这些孩子多数已经达到了 15 岁。他出版了将近 40 本书，撰写了超过 400 份的科学研究报告。他从 1999 年至 2004 年一直是 Wellcome Trust 机构的主席。你可以看到他对儿童精神病学的贡献，他既是一个学术理论研究者，也是一个临床治疗专家，这两个身份伴随着他度过了大半学术生涯。他从 1966 年开始就一直在莫兹利医院担任儿童精神咨询顾问，直到 1998 年退休。

早期，拉特关于依恋理论的主要论文是关于母爱剥夺。他是依恋理论的一个领导角色，对依恋研究的对象领域进行了扩展，比如，先天和后天、遗传和环境的交互作用等。他运用新的技术手段研究 DNA，使他对于依恋是如何运作的功能有了较深的了解。当前对于儿童的"心理弹性"的重要性的研究，也是拉特发现的领域，认为孩子们的挑战经历与他们依恋的形成有一定的联系。拉特对正常儿童以及 Kanner 综合征儿童的发育和言语的研究，使自闭症的病因诊断方面出现了新的观点，给自闭症病因诊断带来了重大变化。这些研究工作表明，自闭症，如果被认为是从出生到童年早期的发育障碍所致，似乎更为合情合理。随着对大脑功能的研究及大脑可能出现的障碍的知识积累，现在逐渐搞清楚了：自闭症是一种躯体性的、与父母抚育方式无任何关联的发育障碍。

经典治疗案例

关于自闭症儿童的教育方式对于其康复状况的影响的研究，拉特和巴特克将自闭症儿童患者分成三个组，用不同的教育方式进行比较：A组，采用心理动力学的方法建立与自闭症患者的个人联系，当自闭症症状发作的时候鼓励孩子去外出发展，然后，儿童被给予社会和情绪的发展上的普通帮助，而不是教授详细的方法；B组，结合回归方法和根据每个孩子的需要而制定的结构性教育方法对孩子进行更多帮助；C组，强调教授孩子详细的方法去战胜知觉的、情感的和认知上的障碍。

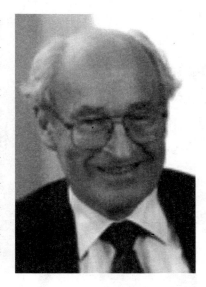

神采奕奕的拉特教授

　　因为拉特和巴特克将孩子们随机分配到不同的组而不是系统安排，许多变量会导致行为结果上的不同。那些在这个实验中进行了四年的孩子之中，C组的孩子们在阅读和算术上要显著地好于A组和B组的孩子。在所有的实验中，最初的智商都是阅读和算术成绩的最好的"预测器"。也就是说，如果初始的智商比较高，那么最后的阅读和算术的成绩也肯定要好。可是C组的孩子们所测试出来的成绩与智商的高低无关，C组的孩子们在阅读和算术上的成绩要显著好于智商所预测的成绩。同时拉特和巴特克也发现，A组孩子在阅读和算术中取得的成绩要显著低于他们通过智商所预测的成绩，而B组的成绩介于A组和C组之间。

　　在学校之外所接受到的社会反馈和社会行为，同样与智商相关，但是在这些项目中并没有显著的差异。教授自闭症的孩子们理论知识，似乎会提高这些理论知识所涉及的技能。但无论是理论上的技能，还是社会上强调的那些技能，似乎都不能使他们在学校以外的行为上有所进步。

拉扎勒斯：临床革新者的
"多重模型疗法"

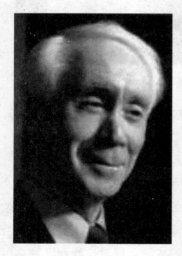

对这样一位特别的当事人来说，
谁，什么，是最好的？

——拉扎勒斯

　　他不顾别人阻挠和打击，依旧坚持自己的自由和平等的信念；他不屈服于导师的压制，仍旧自信地坚持自己的见解；他不追随潮流，坚持以患者为中心；他不随时间的流逝，仍旧深爱他的妻子和家人；他推陈出新，提出新的治疗理论和治疗方法，集各家之长，建立了一个开放、灵活的治疗体系——多重模型疗法。他就是被人们誉为"临床的革新者"的阿诺德·拉扎勒斯（Arnold Allan Lazarus，

1932—）。

探索中成长

1932 年，他出生于南非的约翰内斯堡，是家里最小的孩子。父母在 1905 年为了躲避迫害从立陶宛移民到了南非，他家的亲戚也大部分一起移民到了南非。由于当时南非钻石产业的兴起，他的父亲开始经营起钻石小买卖，家庭还是比较富裕的。而他的母亲属于那种自学成才的人，她对拉扎勒斯的影响很大，特别是教育他要有"理性思维"，使他从小养成理性思维的习惯，对任何事都力求多思多想。

他与哥哥姐姐年龄差距比较大，且由于当时南非的种族歧视和隔离非常严重，邻近的小孩子也比较少，所以他常感到孤单和恐惧。于是他学习弹钢琴，用音乐来排解孤寂。他在钢琴上非常有天赋，曾从小在当地的一家电影院演奏，每次有一美元的高额酬劳（对当时的小拉扎勒斯来说不啻是小小的奖赏）。尽管如此，在 14 岁的时候他还是放弃了钢琴。用他的话解释："在 7 岁时，我的表演像是 12 岁的小孩，但是到了 14 岁时，我的表演还是像 12 岁的孩子，因此我决定停止！"

尽管南非白人当局在国内推行种族歧视和种族隔离政策，拉扎勒斯却一直坚信自由、平等，并强烈地认同美国，他还是"超人"和"蝙蝠侠"的粉丝，认同这些英雄所捍卫的自由、正义及美国人作风。为此他经常被卷入打斗中，而且身体一直比较瘦弱，所以常常被欺负。于是拉扎勒斯将兴趣转向了健身、举重、拳击及摔跤上，并立下雄心要赢得拳击、举重比赛，甚至设想以后经营一家健身中心。

少年的冲动，总是来得快去得也快。这时弗洛伊德的著作进入了拉扎勒斯的生活，他开始接触心理学，并且深深被吸引。到了高中时，心理学的书几乎占满了他的书架。这些书将他带到了一个不同的世界，他开始进行自我分析，自我探索，思索自己喜欢什么，适合什么，追求什么。

当然这也并没有使得拉扎勒斯马上确定以心理学为一生的职业。在约翰内斯堡的威特沃特斯兰德大学时，拉扎勒斯苦恼于专业的选择：医学对他没有吸引力，经济、会计、法律也没有兴趣，缺少艺术天赋所以建筑学也不适合，最后因兴起做新闻工作的念头便选择了英语专业。但是不久他就发现，英文教授们既严肃又无趣，教学方式枯燥没法忍受。在忍受了两年后，拉扎勒斯投入了心理学的怀抱，转修心理学和社会学。

1956 年他拿到了他的文学学士学位，1957 年获得实验心理学硕士学位，1959 年开始私人执业，1960 年获临床心理学博士学位。之后立即赴英国伦敦莫尔伯勒门诊从事医学实习，并兼任德兰士瓦劳工教育协会副主席。

在事业上一帆风顺的拉扎勒斯，在生活上也相当顺畅。1956 年他和交往五年的女友共结连理，结婚后婚姻生活美满。他的妻子不仅有美丽的外貌，更是一个有爱心、体贴的人。在结婚四年后他们有了第一个孩子琳达，1962 年又有了第二个孩子克里夫。后来克里夫继承了拉扎勒斯的临床治疗事业。拉扎勒斯非常在乎他的家庭，他曾这样说："我和同事不同的地方在于，他们似乎为工作而生活，而我则为生活而工作。妻子和孩子永远是我的最爱，其次才是培养真正有意义的友谊及追求生活的乐趣。"

拉扎勒斯首次在心理学上崭露头角是在 1958 年，当他还是研究生的时候，在《南非医学杂志》上发表了一篇阐述心理治疗的一种新方法的论文。在文章中，他使用"行为疗法"和"行为治疗学家"等术语来描述某些客观的治疗策略。1961 年，他因在《变态和社会心理学》杂志上发表了关于小组治疗的论文而被公认为"临床革新者"。这时候他的名气渐渐大起来了。1963 年，班杜拉邀请他到美国斯坦福大学任心理访问教授，于是他就带着全家来到了他一直向往的美国。

　　尽管美国自由的学术氛围以及美国的风情深深地吸引着他，一年后拉扎勒斯还是回到了他的母校威特沃特斯兰德大学，在医学院担任精神病学讲师。不过当时南非在进行反种族歧视的革命斗争，非常混乱，所以 1966 年他又赴美国加州的所塞里任行为治疗研究所主任。

　　1967 年，他出任费城坦普尔大学医学院的行为科学教授。在坦普尔大学，拉扎勒斯和他的导师沃尔普共事。他们之前还一起合著过《行为治疗法》一书。但是这次，双方的合作并不愉快。主要原因是，沃尔普是行为治疗的开创者，但是他坚持利用刺激 - 反应作为治疗的原理，拉扎勒斯觉得沃尔普的想法太过狭隘，治疗不能这么死板，否则就会损害行为治疗的有效性。他认为任何有效的技术只要在一定的理论框架下都可以用来进行治疗。他想提出自己的观点，但却被沃尔普视作威胁和背叛。拉扎勒斯觉得他像一个国王，那么的专制。所以他最终选择了离开。

　　1970 年，拉扎勒斯去了耶鲁大学，担任临床训练中心的主任。在这里，没有了沃尔普的限制，拉扎勒斯将自己的想法整理出来，在1971 年出版了《行为治疗技巧》，正式提出认知 - 行为治疗的概念，并且将这个概念逐步发展成系统的、涵盖面广的治疗法——"多重

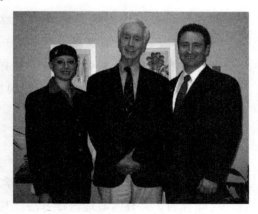

"拉扎勒斯学会"的主要成员

模型疗法"。后来在金斯敦还建立了这一疗法的"拉扎勒斯学会"，又在纽约、弗吉尼亚、宾夕法尼亚等地建立了分会，将多重模型疗法推广到全美，影响力日益增大。

1972 年，拉扎勒斯在普林斯顿开了私人诊所，同时受拉特格斯大学邀请，任心理学教授兼系主任，后来又任教于应用与专业心理研究院。他在这个学校任教了 26 年，其间虽多次想要离开，但最终都因各种原因没有实现。1998 年 1 月 1 日正式退休。现在，他在普林斯顿继续开私人诊所，和他的妻子儿女享受着幸福、宁静的生活。

拉扎勒斯曾获得许多荣誉与嘉奖，其中最受瞩目的是美国心理学学会颁发的杰出科学成就奖，以及美国心理学会临床心理学分会的特别奖项。此外，1996 年他获得康明心理学奖，是获得这一殊荣的第一人。1999 年，他得到两项终生成就奖，一项是由加州心理学会颁发的，另一项是由行为治疗协会所颁发。他至今共出版了 18 本著作，以及超过 300 篇的学术论文和研究报告。

"技术的折中主义"

拉扎勒斯对当代心理学最大的贡献是提出了"技术的折中主义"，主张打破"流派"观念，不拘泥于门户之见。他提倡基于临床实证的开放治疗体系，只要治疗技术是有效的，就都可以为患者治疗所用。由此他推动了当代心理学、特别是心理治疗往多元化方向发展，使多元化成为一种必然趋势。

"多重模型疗法"

"多重模型疗法"是拉扎勒斯心理学理论的核心体现，是一种系统的、综合的、高效的心理治疗方法。其基本原则是，心理疾病的病因是多维的，因而相应的治疗方法也应是多维的。由此他创建了"七因素论"（BASIC ID），分别是指行为（Behavior）、情感（Affect）、感觉（Sensation）、意象（Imagery）、认知（Cognitive）、人际关系（International relationship）、药物（Drugs/Biology）。这七个因素也可以说是多重模型疗法的"七把钥匙"，对于患者的治疗也正是围绕这"七把钥匙"展开的。

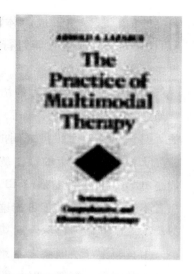

《多重模型疗法的治疗实践》
英文版

治疗的过程

第一阶段：进行初访，其中需要了解 12 个问题：1. 是否有精神病症状？2. 是否有器质性障碍？3. 是否有抑郁、自杀或他杀倾向？4. 主要的障碍事件是什么？5. 先导因素是什么？6. 是什么似乎在维持着患者的不良心理状态？7. 患者想从治疗中得到什么？8. 对特定的治疗风格有何要求？9. 来访者是愿意被视为独立的个体，还是被视为二人、三人、家庭或团体的一员？10. 可否建立良好的咨访关系，是否有必要转给别的医生？11. 为什么来访者在这个时间来就诊，而非上星期、上月或去年？12. 来访者有哪些优点？

第二阶段：初访之后，通过《多重模型生活史问卷》进行进一步评估。这份问卷围绕患者的现在问题的先前时间、目前症状及成因等方面提出问题，这些问题可按"七因素论"这七个维度进行分类。

第三阶段：治疗师根据评估结果勾画出初步的"形态剖析图"，该剖析图在七个维度上列出患者存在的问题。还有一种特别适合夫妻治疗的结构剖面图，它要求患者对围绕七个维度的问题进行评分，评分采用七分制（0—6），由此可以更具体地看出患者在七个维度上的表现程度。

第四阶段：初步的剖析图通常还需要治疗师和患者共同将其具体化，同时双方共同讨论具体的治疗策略和技术，根据形态剖面图采取

273

相应的治疗技术，形成整体治疗方案。如果在治疗中患者出现了"阻抗"现象，则应重新进行评估，得到新的"二级形态剖面图"，再重新设计治疗方案。

为了更加地了解患者的情况，在得到具体的形态剖析图后，治疗师通过"跟踪法"和"架桥法"对病人进一步地诊断和治疗。"跟踪法"是指了解七个维度之间的动态关系，排出"点火"次序。有可能症状相同但是点火的顺序是不一样的，例如同样的行为问题，有可能是 ICSB，也有可能是 CSIB。"架桥法"是指治疗师不是立即指向患者不擅长的维度（很可能这就是真正的问题维度），而是先从患者擅长的维度开始，再深入到其不擅长的维度。

多重模型疗法围绕七个维度通常采用的治疗技术为：1. 行为疗法：正负强化、惩罚、对抗性条件作用和消退；2. 感情宣泄与接纳；3. 消除紧张感，产生愉悦感；4. 学会应对想象，改变消极的自我形象；5. 进行认知重构；6. 在人际交往上无条件接纳，消除人际冲突；7. 更好的营养与锻炼。

拉扎勒斯非常重视治疗师和患者之间的咨询关系。他把咨询关系看作是治疗技术能够生根、能够发挥作用的土壤。他认为咨询关系应当是亲密的、坦诚的、相互信任的。同时，如果患者的一些个人特点需要改变常规的关系，则应当按照患者更容易接受的角度来调整，或更强硬的、命令的口气，或更温柔、体贴的态度。

多重模型疗法是一种因人制宜、因事制宜的治疗方法。拉扎勒斯认为，每个个体都是特殊的，应依据他们各自的具体情况，为他们找到最合理的治疗师和最合适的治疗方法。他经常强调："对这样一位特别的当事人来说，谁，什么，是最好的？"同时，也应根据患者具体情况的变化，治疗方案随之变化。在治疗技术的选择上，应不拘泥各家的流派界限，只要对患者是有效的，完全可以为他所用，不用考虑其理论的起源和基础是什么。由于此疗法非常追求实效，所以具有强大的生命力，其社会影响力也越来越巩固。

乔治和拉扎勒斯

乔治是一位 32 岁的恐惧症患者，很多治疗师对之束手无策，甚至有一位治疗师用了六年的时间，花了乔治 50000 多美元，但还是没有显著的效果。最后他找到了拉扎勒斯。乔治说他自己经常出现害怕、恐惧、强迫症以及身体不适，还说自己有疑病症，不敢去人多的地方，除了在母亲的陪同下，一般都呆在屋里。另外，他特别害怕生病、死亡，而且带有强迫性洗手以去除病菌。这种恐惧可追溯到他 17 岁，那年他刚高中毕业，准备上大学，但是因为离不开母亲，便选择了离家近的社区学院。但他又补充说，"但仔细想想，我这一生都有些恐惧。"

因为乔治有过多次治疗失败的经历，所以拉扎勒斯决定，首先激励乔治增强其依从性，减少其抵制情绪，让他百分百地合作。然后让乔治做生活史问卷，得到他的形态剖面图如下：

行为：退缩，扮演病人角色，洗澡习惯和其他强迫行为

情绪：害怕，恐慌，焦虑，过分的气愤，气馁，沮丧

感觉：眩晕，害怕，酸痛等

意象：缺乏自我想象，违背父母，嘲讽性的虐待

认知：别人认为我很奇怪、特殊，没有女人想接近我，污秽的想法，"必须"和"应该"

人际交往：胆怯，愚蠢，逃避

药物/生物学：服用地西洋 10mg，1 天 3 次，食用垃圾食品，无力，不匀称，超重。

拉扎勒斯的切入点是和乔治建立合理有效的沟通方式，赢得他的依从性。在乔治的生活史问卷中，发现乔依赖别人的强制管理，于是拉扎勒斯与他的关系就像是军队中教官与士兵的关系，强硬管制但又

不乏温柔。然后，针对他在七个维度上体现出来的症状，对每一症状采取相应的治疗：对他的身体方面，采取改变饮食习惯和锻炼；对社会退缩方面采取自我假想训练，让其头脑中有这样的行为；对他的强迫洗澡采用应答－干预方法，用强制的口吻命令他一点点地缩短他的洗澡时间；对他的焦虑症状采取"追踪法"，即弄清楚焦虑发生的规律，发现是"SICBC"，然后在他产生负面感觉的时候就通过放松来干预。同时也采用自我假想训练，诱导出乔治心中蓄积很久的精神压抑：他7岁做完扁桃体切除手术后，听到他妈妈与医生谈到他虚弱多病的身体时说："但愿他能活到21岁"。从而发现乔治母亲的态度与他的身心疾患有很大的关系：母亲的那句话是他的主要病因！因为乔治当时正处于亚意识状态的极具暗示性，也因为说话的人是他心中的权威，从而使他受到了"心理缺陷"这一心理引导，便诱发了他以后的症状。这样，拉扎勒斯的治疗过程涉及了整个的"七因素论"：

行为：一天做几次。闭上眼睛，放松，重复对自己说："不虚弱也没病，我从不会虚弱或有病。"

情绪：在焦虑时适当地发泄怒气。

感觉：用"直接肌肉运动"——比如砸枕头来发泄怒气。

意象：想象你自己被时空转换器带入了7岁时的病床上。7岁（你的过去）的小男孩感觉到了32岁（你的现在）的大人正想象自己小时候并不虚弱且很健康的事情。

认知：明白了你母亲正在向你映射她的疑病和焦虑感觉；她的话没有客观根据。

人际交往：和你母亲讨论你重新想起的这件事。要面对，而不是责骂或抱怨。

生物学/药物：继续朝着健美的体格努力，建议你的主治医生递减你的地西洋药量。

后来，随着治疗的进行，乔治的病情有所好转，但还是没有出去工作，仍和母亲住在一起，也没有和女性约会，于是拉扎勒斯采用"强制性劝导"，除非乔治做到了找到工作、离开家和女性约会，否则他将变得和以前一样。虽然有他的母亲横加阻拦，但他还是做到了。最后乔治不仅事业有成，而且在34岁那年还结束了自己的独身生活。

从乔治的案例中可以发现，拉扎勒斯的咨询方法是根据患者的具体情况进行安排，与患者的治疗关系不固定化，依据患者意愿和习惯来调整，并且治疗手段非常多样化；当出现变化时，根据新情况重新调整治疗方法。真正做到为每个病人找到最合理的治疗师和最有效的治疗方法——所谓"一条龙服务"。

拉扎勒斯的成功与失败

拉扎勒斯是名副其实的"临床革新者"。他对行为主义疗法的兴盛有着极大的推动作用。他不仅率先使用"行为疗法"来描述行为主义的治疗策略，而且还与沃尔普共同合作研究行为疗法的新技术及培训方案，他们合著的《行为治疗法》是学习行为疗法的必备用书之一。他也是团体疗法的鼻祖。首次发表了小组疗法的论文，提出了小组疗法的雏形，为小组疗法的发展提供了理论框架。他最大的成就是提出了"技术的折中主义"，并以此建立了多

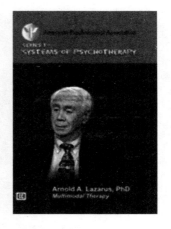

多重模型疗法与拉扎勒斯

重模型疗法。他将各家的有效的疗法都囊括进自己的治疗体系中，也根据治疗的需要发明新的治疗技术。多重模型疗法以其开放的治疗体系，博采各家之长，不断吐故纳新，已为越来越多的咨询师所采纳。

行为主义咨询与治疗大师

拉扎勒斯建立的"拉扎勒斯学会"遍及全美，影响力越来越大。

尽管拉扎勒斯为临床治疗提出了很多新的观念，但正因为其是新观念，尚缺乏比较完善的理论来支撑，还需要不断的实践和探索来巩固和完善。真正的"折中主义"应当是理论和技术的高度整合，而他的疗法只是过于注重实效，因而只是经验性的，缺乏理性的、逻辑性的高度整合。

（衷心感谢阿诺德·拉扎勒斯为本文提供相关的资料）

认知主义咨询与治疗大师

贝克：勇敢的心灵重建者，
"认知疗法"的创始人

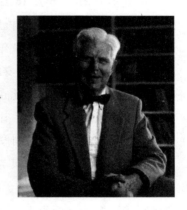

我有一个强烈的需要去征服我
遇到的所有困难。

——贝克

他经历了多病多痛的童年，甚至已经临近死亡，却凭借着自己坚强的意志、勇气挺了过来；

他的研究道路上往往只有妻子的陪伴，但他仍然愿意孤独地走下去，最终走出了属于自己的一条路；

他虽然年轻，却用扎实的科学研究功底撼动了当时盛极一时的精神分析，同时也为以"行为疗法"为主的心理治疗带来了另一片天地；

他开创了一种新的疗法，却并不认为自己有多大的贡献而不过是

"抓住了一些问题"，依旧低调地生活。

他，就是认知疗法的创建人之一，阿伦·特姆金·贝克（Aaron T. Beck，1921—）。

走上心理学大师之路

父母的影响

贝克于 1921 年 6 月 18 日出生在一个犹太移民的家庭。他的家庭是一个幸福的家庭。用他自己的话来说，他在学习精神分析的过程中最大的痛苦，就是在他的童年中并没有什么"痛苦的经历"。

父亲哈里·贝克在 18 岁的时候从乌克兰移民到美国。他的知识很丰富，也喜欢写作，因此在这些方面，他培养孩子们一些很好的习惯。他经常组织家庭聚会，让大家能够对政治、哲学、文学等方面展开讨论；他培养孩子们对科学和自然的兴趣；他教导他们文学、写作以及一些思想观念。因此贝克的阅读范围极其广泛，除了专业刊物，他还订阅 25 种以上的报纸、杂志。父亲不但自己写作，并且喜欢将自己写的诗歌等寄给家人，并要求他们给予评论，而这种做法在贝克的学术研究中也可以看到一丝踪迹：他要求学生在听了他的演讲后报告自己的想法；他在每周的认知治疗中心的会议前先将自己的观点写下分发给参加的学生，并要求他们书面回应；他将自己的想法与同事、甚至妻子、孩子一起分享，并且要求他们评论；在他的认知疗法中，有一项步骤就是在疗程结束的时候要诱导当事人做出反馈。

贝克的母亲，伊丽莎白·埃斯特·特姆金，16 岁的时候随父亲从俄罗斯移民到美国。作为长女，尤其是在她母亲过世后，她担负起了家庭的重担，用自己的打拼换来 8 个弟妹读书的机会。而她自己对知识的追求也是孜孜不倦，她还致力于推动妇女解放运动，推动妇女投票权。而正是这样一位勇敢、自信、果断的女性，在婚后五个孩子中有两个夭折，尤其是贝克的姐姐碧翠斯，是哈里和伊丽莎白唯一的女儿，在1919年的流行性感冒中死去了，这对于伊丽莎白是一个重大的打击，也使得她极为抑郁，直到贝克出生后才得到缓解。贝克笑称自己有必要控制一切，而他也很高兴自己那么小就能"治疗"抑郁症。虽然这并不是促使贝克走上精神科的唯一原因，但在他以后的学术道路上的确起了一定的影响。

"多灾多难"的童年

他一帆风顺的童年只有一件事能真的称得上灾难，正是这件事导致了他的某种恐惧症。

贝克7岁那年的一天，他和哥哥毛瑞斯在家附近的运动场玩耍的时候，由于碰撞摔倒后，贝克手臂骨折，继而因为感染而引发了骨髓炎，之后又变成败血症，而这个病在当时来说几乎是无药可治的，甚至死亡率高达95%。在病危了2个月之后，他终于脱离了危险期，但是这次磨难却在小贝克心中留下了重大的阴影。在他住院期间，有一次医生告诉他去照X光，但实际上却是被拖到手术室里，并且在麻醉后还没有完全昏迷时就开始动刀，这使他产生了恐血症和手术恐惧症。贝克自己说，解决这些恐惧症也是他后来进医学院的原因之一。在医学院要进手术室实习之前，他使用系统脱敏的方法，逐步接触，慢慢地真正进入手术室。

在贝克的疾病好了之后，由于疾病所引发的焦虑使得他经常逃课，而这也影响了他的学业。他一年级时有个老师非常苛刻，一次他画图将颜色涂错，老师就对他大吼大叫，而这对他来说也是一个不小的打击，他开始认为自己很愚蠢。又因为他经常生病，课业落了很多，也就留了一级。当时小贝克也认为自己很笨，所以才留级。但由于他不服输，不喜欢比别人落后，他开始发愤图强，最后甚至比同学提前一年完成小学学业。他自己描述说："这件事在心理上证明我能够做事；如果我掉进洞里，我可以自己爬出来。我可以自己来，这种经验对我影响很大。我给人家比下去了，在心理上，'我曾被击倒'这种想法会让我振作起来。'绝对不说死'，这种态度是一种挑战，把不利之处变成了有利之处。"

他在童年时期还形成了另一种恐惧。小时候他哥哥毛瑞斯很照顾他，却也喜欢作弄他。他们有时候会玩捉鬼游戏，然后毛瑞斯就用枕头压贝克的头，而这让贝克很担心他哥哥会不会及时将枕头拿开。后来他又得了慢性哮喘，使他产生了窒息恐惧。

贝克还承认自己有恐高症，害怕被遗弃，而且也害怕在公共场合讲话。对于这些恐惧症，他往往反其道而行之，比如为了克服恐高症，他会特地去攀登比萨斜塔。而正是通过这样的自我克服，使他在恐惧症问题上能以自己作为参照进行描述，给予来访者以有效的治疗方式。

在贝克的童年，他参加童子军的经历成了他学习中最重要的一件事情。在童子军训练中，他们要学习急救或者游半英里的距离等项目，而这些对于贝克来说很困难，但这也让贝克确立了一个信念：他有强烈的需要去征服他所遇到的一切困难。

曲折的学术道路

贝克是一个很活跃的学生。在读高中的时候，他担任编辑，负责一个专栏。以第一名的成绩从高中毕业后，他进入了布朗大学，同样也成为校刊《布朗前锋日报》的总编辑。在大学期间，他除了工程学之外选修了艺术、音乐、会计等学科的课程。1942 年他被选为荣誉学会会员（为表彰人文学科成绩优秀的学生），并以优异的成绩从大学毕业，在毕业典礼上还获得辩论奖和写作奖。

由于贝克对有机化学很感兴趣，大学毕业之后他选择了医学院深造。一开始他很抵触精神医学，认为它并不能给人的问题带来解决方案。因而最初他的兴趣是放在有机药物学上的，他在药剂学方面做了两年实习，并且了解各方面的药物，从儿科的药物到精神疾病的药物。之后他又决定做病理学的住院医师，以便对生理疾病有比较详尽的了解。因此，在 1946—1948 年间，他接受了外科、皮肤科、妇产科、传染病、精神科等专科训练，还完成了病理学住院医师的训练。在他 1949 年担任一家退伍军人医院住院医师的时候，由于精神医师的短缺，他们神经科的住院医师被要求必须有六个月在精神科轮流值班。贝克迫于无奈进入了精神医学。

当时的精神医学中主要使用两种治疗方法："克雷佩林方法"（Kraeplinian approaches）和精神动力学方法。贝克觉得前者贫乏无趣，而后者缺乏足够的证据以支持理论。他对自己的朋友说，精神分析法太牵强，难以证明；而他的朋友却说，你原本就心生抵触才会有这样的观点。贝克后来意识到，或许他讲求实际的天性影响了他对精神分析的看法。因此，他开始放下成见，认真了解精神分析。

虽然贝克完成了神经科的住院医师的培训，但他又认为神经学太精准，也就显得有些简单，而他想要看看精神分析是否能够提供一些解决问题的方案，于是他又开始慢慢走进精神医学。

1950 年，贝克转去奥斯丁·里格斯（Austen Riggs）研究院，而那里相对自由，人文氛围浓厚。在那里，埃里克森为他做过督导，而埃里克森和善的性格、咨询中的美感以及关于童年主题对成年影响的理论，也给贝克很多启发。

虽然贝克已经开始接受精神分析，但由于他务实的个性，一直对精神分析缺乏证据而耿耿于怀，因此也就开始验证弗洛伊德的观点。在 1959 年，他想要证明精神分析中"抑郁起因于逆转的敌意"这一假设，因此研究了抑郁患者的梦境。然而，一旦借用实验心理学的某些程序进行言语条件实验，其研究结果却与理论预测完全相反，而这也加深了贝克对精神分析的怀疑。再加上他在一次实际操作中，发现当事人不知不觉中透露出自己以前没有暴露过的想法，让他开始思考内省的有关问题。

认知主义咨询与治疗大师

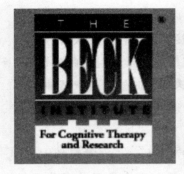

贝克认知疗法与
研究中心的标志

贝克同时也发现：当事人对自己的看法往往会影响他们对于自己的感受，并且当他关注当事人的消极思维，而不是他们的童年经历时，当事人反而会好得更快。这种种新发现开始让贝克退出精神分析的领域，转而开始形成自己的理论。他往往从观察开始，使用测量方法来获得观察的结果；如果大多数案例都符合这个结果，则逐渐形成理论，并且设计一些治疗方法和技术加以实验的验证，来巩固和深化他的理论。

随着时间的推移，贝克的理论开始被广泛接受，并且深受好评。他在建构了"贝克抑郁量表"后，1979年出版《抑郁症的认知疗法》。1994年，他在宾夕法尼亚州的费城成立了"认知疗法与研究中心"。

美满幸福的婚姻

有人说，每个成功的男人背后一定有一个好女人，而贝克自己说，每个成功男人的背后都有一位温柔、奉献的好配偶。而这两句话在他的家庭中都体现得淋漓尽致。

贝克和妻子菲丽丝·怀特曼的相识是在贝克担任住院医师时的一次基金会的会议上。用贝克自己的话来说，他一看到菲丽丝，就觉得整个房间都亮了起来！

在贝克的学术生涯中，有一段时间恐怕只有两个人可以倾听他的想法，一个是他的妻子，一个就是他的女儿。菲丽丝在贝克退出精神分析的决定上起了推波助澜的作用，而且贝克关于认知结构的命名也是菲丽丝帮他作出的决定。

菲丽丝在结婚生孩子后，依然攻读社会福利工作的硕士学位，之

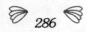

后又进入法学院就读，成为宾州最高法院中第一位女性法官。在贝克的四个孩子中，有三个继承了他们父亲的衣钵，在精神医学领域崭露头角，而另一个女儿走了她妈妈的道路，成了一名律师。

创新的理论与治疗方法

贝克曾经在一次访谈中引用了《圣经》的话："太阳之下无新鲜事"。他认为自己的理论也是从别人那里吸取来的，但他自成一家的理论，尤其是完整的治疗技术影响了无数的心理治疗师。

基础理论

贝克的理论基础建立在信息加工模式上，即人对于周围所有事物、事件进行知觉、理解并赋予"意义"。这样一种加工模式所体现的是人的心理功能模式。

在人的加工模式中，涉及一种认知组织或认知建构，它有不同的层次：其中最容易辨识的是"自主性思维"（voluntary thoughts）；比较不容易觉察的、也是非常重要的是"自动化思维"（automatic thoughts）；而最深层的是个人的价值观与假设，这是人无法觉察的，贝克将其称为"图式"。图式是由个人的早期经验而建构起来的，但在临床治疗上有一致性；也就是在同样的诊断之下，当事人往往产生同样的主题问题，并且反应信息的偏差状态也很类似——贝克称其为"认知轮廓"。

个体心理障碍的产生并不是刺激性事件的直接后果，而是经过认知加工，在歪曲或错误的思维影响下促成的。因此他提出有七种常见的"认知错误"：

（1）任意推断：即在缺乏证据或证据不充分时便草率地得出结论。

（2）选择性概括：忽略整体或者部分事件，只根据小部分的细节就对整个事件作出结论。

（3）过度引申：或称过度泛化，是指在单一事件的基础上作出关于能力、操作或价值的普遍性结论，也就是从一个琐细事件出发引申出普遍的结论。

（4）夸大或缩小：对客观事件的意义作出不客观的评价。

（5）极端的思维：要么全对，要么全错，非此即彼。当事人往往把生活看成非黑即白的单色世界，没有中间色。

（6）"心理漏斗"：只注意负面的细节，并且过分地关注。

（7）"应该"陈述：认为自己应该或不应该做什么，否则就会受到惩罚。

认知疗法

认知疗法的基本假设是，负面的自动化思维与令人不愉快的生理和情绪状态相结合，形成了不良的适应循环；这种循环的保持，就会夸大原来的问题和症状，从而导致情绪障碍。贝克认为，人们如何感受和作出行动很大程度上取决于他们的认知。因此，改变人们对自己经验的建构，是改变那些扭曲的感受和行为的最有效方法。因而认知疗法的目的就是辨识并且修正那些引起情绪障碍的负面的自动化思维。

在治疗过程中，治疗师首先要了解当事人的问题背后的认知方式与内容。贝克认为，人的行为与情感是由人所不能觉察到的图式所推动的，因此从人的外显行为可以得出其图式的模型，将其模型与普遍性模型进行比较，进而将他们的个人案例概念化。

关于医患关系，贝克也提出了新的观念。他将当事人作为共同的研究者，在治疗过程中，当事人与治疗师都是主动的，双方一起建立问题的概念，辨识明显的认知，探讨并验证被当作假设的认知——即"图式"的效度。他肯定当事人的经验，肯定当事人的知觉，而治疗师则是引导、训练当事人得到种种正确的认知，并校正自己的错误认知，继而进行行为的改变。

在治疗过程中，认知治疗师应当使用"苏格拉底式对话"来促成当事人的认知改变。也就是说，治疗师并不针对当事人的困境给出答案，而是提出一些问题先了解当事人的结论，然后层层揭开这个结论，从而让当事人自己评估自己的思想，并得出答案。通过提出一些问题，治疗师可以理清或界定问题，继而协助当事人辨识他们的思想，审视事件的意义，并且评估特定的思想和行为所产生的结果。

贝克对治疗的各个阶段设定了不同的目标：

（1）初期目标：识别自动化思维以及被扭曲的认知；通过辨识与目前的信念和结论相违背的证据，来验证当事人的被扭曲的认知；让当事人观察和收集在某种情境下的信息加工模式的数据。

（2）中期目标：帮助当事人了解他们对自己的感受和行为的认知所产生的影响；设定一个对环境更实际的评价模式；完成治疗任务：记录自己的想法、行为，学会形成对情境的解释。

（3）终期目标：当事人学会用实际的、准确的解释来替代他们有偏差的认知；当事人学会修正那些引起他们扭曲的认知的不正确信念和假设。

贝克在认知治疗的过程中采用如下活动安排：

（1）完成/愉快的评定（M/P技术）：最大限度地促进病人参与提高愉悦心境的各种活动。M（mastery）表示患者完成活动的程度；P（pleasure）表示患者对活动感到愉快的程度。这两种活动均按照0—10分评定完成和愉快的程度。

（2）活动安排：这项作业的目的是增加活动的程度，最大限度地使病人控制自己的感受和获得愉快。要着重于对每天活动作出计划，增加能获得愉快活动的比例，使病人获得对生活控制的感受。

（3）等级任务练习：将任务分解为若干细小的、容易完成的步骤，通过自身强化来增加成功机会的练习。目的在于克服病人的拖拉，帮助病人对付迟钝感，提高他们面对应激的情境时的信心。

（4）识别和检验病人负性的自动化思维。

（5）识别和诘难功能失调的假设，从而发现错误的观念及其赖以形成的认知过程，并加以验证，使之改变到正确的认知方式上来，以彻底地调整情绪和行为紊乱。

成功的案例

贝克在其咨询早期接触到很多抑郁症患者，继而对自杀行为、人格障碍、惊恐发作、焦虑症等作了更广泛的研究，从而形成了丰富的临床治疗经验。下面介绍的是一个自恋型人格障碍的案例。

案例陈述

米斯蒂（Misty），一位医疗技师，在工作、人际关系方面都出了问题，她还因为随意驾车被吊销了驾驶证。米斯蒂称自己的职业期望是获得选美冠军，成为一个女演员并最终赢得电影大奖。她认为自己有较多的优越感，因此有资格受到宠爱。她还让自己的母亲、祖母倾其所有资助她参加选美。

自恋型患者往往追求与众不同，将其他人当作可利用的对象或工具，花大量的精力将别人与自身作比较，从而评判他人的价值。而米斯蒂则以容貌、名声、比赛获胜作为评价一个人是否优于他人的一般标准，而她也只会和那些所谓的"胜利者"交往。

米斯蒂有一次工作失误，外科主治医生纠正过她的行为，她认为很丢脸，继而和别的医生争执起来，而她的同事没有一个支持她。

治疗师首先通过画饼图，让米斯蒂更深入地考虑是什么对自己来说最重要。以此来有效地帮助当事人达到目标，并检测当事人对成功的意义的认识。

然后，治疗师帮助米斯蒂认清人际关系间的界限，包括身体界限、性的界限、社交界限、情感界限等方面，同时让米斯蒂模拟自己在了解别人的时候所使用的策略，让她看清自己对别人的判断是对情感界限的一种冒犯，让她学会用非评估性的描述和接纳作为了解别人的策略。

继而治疗师让米斯蒂接受消极的情绪体验，并让她思考：如果有人指正她的工作，而她允许不适感的存在，这可以得到什么？从而使米斯蒂开始意识到，这是一个自我接纳的机会，而别人的意见其实是在尽力帮助她。

最后，治疗师与米斯蒂一起讨论这样的假设：如果没有地位，也不特殊，仅仅是一般的、普通的人，会怎么样？米斯蒂承认自己担心不如别人，担心自己没有价值。治疗师就此提出，一个人可以通过多种方式建立自尊，而这也激起了米斯蒂很大的兴趣。

米斯蒂在一年半内被进行了 40 次治疗。在结束疗程的时候，她认为自己开始关注实际行动，而不是生活在梦幻中；不再认为自己有特殊的权利获得特殊的开车条件；她也不再要求别人特别关注或赞美她，不再从别人的肯定中寻求自身的价值。

一生辉煌的成就

贝克在理论创新方面，撇开了传统的动机模式，向新兴的信息加工模式靠拢，从而改变当事人的近乎病理性的观念。也就是说，贝克关注的是，人们心理病症期间其心理功能是如何运作的，而不是关注为什么会有这个"病症"。

总体上说，贝克对现代临床心理治疗的贡献有以下一些方面：

1. 减少了对于童年期的探索；

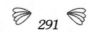

2. 将心理治疗集中在对日常问题的探索上；

3. 关注问题的共性，而不是进行猜测、解释；

4. 去除精神分析式的"象征意义"，关注当事人的报告的表面价值；

5. 不轻易否认当事人言语报告的正确性；

6. 主要关注当事人的思维或认知，而不是潜意识的动机或驱力。

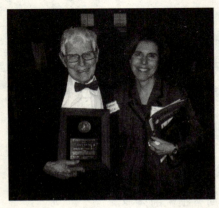

贝克 2008 年获得 APA 杰出贡献奖后
与其女 Judith Beck 的合照

贝克的杰出成就使他获得了精神医学界和心理学界的多项表彰。他曾获得美国精神医学协会精神医学研究基金会奖、美国精神病理学协会保罗·霍克奖、美国心理学学会的心理学应用杰出贡献奖。1982 年获得布朗大学的荣誉医学博士学位，1987 年当选为皇家精神医学院院士，2001 年他还获得费城精神医学协会的终身成就奖。2006 年获得美国自杀防止基金会的终身成就奖，2008 年获得美国心理学会颁发的杰出科学贡献奖。

希尔加德：通儒硕学的催眠治疗大师

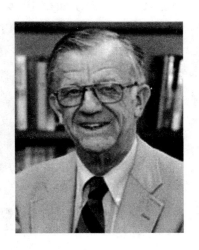

广博的兴趣、一贯的公正、幽默的风格、客观的态度以及对家人和朋友深深的爱，使得希尔加德在教育、科学、心理学和社会学领域的成就影响深远。

——戈登·鲍威尔

欧内斯特·希尔加德（Ernest Ropiequet Hilgard，1904—2001），20世纪美国心理学界著名的通儒型心理学家。1904年7月25日，出生于美国伊利诺伊州的贝尔维尔，2001年10月22日，因心脏骤停死于他在加利福尼亚州帕罗奥多市的家中，享年97岁。希尔加德对心理学的贡献是全面的，他的理论和研究不囿于任何一个心理学流派。尽管他在心理治疗方面的研究成果只占了他研究生涯的一部分，但在心理治疗领域却拥有举足轻重的地位。

走向心理治疗之路——漫长而曲折

一波三折的职业选择

希尔加德的父亲乔治·希尔加德是一位开业的内科医生，受到父亲的影响，希尔加德自幼便有志继承父业，做一名医生。但天有不测风云，在希尔加德 14 岁时，他的父亲在法国从事医务工作时意外身亡了，由此，他改变了初衷，将兴趣转向了工程学。于是，他考入了伊利诺伊大学专修化学工程，于 1924 年毕业，获得学士学位。大学毕业后，希尔加德在基督教青年会服务了两年，随后，他考入了耶鲁大学的神学院学习社会伦理学。一年以后，他又对心理学产生了兴趣，因此，他又转进了耶鲁大学心理学系。1929 年，因协助学校筹办国际心理学联合会在耶鲁大学举行学术大会，希尔加德得以结识到巴甫洛夫、皮亚杰、柯勒、勒温、麦独孤、桑代克等世界著名的心理学大师。1930 年，希尔加德在雷蒙德·道奇教授的指导下完成了关于人的眼睑的条件反射的论文，获得实验心理学博士学位。

如果没有 14 岁时父亲的意外身亡，希尔加德可能成为一名妙手回春的医生；如果没有在基督教青年会的工作经历，希尔加德可能成为一名成绩斐然的工程师；如果没有突然的兴趣转变，希尔加德可能成为一名传道布道的神职人员。当然，任何偶然的结果都有其必然性，希尔加德在转入心理学之前，曾将心理学比作科学的化学和非科学的宗教之"黑格尔哲学式的结合"。也许化学和宗教，他一样也不愿舍弃，因此，他选择了这两者的综合体——心理学。我们可以这么认为，心理学需要希尔加德，同样，希尔加德也需要心理学。虽然选择的过程一波三折，但希尔加德的最终选择是非常明智的。

丰富多彩的职业生涯

得到博士学位后，希尔加德在耶鲁大学做了 3 年讲师。当时，正处于"人类关系研究所"的早期发展阶段，这个机构将各个社会科学领域的研究人员集中到一起，进行一些跨学科的调查研究。克拉克·赫尔是机构的灵魂人物，他召集了许多在今后的心理学界成为重要人物的年轻研究者们，他们中有 N. 米勒、K. 斯宾塞、O. H. 莫瑞尔等，他们热衷于研究涉及许多社会和文化现象的学习理论。受到他们的影响，希尔加德对条件作用与学习产生了兴趣。

希尔加德的博士论文研究的是人的眼睑的条件反射，之后，在整个 30 年代，他的研究重点都是经典条件反射。其中，包括条件反射的刺激的替代、条件反射的消退的个体差异等。1940 年，他与 D. 马奎斯合著了《条件作用与学习》，总结了他早期的研究成果。

1933 年，希尔加德应斯坦福大学心理测量学教授特曼（Lewis Madison Terman）之邀赴校任教，同时在心理学院和教育学院任职。自此，他的研究兴趣逐渐转向了心理学理论在教育实践领域的应用。《条件作用和学习》一书出版后，希尔加德在条件反射方面的研究渐渐告一段落，他逐步开始对人的动机、人格和学习理论进行大量实验研究。

1940 年至 1941 年初，美国卷入了第二次世界大战，政府呼吁心理学家们为即将到来的战争奉献出他们的专业知识。因此，希尔加德在 1941 年离开了斯坦福大学，在位于华盛顿的战争情报与内需办公室工作，主要做一些与战争相关的社会心理学分析调查研究。后来，他又在海外情报局工作了一段时间。

1944 年，希尔加德回到斯坦福大学继续任教，任职心理学系主任。1948 年，希尔加德与同在斯坦福大学任教的 G. 鲍威尔合作，出版了一本划时代的巨著——《学习理论》。此书在全球范围内对教育心理学领域产生了巨大的影响。

认知主义咨询与治疗大师

1951 年至 1955 年，希尔加德成为斯坦福大学的研究生院院长。在位期间，他在斯坦福大学建立了行为科学高级研究所，他曾做过福特基金会的顾问，因此他说服了基金会向研究所提供初期的资助。同时，希尔加德致力于推广、普及心理科学，他于 1953 年出版了一本心理学巨著——《心理学导论》。如希尔加德所愿，这本书被翻译成多种文字在全世界热销，成为 20 世纪六七十年代最权威的心理学教科书，推进了心理学知识的普及工作。

之后，希尔加德职业生涯的转折点出现了，在他对学习和动机理论的研究达到一个高峰后，他的兴趣又来了个 180 度大转变，他将目光投向了心理学领域的另一座高峰——催眠，并向这座颇有难度又充满吸引力的高峰发出了挑战。当然，这对他而言并非是个全新的领域，因为他在学习理论方面的研究工作涉及意识与潜意识的关系。希尔加德再一次说服了福特基金会对他进行赞助，建立了斯坦福催眠研究实验室，他之后长达 25 年的主要科学研究都是在那个实验室里进行的。通过实验研究，希尔加德揭示了催眠的原理，成为催眠领域的领军人物，为心理治疗贡献了可贵的实验与理论支持。

1969 年，希尔加德正式退休，斯坦福大学授予他荣誉教授称号。退休后，希尔加德继续他在催眠方面的实验研究。在几乎征服了催眠这座高峰后，希尔加德的学术兴趣再一次发生了转变，他转向了历史写作，其成果是于 1987 年诞生了又一部权威著作——《美国的心理学：一项历史性的调查》。由于身体状况一直保持良好，希尔加德持续写作直到将近 90 岁。在他 91 岁高龄的时候，他甚至还接受了挪威奥斯陆大学的邀请，独自一人出国作公众演讲。

希尔加德的学术成就是多方面的，而且在每一方面都是非常出色的。在各种机缘巧合下，他用了长达 25 年的时间来研究催眠，对心理治疗领域作出巨大贡献。当然，在这其中，有一个人的作用是不容小觑的，这个人就是希尔加德的妻子——约瑟芬·希尔加德。

夫妻同心，其利断金

希尔加德是在耶鲁大学与约瑟芬相遇相识的，当时，约瑟芬在 A. 格塞尔门下攻读发展心理学博士学位，他们于 1931 年结为连理。自那时起，他们一直深爱着对方，对彼此都非常忠诚，直到约瑟芬于 1989 年逝世。他们养育了一对子女，儿子亨利在加利福尼亚大学任生理学教授，女儿伊丽莎白从事兽医学研究工作。

1933 年，希尔加德来到斯坦福大学工作后，妻子约瑟芬在耶鲁大学获得了心理学博士学位，进入了斯坦福大学医学院继续学习，并获得了医学博士学位，成为一名实践精神分析学家。之后，约瑟芬受聘于斯坦福大学精神病学院，与丈夫希尔加德共同合作进行催眠的实验研究，联名发表了许多有关催眠研究的著作。

希尔加德夫妇并不介意成为众人瞩目的焦点，共同分享他们一起合作的研究成果。在那个裙带关系敏感的年代，大学一般都拒绝雇用夫妻做全职工作，而希尔加德夫妇打破了这个壁垒，他们为日后众多在斯坦福大学工作的夫妻开辟了一条康庄大道。他们是一对快乐的夫妻，他们对每一位进入斯坦福的新人和来访者表示盛情欢迎，让他们每一个人都感受到舒适和愉悦。

希尔加德夫妇是如此天造地设的一对，在工作上互相扶持，在生活中相濡以沫。毋庸置疑，希尔加德太太是希尔加德走向学术成功的一大支持和动力。

荣耀而平凡的一生

因其突出的学术成就，希尔加德在一生中几乎获得了作为一名心理学家可能会获得的所有荣誉。虽然头顶着许许多多耀眼夺目的光环，但希尔加德实质上是怎样一个人呢？让我们来听听来自希尔加德的好友与家人对他的描述吧。

鲍威尔（希尔加德的同事、合作者兼好友）在希尔加德的悼词中是这么评价他的：

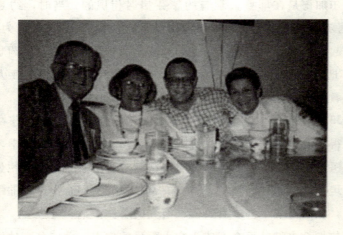

希尔加德（左1）与他的朋友们

在其职业生涯中，杰克·希尔加德（希尔加德的朋友们都叫他杰克）是一个受人尊敬和爱戴的人。他推崇政治自由，并且致力于社会与社区服务事业。他非常同情受到不公正遭遇的人，他是社会弱势群体的朋友，他是贫苦人民的朋友，他是所有受压迫者的朋友。他非常公正，也非常慷慨，他匿名向许多社区服务机构和个人提供了许多帮助。在行为举止方面，他是个温和的、有礼貌的、乐观积极的人，在现实生活中，他从来没有咒骂过一个人或说过任何人的坏话，即使是批评过他的人，他也不曾这样做过。我们几乎没有看到他生气过、沮丧过、消沉过或不安过。他非常喜欢与同事和学生们进行自由的科学讨论。他热爱生活、热爱音乐、热爱游戏，他与家人和朋友都可以玩得很开心。对于心理学，他留下了宝贵的遗产——他的研究成果与著作；对于他的学生和同事，他留给我们愉快美好的回忆。心理学界会想念他，我们每一个熟悉他的人更不会忘记他。

亨利·希尔加德说他的父亲是个"对生活充满了爱"的人，他回忆他的父亲在他童年时期就会通过唱歌和朗诵韵律诗来让家人快乐，让孙儿们站在他的头上或通过倒立用手行走来逗乐孩子们，喜欢做薄饼给家人们当早餐。他还喜欢观鸟、远足、种植花木。

从以上的评述和回忆中，我们不难发现希尔加德是一个充满了"爱"的人——他爱他的工作和生活，爱他的家人、爱他的朋友、爱所有遭受苦难的人；另外，希尔加德也是一个非常有教养的人；同时，希尔加德还是一个兴趣广博的人，不仅在工作中是这样，在生活中亦是如此。

催眠研究成果之一："催眠感受性"

"催眠感受性"（Hypnotic Susceptibility），也可译为催眠易感性，是指受催眠者对催眠的感受能力和接受催眠的敏感程度，也就是进入催眠状态的难易程度。如果受催眠者自愿按照催眠师的暗示去做，就表示他的暗示感受性高。比如，催眠师暗示："你的眼皮越来越重了"，被催眠者就会自动闭上双眼。

希尔加德通过对斯坦福大学的 500 多个大学生进行催眠测试，发现具有明显催眠感受性的受催眠者约占了四分之一，能进入深度催眠状态者大约只占十分之一，另外有大约十分之一的人根本无法被催眠，而其他人的催眠感受性则不明显。

1959 年，根据大量的观察和实验，希尔加德和 A. 韦岑霍夫共同设计、编制了《斯坦福催眠感受性量表》，用来鉴定受催眠者的催眠感受性的高低。此量表分为 A 式、B 式和 C 式三种（见表 1），每一种都由 12 个项目组成。其中，A 式和 B 式的 12 个项目基本相同，相关系数为 0.83。一般认为，若想要测试受催眠者通过训练后他的催眠感受性的改变程度，A 式和 B 式是理想的测试手段。通常，A 式用于训练前，而 B 式用于训练后。A 式和 B 式的项目大多为动作所组成，认知项目较少，因此被催眠者完成测试并不是很困难，而 C 式包含有较多的认知项目，因此完成难度较 A 式和 B 式大得多。完成量表中任何一式的 12 个项目大约都需要 45 分钟，每通过一个项目就记 1 分，不通过则为 0 分，故每一式的最高得分均为 12 分，得分越高，则表示受催眠者的催眠感受性越高。

表 1   斯坦福催眠感受性量表（A、B、C 式）

序号	斯坦福 A 式	斯坦福 B 式	斯坦福 C 式
1	身体后倒	身体后倒	手臂下降
2	闭眼	闭眼	双手分开
3	手臂下垂（左）	手臂下垂（右）	蚊子幻觉
4	手臂不动（右）	手臂不动（左）	味幻觉
5	手指连锁	手指连锁	手臂僵硬
6	手臂僵硬（左）	手臂僵硬（右）	梦诱导
7	双手靠拢	双手分开	返童现象
8	语言抑制	语言抑制	手臂僵硬
9	幻觉（苍蝇）	幻觉（蚊子）	嗅觉失灵
10	眼僵	眼僵	幻听
11	催眠后暗示	催眠后暗示	负性幻视
12	遗忘	遗忘	遗忘

1965 年，希尔加德发表专题论文《催眠的感受性》，将《斯坦福催眠感受性量表》收录其中，并且记录了另外一些相关研究。其中，《斯坦福催眠感受性量表 C 式》是催眠领域非常权威的测试量表，一直都在被广泛运用。

1967 年，希尔加德和韦岑霍夫又编制了《斯坦福整体催眠感受性量表》，用来检验被催眠者的整体性易催眠力。分为 I、II 两式，测试时 I、II 两式都需要做。通常认为，这些项目的难度较大，有一些不容易通过。

催眠研究成果之二：
"催眠性痛觉缺失"（Hypnotic Analgesia）

1967 年，希尔加德作了一项通过催眠来缓解疼痛感的实验研究。在实验中，他让被试把手和前臂放入流动的冰水中，以此来产生疼痛感，并对痛觉程度作了十分制的划分——0 分表示被试没有痛的感觉，10 分表示被试痛到要把手从冰水中撤走。和之前的实验研究一样，希尔加德的被试对象是斯坦福大学的大学生。在进行正式实验前，希尔加德进行了两项前测实验——（1）希尔加德通过控制时间变量，每过 5 秒钟让被试报告自己痛的感受程度，直到到达 10 分。通过实验，他根据到达最高痛觉程度的用时，将被试分为高（＞30s）、中（约 18s）、低（约 14s）三种程度的痛觉感受群，并在之后的测验中选取中等痛觉感受程度的被试；（2）希尔加德使用《斯坦福催眠感受性量表》对在第一次实验中被选出来的被试进行施测，根据被试催眠感受性水平，将被试分为高、中、低三个程度。经过前面两项前测，希尔加德的实验正式开始了，他将被试催眠，然后让他们把手和前臂放入流动的冰水中，每过 5 秒钟报告疼痛的感受程度。结果发现，三种催眠感受性水平的被试都不同程度地减弱了对痛的感受程度。其中，高催眠感受性水平的被试报告"10 分痛觉"平均延长 20.5 秒，中等催眠感受性水平的被试报告平均延长 13.7 秒，而低催眠感受性水平的被试报告平均延长 7.2 秒。可见，催眠有助于降低被试的痛觉感受水平，同时，催眠感受性与降低痛觉之间也存在一定相关（见图 1）。

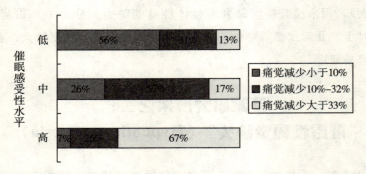

图1　通过催眠暗示其痛觉降低程度与催眠感受性水平的关系

通过一系列研究实验，希尔加德夫妇于 1975 年出版了《催眠在缓解疼痛方面的应用》一书，书中记录了大量通过催眠缓解疼痛的临床应用结果。1984 年，希尔加德太太又出版了一本临床研究书籍《癌症儿童疼痛的催眠治疗》。当然，催眠在心理治疗领域的应用不仅仅是减轻病人的疼痛，它还可以用来改变行为，如用于戒烟等。

催眠研究成果之三："新分离理论"

"分离的意识"

1977 年，希尔加德又出版了一本巅峰之作——《分离的意识》，在此书中，他提出了在催眠领域的主要理论贡献——"新分离理论"（Neodissociation Theory），对催眠状态加以解释。希尔加德认为，每一个人都有一系列的"心理模块"，它们是按照级别排列的。尽管我们的自我控制系统在主宰和控制着我们，使我们能在社会允许的范围内行动，但也有一些心理过程通过催眠暗示，摆脱这些自我控制系统的监控。希尔加德的新分离理论对这一现象的解释提出了以下几个观点：

（1）人类的正常行为和意识控制系统并非总是高度一致地结合在一起。比如，我们出门都会随手把门关上，但有时候我们走了几步后会突然想自己是否把门关好了，这就是感觉和行为之间的不一致。

（2）人类的意识中存在着许多"意识流"，这些意识流在一个以上的通道中流动，并且它们可以同时从一个以上的通道中流出。比如，我们在与人交谈的过程中，会同时存在听、看和思考如何回答问题等一些心理过程。也就是说，这些主管听、看和思考的意识流会同时从多个通道中涌出。

（3）有些行为很少需要意识的注意，是自动化的，而另一些事情却需要意识的积极参与，是非自动化的。比如，一个熟练的司机可以一边开车一边与人谈论一些深奥的问题，在这种情况下，开车是自动化的行为，而交谈则是非自动化的行为，司机的意识更多地集中在交谈行为上。

（4）许多意识过程的发生无论在性质或顺序方面，都不依靠正常的自我控制。比如，我们平时无聊的时候可能会发呆、做白日梦等。

希尔加德认为，一些催眠现象的存在，如催眠后遗忘、催眠性自动书写、年龄倒退（利用催眠，诱导被催眠者回到早年生活阶段，回忆起已被"遗忘"的经历、心理创伤或压力并进行再体验）、对抗性运动项目、痛觉丧失、幻觉等，都是意识分离理论的强有力证据。同时，希尔加德的新分离理论还强调了各个分离的模块并不是完全独立的，所有的分离只是暂时的、部分的分离，其独立性只是在程度上发生了变化。

"隐蔽的观察者"

在另外的实验研究中，希尔加德将被试进行催眠后，让他把左手和左手臂放入流动的冰水中，并且暗示他的左手将失去一切痛觉，同时，让被试把右手放在电键上，告诉他如果感受到了无法忍受的疼痛就按下电键。于是，实验中出现了这么个奇怪的现象——当被试被问及是否感到疼痛时，他会回答不痛；而几乎与此同时，被试的右手会按下电键。希尔加德认为，这种现象表示被试作口头报告时是受催眠暗示作用的，失去了自主意识，但右手的按键行为又表达了被试的真实感受，表示他是有自主意识的。

由此，希尔加德解释在被试暂时痛觉缺失的现象背后，有一个"隐蔽的观察者"在被试进入催眠状态失去自主意识时，仍然发挥着意识的作用。因此，催眠后被试一方面失去了自主意识，另一方面又有个隐蔽的观察者，可见此时被试的意识是暂时分离的。这再一次证实了新分离理论的正确性。

成功背后的秘诀

促使希尔加德在心理学各个方面取得成功，尤其在心理治疗领域取得成功的因素有很多，除了上文所提到的希尔加德太太的功劳外，希尔加德自身的很多宝贵品质也是促成他取得成功的重要原因。

广博的兴趣爱好

希尔加德在自传中这样写道："我想说的是没有人强迫我做这些事，我所做的一切都是我喜欢做的事。"

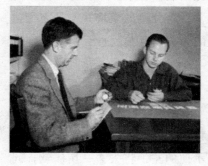

希尔加德在做实验

正如希尔加德的朋友与家人对他的评价，他是个充满爱的人，他对心理学很多领域都非常感兴趣，充满了好奇探索之心。因此，他工作，故他快乐。因为实验与研究能给他带来快乐，所以他乐此不疲地在心理学的大海中尽情畅游，孜孜不倦。也正因为他广博的兴趣爱好，使得原先研究条件作用和学习原理的他，将自己四分之一的生命献给了心理治疗——催眠。

幽默的处世风格

希尔加德曾坦言："当我走进一个房间时，人们全都站了起来，而我不得不承认，我有一点儿喜欢这种感觉"。

希尔加德的一生获奖甚多，他经常成为各种颁奖典礼的焦点，他有过无数次被聚光灯捕捉的经历，他用非常风趣幽默的话语坦言了自己的感受，并不矫揉造作。因此，他才不至于在拿到了一、两项奖项后便沾沾自喜、固步自封，而是再接再厉，征服了他人生中一座又一座学术高峰，其中还包括催眠这座高峰，使他成为当之无愧的催眠大师。

卓越的写作才能

在一次电话访谈中，希尔加德这样说道："如果没有科学著作，我们就不可能拥有科学。因此，普及科学著作是每一位科学工作者的义务与责任"。

希尔加德不只是口头说说，在实际生活中，他身体力行，为心理学的普及教育工作作出了巨大贡献。希尔加德除了是一位著名的心理学家外，他还是一位著名的作家，他写了许多有关他研究的专业的书籍和报告，同时，他还能把复杂的学术问题用简单的话语表达清楚，因此他的著作的可读性相当高。他将他在催眠实验研究中的每一项发现都写入他的著作中，公之于世，这些研究成果因此才能在心理治疗中得到广泛应用。

皮尔斯:"完形"治疗创始人
和他的"缺失"

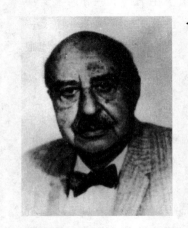

整体决定部分。

——皮尔斯

弗雷德里克·皮尔斯(Friedrich Salomon Perls, 1893—1970),"格式塔疗法"(Gestalt Therapy)的创始人。他强调人的完整性和整体知觉、自我觉察,重视个体此时此刻的认知和行为,常使用诸如对话练习、空椅技术、预演练习等以游戏形式进行的格式塔疗法技术来给当事人做治疗。代表作有《自我、饥饿与攻击》、《格式塔疗法:兴奋和人类人格发展》、《格式塔实录》等。

孤傲天才的一生

求学之路

弗雷德里克·皮尔斯，也就是那个更为人们所熟知的弗瑞茨·皮尔斯（Fritz Perls），于 1893 年 7 月 8 日在德国柏林出生。他的父母属老式的德国犹太中产阶级家庭，皮尔斯是家中最小的孩子。

念小学时，皮尔斯就展现出了过人的天资，即使不做作业，也能拿到很高的分数，而且从不惹麻烦，是老师眼里的好学生。但七年级时，来了一个凶暴的体育老师，使得皮尔斯开始厌恶上体育课，进而厌恶上学，两次留级。也就在七年级，13 岁的皮尔斯因不服管教被学校开除。

但这次挫折并没有终止小皮尔斯的求学之路。1913 年，皮尔斯在家人期待的目光下进入了弗赖堡大学学习法律，因为他的叔叔赫曼（Herman Staub）正是一名杰出的律师。然而，皮尔斯此时已被弗洛伊德的理论深深吸引，他决定转专业。当时的皮尔斯不具备任何心理学背景，他甚至认为心理学是胡说八道，心理学实验室的创建者冯特说的都是疯话。所以他决定学医学。毕业后恰逢第一次世界大战，皮尔斯成了一名战地医生，后来又成为官方工作人员。

1921 年，皮尔斯获得了柏林大学精神病学的医学博士学位，1926 年进入法兰克福脑损伤士兵研究所，担任 K. 戈德斯坦的助手。K. 戈德斯坦十分注重士兵对自己和周围环境的知觉，因此，皮尔斯在研究所第一次受到了格式塔心理学整体观的熏陶。同时，皮尔斯在研究所遇到了比他小 12 岁的劳拉（Laura Posner, 1905—1990），他未来的妻子。可以说，法兰克福脑损伤士兵研究所是皮尔斯生命中具有特殊意义的地方。在那里，他找到了学术方向，开

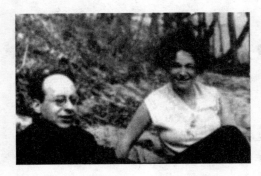

皮尔斯和劳拉，新婚后于柏林

始从格式塔心理学的观点看待心理治疗；也在那里，他找到了终身伴侣，组建了自己的家庭。皮尔斯和劳拉于1930年结婚，生养了一对儿女。但实际上，皮尔斯的孤傲和我行我素，使得他的家庭生活远非圆满。

是金子总会发光的

1933年，正值希特勒政权鼎盛时期，皮尔斯的家庭受到波及，于是携妻儿搬往荷兰，而他的大姐则死在了集中营。次年，皮尔斯又举家移民南非，并在那里待了12年。1935年，他建立了南非精神分析研究所，此时的皮尔斯开始对弗洛伊德的理论持怀疑态度。1941年，他写下《自我、饥饿与攻击》，于第二年出版。妻子劳拉为这部著作也贡献了自己的力量，承担了几个章节的写作任务，但是，她的名字自始至终都没有在书里出现过。此书销量并不好，弗洛伊德的一个朋友玛利亚（Maria Bonaparte）对皮尔斯说："如果你不再信奉力比多理论，那你最好还是退出吧。"皮尔斯对此感到震惊："难道力比多就是真理吗？我不敢相信自己的耳朵。"但他依然自负。他说："我确信，我知道得更多！什么？比上帝还多？对，对，对！"之后，他

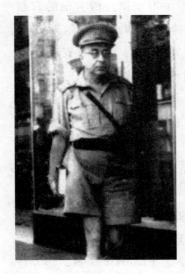

皮尔斯，1944年
身着军装于南非

去参军，成了一名南非随军精神病医生，一做就是 4 年。

1946 年，皮尔斯在纽约遇到了精神分析学家霍妮、阿德勒和赖希（Wilhelm Reich）等人，并接受了他们的教导。1947 年，皮尔斯与古德曼（Paul Goodman）、赫弗尔林（Ralph Hefferline）合作写下了《格式塔疗法：兴奋和人类人格发展》，这本书的销量就好了很多。皮尔斯认为："是金子总会发光的……格式塔疗法不只是一时的热门，（这本书的）销量一年比一年好"。1952 年，皮尔斯夫妇和古德曼共同创建了纽约格式塔治疗研究所，之后又访问了许多国家和城市，并在迈阿密、旧金山、洛杉矶、以色列、日本和加拿大等地建立了格式塔疗法培训中心。

工作，直到生命的尽头

1960 年，皮尔斯搬迁至加州大索尔（Big Sur），担任当地的伊沙兰（Esalen）研究所的撰稿人。在这段时间里，他用几近刻薄的语气表示了自己对存在主义心理学感到失望，认为其使用了太多术语，太冗长了。1969 年，皮尔斯离开美国，前往加拿大

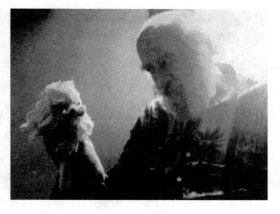

皮尔斯和他的玩具"小 Perls"，1970 年于他成立的最后一个工作室

温哥华岛的科威恰湖（Cowichan Lake），创办了一个格式塔疗法交流学会。这是他生前所做的最后一项工作。

次年的 3 月 14 日，皮尔斯因心脏衰竭于芝加哥路易斯安维斯纪念医院病逝，享年 76 岁。

儿子眼中不合格的父亲

皮尔斯在学术上的成就毋庸置疑，他创立了格式塔心理疗法，成立了多个格式塔疗法培训中心，经手了多个当事人，积累了不少成功的案例。但是，在儿子史蒂芬·皮尔斯（Stephen Perls）眼里，皮尔斯很难称得上是一个合格的父亲。

在史蒂芬出生之前，皮尔斯夫妇已经有了一个女儿拉内特·皮尔斯（Renate Perls），当皮尔斯发现妻子怀上了第二胎时，他坚决要求妻子去做人工流产。这在当时可不是一件寻常的事情。妻子不愿意，她央求丈夫道："生完这个我就不生了。如果你不想要这个孩子，我可以自己养活他。"皮尔斯这才答应留下这个孩子。

第一次世界大战期间，皮尔斯是一名德国的战地医生，然而，到了第二次世界大战时，他却成了南非的战地医生，他们的敌方正是德国。当然，战争不是皮尔斯所能控制和决定的，他别无选择。这一次，皮尔斯没有上一线，而是在当地的一家小医院当精神病医生。轮到自己休息时，皮尔斯会载着全家人自驾旅游。一路上，车里没有欢声笑语，没有趣味游戏，皮尔斯和他的家人几乎没有任何语言交流，这是一趟又一趟沉闷的旅行。

在1993年的一次现场采访中，史蒂芬说道："他（父亲）回不回家真的没什么不一样，我也不记得自己和他有过什么交谈了，只知道他在忙他的《自我、饥饿与攻击》。"这时，观众席上传来一阵婴儿的哭声，史蒂芬说："有时候我的感觉就是这样的。"

皮尔斯对儿子的关心少之又少，儿子在学校足球队是活跃人物，还从各高中足球队主力中选拔了一支纽约全明星足球队，但是，皮尔斯对儿子的所作所为置若罔闻，他甚至没有看过一场儿子参加的足球比赛。

"其实，有那么一次我觉得自己对他还是有用的"，当时，皮尔斯正试图验证图形的平衡和中心点，他需要一些固定的点，于是，他找来一把铲子，交给儿子，让儿子举着别动，就这样，小史蒂芬举着铲子，站了整整十分钟。"这是他（父亲）难得的几次需要我的时候，虽然这种小事并算不上什么，但对我来说却很重要……我作为一个举着铲子的小点，被放进了他的书里，这对小时候的我来说，还是相当引以为骄傲的。"

皮尔斯很少和儿女一起用餐，他可以算是个工作狂了。他和妻子劳拉经常在家里工作，会见当事人或者与学术上的伙伴一起交流讨论，此时，是皮尔斯最兴奋、最容光焕发的时刻。他要求儿女在他工作时保持安静，不许大声说话，更不准打闹。他则优哉游哉呡着咖啡，享受着学术思想互相碰撞产生的火花带来的温暖。相比之下，家庭的温暖似乎并不是一件有多么重要的事情。倒是皮尔斯家的常客P. 威兹（Paul weisz），一位格式塔疗法研究者，经常和皮尔斯的儿子相谈甚欢，尽管只是聊聊天气而已，因为皮尔斯根本没有灌输给儿子任何心理学知识。

直到皮尔斯晚年时期，他才开始让儿子参与他的治疗培训。但是，他会用一贯的孤傲口气对儿子说："过来看我是怎么做的。"这引起了儿子的强烈反感。史蒂芬会说："为什么要我过来看你？你怎么不过来看我？"

皮尔斯始终都没能扮演好父亲的角色，"他不像我们，他没有家庭观念……涉及家庭内部关系的咨询是他的盲点"。史蒂芬说。

理论的关键概念

"格式塔"（Gestalt）是一个德文单词，意思是"完形"，因此，"格式塔疗法"（Gestalt Therapy）也被称为"完形疗法"。这种疗法的鲜明特色是，注重个体和情境的相互关系，强调自我觉察、此时此刻，追求一种情绪、认知和行为的统一整合，是一种修心养性的自我治疗方法。

皮尔斯说,他创立的格式塔疗法,"不像布伯、蒂尔里奇和马塞尔那么宗教中心;不像海德格那么语言中心;不像萨特那么共产主义中心;不像宾斯旺格那么精神分析中心"。格式塔疗法是否能填补心理治疗的空缺?皮尔斯满怀期待。

情境

皮尔斯非常关注"情境"(context)的影响。他举了这样几个例子:"pal"(伙伴)和"lap"(人体部位)都包含了"a"、"l"和"p"三个字母,但意思却由于三个字母的排列顺序而有所不同;"bridge"既有桥牌的意思,也有横跨于江河之上的桥的意思,只要依照它在哪种语境下出现,人们就不会把意思搞错;淡紫色在红色的背景下看起来偏蓝,而在蓝色的背景下则看起来偏红。以上这些例子,清晰地展现了情境对人们认知的影响。

谁被当作"背景",谁能作为主体,是一个"斗争"(struggle)的过程。只有"此时此刻"(now)最重要的需求(need),才能从背景中冒出头来,形成一种暂时的平衡。当这个需求被满足后,它又会回归到背景之中,给下一个需求留出空间。

皮尔斯独到的关注点与弗洛伊德的理论冲突颇大。弗洛伊德更关注的是个体在童年时被压抑的内在心理冲突,而皮尔斯则把重心放在个体"此时此刻"所处的情境上。

的确,皮尔斯才华横溢,有自己独特的见解。但是,称自己"知道得比上帝还多",难免有些过火。孤傲,自负,我行我素,使得他与家人、同事的关系远不如他的理论来得那么"整合"。

自我觉察

"自我觉察"(self-awareness)是格式塔疗法的核心思想,它本身就具有治疗的效果。自我觉察是指去发现某些事情,让个体接触到或感受到自己正在做什么,感受到自己的思考、动作、身体姿

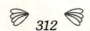

势等。

其实，当人们遭受到生理痛苦时，比如拔牙，大多数人都会选择麻醉，逃避痛苦；甚至大自然本身就给了人们在疼痛到极点时昏厥过去的"能力"。但是，皮尔斯认为，用逃避痛苦的方式来对待心理疾病显然是不合适的，人们必须面对现实，体验负面的、痛苦的情绪，参与、投入到与这种情绪的"对话"中，最终才能达到整合的治疗效果。

格式塔疗法要求当事人自我觉察，同时，也要求当事人觉察环境，以及自我与环境的互动。

这里有一项皮尔斯关于自我觉察的实验：

想一想你吃东西的习惯。你在吃东西的时候，是把注意力集中在食物上，还是看书，或者因和饭桌上的其他人聊天而忘记了吃东西？你会不会细细品尝第一口咬下食物的感觉？你是否会在整个进食过程中专心致志地体验品尝食物的感觉？你是否每一口都充分地咀嚼？你是否知道你喜欢什么食物，不喜欢什么食物？你是否会吃那些让你有点恶心的东西，因为据说它们对你有好处？你是否勇于尝试新的菜式？是否有某个特定的人物会影响到你的食欲？

一个人对吃东西习惯的觉察，可以在一定程度上反映出这个人对整个世界的觉察和态度。如果一个人吃什么都像在嚼干草，那么他眼中的世界很可能是同样枯燥的；如果一个人吃东西时总是津津有味，那么，在他看来，世界也是一样充满乐趣的。

皮尔斯在他的治疗过程中，经常使用造句的方法来引导当事人的自我觉察。他会要求当事人用几分钟时间来造句，表达"我此时此刻觉察到了什么"，用"现在"、"此时此刻"、"现在，在这里"等单词或短语作为句子的开头。这对一些当事人来说并不是一件容易的事，有些当事人会造出类似于"现在，我昨天会见了一个朋友"，或者，"此时此刻，我明天要去会见一个朋友"的句子。这需要不断地练习。

格式塔疗法通常只会问当事人在"做什么"或者"怎么做",而很少问"为什么"。因为皮尔斯认为,那样的问题只会促使当事人去编造合理化的解释,并将他们带回过去的回忆中,从而脱离现在的体验。

未完成事件

这是格式塔疗法中的又一个重要内容。皮尔斯认为,"未完成事件"(unfinished business)或未被表达出来的负面情绪,诸如悔恨、愤怒、焦虑、罪恶感等,如果没有被当事人带入到现实中进行充分的体验,那么,它们会一直在潜意识中游走,妨碍当事人正常的生活,直至当事人勇敢地面对、投入、体验、解决这些未被表达出来的负面情绪。

比如,有这么一个人,他在一次演讲中晕倒了,从此他变得不敢在公众面前发言;或者,有个女孩儿,她害怕陷入爱情,因为她曾经被拒绝过。如果这些"不敢"和"害怕"不被充分体验,那么,它们将始终存在。因此,只有不断勇敢地重复体验这些情绪,在持续的练习中不断掌握细节,才能成功地解决这些问题。

整合

"整合"(integration),或者说完形,是格式塔疗法中的总体目标。皮尔斯认为,整体的功能要大于个体的各个部分之和,"整体决定部分"。他强烈反对把整体的功能分解成单一的元素。人们最大的问题就是把自己分割得支离破碎,从而出现了各种矛盾、冲突和痛苦。因此,格式塔疗法的目标就是促使当事人达到情绪、认知和行为三个方面的整合。

另外,皮尔斯提出,个体的人格可分为两个部分,胜利者(top-dog)和失败者(underdog)。胜利者类似于精神分析学派中的超我,代表着良心、社会约束和至善原则,以"应该"、"必须"等观念来

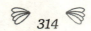

规范和约束个体；而失败者则类似于精神分析学派中的本我，充满了本能和欲望，以及满足这些本能和欲望的驱动力，常以"我想"、"我希望"来表达个体内心的愿望。因此，格式塔疗法也被认为是一种整合超我与本我的过程。

格式塔疗法的技术

格式塔疗法的技术通常以游戏的形式进行，例如，对话练习、空椅、预演练习、夸张练习、感觉滞留、梦境治疗等。

前三项属于"角色扮演"，要求当事人扮演不同的、甚至是互相冲突的角色，让这些角色进行对话，体验冲突导致的情绪，从而接纳和整合不同的角色，解决冲突。夸张练习和感觉滞留则是为了让细微的感觉放大和保持，使其更容易被当事人觉察到，继而被解决。格式塔梦境治疗与精神分析学派的释梦存在着很大区别，它要求当事人把梦境带入现实，引导当事人在"此时此刻"作为梦境中的不同部分，体验不同部分间的矛盾和对立；通过对梦境的反复体验，来觉察自己的情感世界。

案例

梦境治疗

皮尔斯：现在，我想请你先向你的梦倾诉，然后反过来，让梦对你倾诉，不要把梦只当作抽象的梦，而要把梦当作一个具体的事物来对待。比如，"梦啊，你吓着我了"，"我不想了解你"，等等，然后让梦回应你。（所有的人都对着自己的梦倾诉几分钟）……好了，现在我想请你们每个人假想自己就是那个梦，对着自己，也对着这里

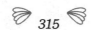

所有的人倾诉，比如"我只是偶尔出现在你的面前……"

珍：快乐，充满情趣，富有激情是我的特点。和我在一起，我会让你享受这一切，也会让你体验失落的痛苦，让你茫然不知所措。

（从珍的叙述中，可以明显地看出梦中的快乐与痛苦的矛盾关系。）

对话练习

皮尔斯：好，让我们看看你能否将这些事联系起来。现在请你回忆一下小时候依赖父母以及后来坚强独立这两方面的情形好吗？

珍：好的。

皮尔斯：这两方面可是两个极端。

珍：（坚强独立地）你真是个废物，你呆在我身边已经很长时间了，也学会不少东西了，你该懂得自立了。别有啥事就哭哭啼啼！珍，有时候，我喜欢那种无助的感觉，当然你不喜欢，甚至不能容忍这种感觉。但有时，事情就是这样，没有这感觉，我现在也不可能和弗瑞茨（皮尔斯）合作。我可以长时间地逃避这问题，但如果你不能向我坦白，我会一直出现，你也永远长不大。

皮尔斯：再说一次。

珍：我会一直出现，而你可能永远长不大。

皮尔斯：恶狠狠地说一次。

珍：我会一直出现，而你也可能永远长不大。

皮尔斯：好，回到坚强独立的一面。

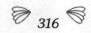

珍：我想把你踩在脚下，把你掩藏在角落里，让世人认为你不存在。你还想让我做些什么呢？你还想要什么呢？我想听听你的想法……

皮尔斯：坚强的珍愿意听吗？

珍：我正准备听……好吧！我给你个机会……（右手握拳）

皮尔斯：唷？唷？——不，不，不——别隐藏自己的心声，说出来。你没有给她机会，你给她的是恐吓。

（皮尔斯引导珍让柔弱的珍到这儿来）

珍：好吧，我给你个机会。（右手拳头松开，做招手动作）

（珍进入柔弱的珍的角色）

皮尔斯：继续柔弱的珍的角色。

珍：我不想长大，我想永远都像现在这样。

（皮尔斯要求珍不断重复这句话）

皮尔斯：回到坚强的珍的角色。

珍：很难，但我能办到，你到底怎么啦，你总是躲在我后面，你得赶上来，赶上来。好的，我会赶上你的——珍，但你得帮帮我。

皮尔斯：怎么才能帮到你。

珍：不要恐吓我，不要打击我。允许我存在。

（皮尔斯要求珍不断重复这句话，珍开始哭泣）

皮尔斯：好些了吗？

珍：是的。

皮尔斯：好。

（皮尔斯不时让珍在坚强自立的珍和柔弱依赖的珍之间转换角色，引导珍让两个角色进行对话，重复体验角色的情绪。比如，让珍不断重复地说，"我不想长大，我想永远都像现在这样"。）

孤傲的天才对我们的启示

皮尔斯是一个孤傲的天才，他创立的格式塔疗法颇具新意，被沿用至今。但同时，他又是一个不合格的父亲，他在自己的家庭中扮演的男人角色并不成功。他没有给儿女足够的关心，没有给家庭足够的温暖，一心扑在自己的工作上，只有工作才能给他最大的满足感。因此，正如他的儿子史蒂芬所说，涉及家庭关系的治疗是皮尔斯的盲点，也就不难想象了。

一个成功的心理咨询大师应当懂得发现和解决自身存在的问题，在这一点上，皮尔斯做得并不理想。但这也正给我们提了个醒，要成为一名优秀的心理咨询师，不仅要有丰富的理论知识和过硬的技术，更要有一颗不断完善自我的心。

家庭系统咨询与治疗大师

惠特克："经验家庭疗法"的缔造者

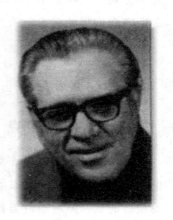

> 人们因为有幻觉而入院，但若我有了幻觉，人们则称其为理论。
>
> ——惠特克

他不是精神病医生，但他成长为一个特殊的精神病医生。

他不是儿童精神病医生，但他成长为一个这样的医生，并且学会和孩子们一起寻找快乐。

他不是艺术家，但他的"经验家庭疗法"却堪称艺术。

他不是雕刻家，但他"塑造头脑"。

他不是摄影师，但他的"思维图片"随着岁月逝去更加精纯。

他还是真正的时代变革者。

惠特克对心理咨询与治疗作了40多年的贡献，从历史学和教育学角度来看，这些贡献极具吸引力。总的来说，从 1938—1978 年，惠特克的个人成长和变化总体上概括并反映了心理治疗的成长和变化。他的个人发展和所处的文化之间有着微妙的相互作用，而正是这种相互作用造就了这位卓越的心理咨询大师。

惠特克的著作始终具有指导意义。他的理论、他关于心理治疗的技术性观察、治疗者的培训、个人治疗、婚姻治疗、家庭治疗等，至今仍然很适用并正在付诸应用。他的思维成果反映了他自己的经验，而不是对任何一个正规学派或治疗流派的简单模仿。这正是一个天才的心理咨询师的标志。

大师的养成

加尔文教与惠特克

卡尔·惠特克（Carl Whitaker）于 1912 年出生在纽约雷蒙韦尔的一个大牛奶场里。这家牛奶场生活单调，工作时间长，条件简陋。更糟糕的是，强调通过善行获得救赎的"加尔文教"给人们的生活平添了一份紧张。儿时的惠特克除了在家里，生活中缺少亲密的同伴。幸好他的母亲一直想做护士，便向不断固定来访的病人敞开了家门，他们可以在宽敞的家里坐坐，从而缓解了惠特克与社会隔绝的感觉。他回忆起每天面对季节更替和生死循环对他的性格形成影响，让他感到人的改变的不可避免。

对于羞涩、敏感且患有哮喘病的惠特克来说，他的家庭搬到了一个过于喧闹的城市。他在高中生涯的开始便承受了巨大的震动。他痛苦地感到自己被世界孤立了，几乎神经崩溃。在某些方面，他的经历类似于同样来自纽约州上层高度宗教化区域的沙利文。不过，两人却有值得注意的两大不同之处。第一个是家庭情感的氛围。沙利文的家庭冷漠、疏远。在那种天主教式的精神气质中，几乎没有希望逃脱世俗的痛苦或永恒的毁灭，致使沙利文变得孤立、自我保护和悲观。相反，虽然惠特克生长于加尔文教的传统中，但是工作可以给他以救赎，他可以在一定程度上实现自己。他冲出自己孤独的禁锢，逼着自己结交朋友："我选中了我高中班上最聪明的男孩和最善社交的男孩，有意识地和他们形成了一个三人小圈子。这个圈子持续了整个大学三年。就好像是我建立了一个协同治疗小组，以此打破我的孤立。"从那时起，惠特克就基本上与治疗交织在一起了。强制成长，人际关系的"治疗性"方面，拒绝孤立——这些主题在人的发展的每个阶段都会重现。这与加尔文教对"人的条件"的宿命观是多么不同！

迈向心理咨询的殿堂

在锡拉丘兹大学医学院，惠特克决定专注于临床科学。然而在纽约城市医院两年的住院医生实习期后，他敏锐地感觉到自己需要更多地了解这一领域的心理学方面。于是他走出异于传统的一步，决定在锡拉丘兹精神病院完成最后一年。

那时，在梅耶（Adolf Meyer）的影响下，美国的精神病学正开始从 19 世纪脱胎而出。虽然梅耶专注于功能与反应，但许多专家相信神经紊乱——尤其是精神病——是由目前还不能定位的脑部损伤或不能指定的中毒的因素引起的。这就是克雷佩林（E. Kraepelin）和克拉夫特－埃宾（Krafft-Ebing）的世界：描述性、客观、对心理动力学说充满敌意。除了最近引入的用于治疗普通瘫痪的锥虫肿胺和发烧疗法外，神经紊乱的治疗前景相当黯淡。但是惠特克了解后，却为此而震惊，他开始思考："精神病是如何形成的？精神病真的不能治疗吗？"他对病人的处境感同身受（他经历了对病人处境的移情作用），然而权威的态度却令他感到挫败不已，一句话——"不可治疗"。

1940 年，他申请并获得了一年的时间参与联邦基金会赞助的儿童精神病学研究。在等待该计划开始的期间，他携妻子穆里尔（Mu-riel）搬到了位于纽约的私立精神病院 Brigham Hall，在那里做助理内科医生。这也是时间上的一步倒退，不过是退到了"18 世纪"，因为 Brigham Hall 是一所仍然在从事"心理治疗"的真正的精神病院。7个月中，他与妻子生活在这个闭塞社区的许多精神病患者之中。在锡拉丘兹精神病院时，病人就是"怪人"。而在这里，他懂得了他们是与生活斗争着的人。这对惠特克来说是一段复杂的经历——惠特克极为敏感，凭着他的无所畏惧，能够跟这些精神病患者共同度过漫长的时光，他对他们就如同对自己一样充满兴趣。这些遭受痛苦的伙伴与世隔离，沉迷于一种生动的"内在真实"。在这些人身上，惠特克看到了自己的影子，他感觉到了一种提供帮助的需要。

当时他完成了自己的心理学博士论文《慢性酗酒并非精神病？——一项继续研究》，此文于 1941 年春提交。尽管还算不上范例性的研究，其结论仍显示出他在那个时期的思想水平。他指出："有没有可能戒酒并不应该是治疗的目标呢？有没有可能真正的缺陷在于情感的不成熟和分裂呢？我们感觉到，以这种生物心理学的途径研究酗酒，可能会提供一些通过生物化学、生理学或统计学等过分依赖于客观实验的途径无法获得的信息。临床研究应当秉持着这样一种目的来进行，那就是：不把对多因素的研究作为病理学研究的唯一基础，而是作为这一领域（指整个生活空间）研究的一种补充。同时，临床研究应当借助对导致酗酒的系列事件进行越来越细节化的研究。"

从这里我们可以看到"梅耶式"的改良派态度。个体及他们各自应对生活压力的特定反应，应当像这样得到考虑。同时，我们还看到这样一种观点：心理病理学是对分裂和不成熟的表达——梅耶的说法更隐晦，而惠特克的说法则更恰当。

兰克的影响及其理论的形成

1940 年春，惠特克和妻子搬到了 Louiville，开始了他的儿童指导诊所的合伙项目。此外他还在医学院工作，他发现这项工作十分值得去做。当时的系主任是阿克利（S. Spafford Ackerly），此人和一群职员都进行过精神分析疗法，但是所教的却是梅耶的观点，强调"心理社会平行论"（psychosocial parallelism），"反应类型"（reaction types）以及获取"完整的图景"（whole picture）。然而儿童指导诊所的环境大大受到首席社工兰克（Otto Rank）的影响。在诊所的工作使惠特克接触了一群病人，他们对心理疗法技术的抵触并不比Brigham Hall 的精神分裂症病人小。

兰克的工作在此时对惠特克很有帮助，帮助他解释了病人为什么蓄意拒绝接受治疗或作出改变。兰克发现，通过回避心理治疗中固有的"意愿"之争以及提供"赞同"，心理治疗可以相当有效。他这样写道：

> "这里我们就很清楚了，针对成年人的建设性的心理治疗，不能仗着'爱'或者'恐惧'的任何形式的教育或者再教育，而必须是其他适合于不能被再教育，而只能被理解、被按他本来的样子来接受的成年人的方法。完美的理解从另一方面来说是一种自我谴责……对对方的理解建立在爱的基础上。因此，在精神分析师的理解中有一种同一性的现象，即病人寻找爱情先于寻找其他的东西。"

"然而，经验告诉我们，正如治疗者只能用自己的方式进行治疗，病人也只能用自己的方式来愈合。"因此，根据兰克的意思，治疗者应该是一个"协助者"，一个"辅助的自我"，最终应该成为一个"朋友"。病人是起主要作用的动因者，而治疗者则要顺从病人成长的方向。兰克还假定，每个人内部有一种介于"与他人团结"和"孤立于他人"之间的动态性张力。分离与结合是心理治疗所努力的重心所在。

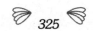

惠特克发展了兰克关于治疗者是"具有创造性的艺术家"的观点。在兰克关于人格的三分法中，创造性的艺术家从内部建立了他自己的标准。这样的艺术家既不同于将自己的意愿升华为（或屈服于）团队意愿的神经症者，也不同于以对团队的叛逆来表达自己意愿的犯罪者。

兰克另一个影响惠特克的观点是关于真理（truth）与现实（reality）之间的区别，也就是关于"心理真实"（psychological verity）与"社会公认观点"（social or consensual opinion）之间的差异的观点：即使后者不可接受，前者也必须被接受。

正是在兰克的影响下，惠特克形成了自己关于心理治疗原理的雏形。并在其后的几十年中，不断完善自己的心理治疗理论，最终形成了系统的经验家庭治疗法，并成为此领域中最有代表性的人物。

大师的豁达

在惠特克事业的最后 20 年，他的地位已提升到"古鲁"（印度宗教领袖，指受人尊敬的人）的位置。但他从未真正尝试这样的角色，只是尽量以"一个人"的身份做事，而不顾其他的背景和要求。无论是在治疗过程中，在专业工作室，还是专业谈话，惠特克都首先是他自己。将惠特克的个人和专业生活经验联系起来的是，他努力健全地生活。他不把自己当成供他人模仿的榜样，不掩饰自己的缺点，不屈服于形象，而仅仅是继续生活的过程：有时很悲剧，有时又很喜剧；有时很严肃，有时又很荒诞。惠特克很明显是这一即兴体验的导演：不仅显示出家庭里潜藏的故事，还能同时挑战它的限制性和确定性。

每个故事都是独一无二的，这个过程却变得熟悉。惠特克在和每个家庭成员交往的时候，也在寻找一种接触，试图找到融入的方法。当他了解了他们的社会面貌，他们减少焦虑的主动展示，他便可以接触他们更多的内部世界和各自的内心经验。语调变得私人化，而不仅仅是社交性的。当家庭成员的原始影响浮出表面，是非常令人激动的。虽然这种经验很难用言语来形容，这种力量却很容易被识别。

根据惠特克的同事密尔顿·米勒的观点，"人们交往中最安全的总是无事发生时。但是对于惠特克，却总是事件频发。人们要么喜爱他，要么恨他，但总有事情发生。他不愿假装只是应付了事。他的生活原则似乎是，走过场的亲吻是最糟糕的性变态"。

除了惠特克的投资能力以及他竭力寻求真正经历的意愿，他也因他能够在激烈的条件下仍然保持冷静而著名。米勒博士的另外一个故事代表了惠特克的冷静的精华本质：

曾经有一个愤怒的偏执症男子说："惠特克，我总会报复你的，但你永远不会知道是什么时候。某一天你走过拐角，你的肥肚子就会被我破开；或者你打开车门时，炸弹就爆了；或者站在便盆小便时，一个铁棒就掉到你头上。怎么样，惠特克？"惠特克说："你帮了我。就在刚才，我在便池前担心的只是弄湿我的鞋或遇到坏人。你给了我一些可以想的其他事。"

"经验家庭治疗"的理论与方法

惠特克作为经验家庭疗法最有名的代表人物，他的重要观念是解除伪装的面具，让家庭成员恢复其本来面目，并创造彼此间的新关系。惠特克并未提出一套具体的技术方法，而强调治疗者个人的投入才是疗效的关键。在使用技术时，都是来自治疗者对现状的自发性直觉反应，目的在于增加当事人对自己内在潜能的察觉，并敞开家庭中互动关系的通道。

重要观念

1."主观的焦点"

在促进家庭互动，进而提高家庭各个成员的"个体化"程度时，治疗者的焦点放在个人的"主观需求"上。其实务的理论假设是，所有家庭成员都有权利成为他们自己，但是家庭的需求可能会压抑这种个体化与自我表现。

2. "反理论的立场"

惠特克崇尚实用主义，认为理论可能会在一定程度上阻碍临床实务。他指出，治疗者也许会凭借理论与客观性之名，而筑起跟当事人之间的距离或者未入流的治疗者也许会以理论为挡箭牌来控制他辅导家庭时所产生的焦虑。惠特克这种高度直觉的治疗法在于强化当事人目前的体验。事实上，他的个人风格是不遵循传统，且具有挑逗性。他很重视那种"狂热的"能力，即能够进入他自己的潜意识去了解当事人家庭里发生的事情。经由他的自发性反应，他能够发掘出当事人家庭视为"秘密"的题材。虽然家庭成员也许认为，揭露这些秘密题材是不道德的，但他坚持认为，正是这种保守秘密的历程使家庭成员变得"病态"。

治疗目标

惠特克认为家庭治疗的目标在于提升人的感受的各项层面：自发性、创造性、玩乐的能力以及乐于"狂热"的意愿。惠特克指出，"我们寻求的是提高家庭与个体成员的创造性（我们称之为狂热或右脑的活动）"。主要目标是促进个体的自主权以及在家庭中的归属感。实务的假设是，如果个体成员能提升察觉与体验的能力，则在家庭里就会产生更真诚的亲密关系。使家庭得以改变的，是"经验"而不是教育；人类大部分的经验发生在潜意识里，而这些经验最好以象征性的方式被提取。所谓"象征性"的方式是指针对同一心理历程找出其多重的意义。

惠特克的信念之一是，为了治疗别人，治疗者必须先能够察觉自己对家庭的反应。在功能方面，治疗者最好是担任煽动家庭的开放、真实和自发性的角色。治疗者重视"自己的反应"，并视之为与当事人的互动是否健康的一项测量指标；并且，他们的个人经验也决定着他们的辅导成效。惠特克认为，经验治疗法也是治疗者自己积极追求个人成长的一条途径。因此，治疗工作使治疗者与受辅导的家庭成员同时都能获益。

治疗者的角色与功能

治疗者倾向于先制造家庭的"混乱"，然后再指导家庭成员吸收当中的经验。治疗者主要的兴趣在于他们自己与受辅导家庭之间的互动关系。治疗者的"角色"是能立即反应、充满活力、透明化，以及乐于在治疗回合里投入个人的反应。虽然他们乐于担任短暂的专家以及向家庭发出指令，但是为了增加家庭成员们的焦虑，他们可能也会保持长时间的沉默。惠特克喜欢把自己想成是"教练"或"祖父"的角色，而这些角色的塑造需要组织、规训、创造力和临场感。充满活力的治疗者与家庭之间的关系，是家庭成员成长与改变的催化剂。

治疗的干预措施，其目的在于强化家庭成员们了解此时此地正在做些什么。治疗的焦点要放在"撒下改变的种子"的历程。治疗者不会直接解析，而是让成员们自由地表达他们的想法与感受，让他们有机会恢复自己原来的面目。惠特克不会告知当事人的家庭应该做什么或变成什么样。他不认为自己是在"治疗家庭"，而是与家庭一起创造出一个背景环境，使得经由再组织与再整合的过程，改变能够自然而然地发生。

身为治疗者，惠特克凭借着聚焦于推动力与象征性，来掌握一个家庭的复杂世界。他感兴趣的是，凭借着他与家庭之间所演化出的象征性意义，来突破互动关系的表面含义。依他那种有时显得"粗暴的"风格，他会大声地表达出他的冲动与幻想，以此鼓励家庭成员变得更能接受他们自己的那些时时刻刻的体验。

惠特克认为家庭治疗有三个阶段，即订约、投入和松绑。治疗者在整个治疗历程中的角色是会改变的。在最初的阶段里，治疗者扮演无所不能的角色。一开始，治疗者会增加家庭所体验到的焦虑，以此挑战成员们去认清彼此间的互动形态。在此背景下，家庭几乎都会被逼得去调整互动形态。在适当的时刻里，治疗者会转移其角色，由权威人物转为顾问或拥有资源能随时支援的人。最后，期望家庭成员们对自己的生活与改变肩负起责任。当家庭变得更为独立时，这一"协同治疗者"通常会变得更加恢复自己本来的面目，而且卷入家庭系统的程度也会减少。当治疗接近尾声时，治疗团队会尊重家庭成员所提的建议。

因为治疗者个人的特质胜过技术的使用，所以治疗者本身也必须接受治疗。这些治疗包括婚姻治疗、家庭治疗以及个人治疗，依此可以增加治疗者创造力的源泉。建议治疗者本人须接受家庭治疗之背后理由是——不仅协助他们提高与家庭之间区隔的程度，同时也协助他们对自己的家庭产生更强的归属感。

"经验家庭疗法"

在惠特克的模式里，"改变"必须加以体验，而不是加以了解或设计。除非治疗者能干预家庭的历程，否则家庭将倾向于维持原状。惠特克说："他们是否改变，跟他们愿意一拼的程度有关。也就是说，必须胜过维持稳定状态的倾向，否则无法产生改变。"在治疗历程里，技术的重点在于家庭成员表达出受到阻碍的感受。

惠特克相信，治疗者的为人，是促进家庭改变的治疗因素。他通常不使用规划好的技术或结构化的演练，而是强调与受辅导的家庭"同在一起"。他的干预措施之目的，在于挑战人们对于事件所赋予的象征意义。依他的看法，治疗者的关怀、活力、坚定与不可预测性等能力，是比任何技术更有效的治疗工具。

惠特克喜欢以团队的方式进行治疗工作。他认为有了一位"协同治疗者"，可以使他自由地依情况的需要而发挥；他相信他的协同治疗者必能协助受辅导的家庭处理所发生的一切。多年以来，惠特克一直跟一些相当敏感和有创意的治疗者配合，这些人包括、马隆（Thomas Malone）、纳皮尔（Gus Napier）以及凯斯（David Keith）

等。这样的组合安排，允许治疗者在治疗历程中分担情绪的投入，并且两位治疗者还可以一起开开玩笑、抬抬杠以及彼此弥补对方干预措施的不足之处。此外，也可以示范良性的、极富创意的互动关系，供当事人家庭仿效。

惠特克认为，在家庭治疗的实务中也会搅起治疗者的情绪反应。因为"反移情作用"属于潜意识的范畴，所以有一位协同治疗者就可以减少这方面的疑虑。每位治疗者可以更自由地发挥主观的创意，因为另一位同事会产生平衡的力量。例如，纳皮尔与惠特克会在治疗回合里不时地表达各自的想法，并彼此咨询对方的意见。

对经验家庭疗法的评论

惠特克的经验家庭疗法，在某些方面跟那些重视"治疗关系"的其他取向并无不同。读者如果稍作回想，将会记起存在主义、以人为中心以及"完形"等个体取向的治疗法，都非常强调治疗者的个人特质，并认为治疗关系的品质影响疗效甚巨。经验家庭疗法运用了许多"关系导向"的治疗法，例如，依靠同情心、互动、投入与实验来了解家庭的动力，以及创造一些能促使家庭产生活力与改变的经验。很清楚的是，惠特克特别强调治疗者的自我察觉，以及充分利用治疗者自己与受辅导的家庭产生"会心的"接触。

惠特克主张"无理论"（non-theory）的想法，似乎预言了"社会建构主义"的兴起，即对抗强势文化以及改变社会那些标准化和固定的运作制度。事实上，女性主义者认为惠特克乐于跟父权社会的家长制对抗，也乐于完全改变角色形态与角色定义，使其中的意义性颠倒过来。惠特克在治疗中，与男性的面谈几乎比任何其他的治疗者还要多，而且最能够立即掌握对方的弱点。他出名的地方是，他会告诉男性当事人说，他们是没有希望的，他们无法忍受对生小孩的女性的嫉妒，女性必须不断地奋斗才能养活他们等。在"费城儿童辅导中心"（Philadelphia Child Guidance Clinic）的一盘录像带里，因当事人表示他从此不再接受母亲的任何恩惠时，惠特克立即说，"是的，我知道了，这就是为什么你太太的工作是如此令人伤心的原因"。

给人启迪的经典案例

"杜德一家"

惠特克将"杜德一家"视为家庭会谈的一个实例，他们接受了一个家庭治疗组为期一个月的治疗，该治疗组成员包括一名心理学家和费城儿童指导诊所的一位学生社工。这里记录的会谈过程具有所有实证方法所固有的问题，即在此之后，采访者再也没有和这个家庭、也没有和治疗者接触。采访者的听众有两个——寻求治疗的家庭和正在接受培训的专业听众。采访者所采取的干预措施也是同时针对环境和目标的。然而，这一实证会谈还是可以引出采访者的风格的一些最重要的特征。

惠特克接受杜德一家具有挑战性的案例。他通过假定每个家庭成员都能接触到的、并被扩展了的"现实"，来寻找可以改变他们的着力点。他支持家庭成员对各种情境的反应，传达出他自己对他们试图处理这些情境的努力的尊重感。他"加入了"这个家庭，在着力点和挖掘潜能上花费了他很多时间。在一年半后，杜德夫妇将他描述成"一个非常好的人"，而他们自己也更加自尊，更加相互尊重。惠特克认为这并没有发生改变，而只是自我膨胀；并不是因为夫妻之间的另一方需要它，而是一方这样做自我感觉良好。例如，杜德先生认为自己温和、安静。惠特克问："当你真的变得强势时，你妻子有没有被吓着？"他又对杜德夫人说："他强势时你就弱了。他采取了你的方式，而你采取了他的方式"。

男孩与控制欲强的母亲

这个案例是关于一个安静的、但被吓坏了的 11 岁男孩，他被控制欲极强的母亲所主宰。惠特克探索一个人内心里经历各种情感的可能性，这个人可能会认为，与他互补的家庭其他成员会具有这些特质。惠特克问："玩牌时你有没有打过她？她怎么反应的？她受伤没有？"一会儿后，他又问："你有没有想过成为你妈妈的妈妈？从没有过？哦，很好！"

惠特克没有直接挑战母子的亲密关系，而是试图通过扩展参与者的自我感，来改变人际交往的"神经腱"。他通过增加夫妻间的交往来增加他们的亲密度，从而将母子在一定程度上分隔开，并降低母亲的中心位置。通过这种策略，家庭成员的经验都会得到改变。

惠特克与他们母子的会谈使用了"换爱丽丝的房间"这一有趣的技巧。会谈间，惠特克一开始就作为一个非常强势的角色出现，接着，他移到地板上。一旦他显得又小又矮，其他人的形象就提升了，变得更加强势。他的位置发生了变化，又逗乐婴儿，于是在这样一个平时控制严格、充满罪恶感的家庭里出现了友好温和的气氛。

杜德夫人　　　　杜德先生（正在给婴儿一个瓶子）

怀斯（临床治疗者）　　　凯西

大卫　　　　　　　舒华兹（临床治疗者）

惠特克　　　　　　　　　杰森

会谈前 20 分钟的参与者就座图。开始时，心理学家事先向惠特克博士详细报告。年幼的孩子们也在场：有 9 岁的凯西，7 岁的大卫，还有那个婴儿。观察者从单向镜后和视频监视器中进行观察，不让他们出现在现场。

"达维一家"

"达维一家"在接受治疗时，惠特克坚持必须全员到齐，争吵只能发生在治疗室中。同时，对于家庭成员们的发言顺序、内容，甚至是座位安排，都经过观察和深思熟虑之后才作出关键性的处理。

一开始，父亲达维和母亲若菱都认为造成家庭冲突的主因来自于他们的女儿晓雅。他们不仅对她严加管教，在屡劝不听、冲突未见改善的情况下，还带她去看心理医生，而这位心理医生所秉持的便是所谓"精神分析"主流，不断地想要"医治"晓雅；但在晓雅心中，反而觉得她和父母都是"一伙的"，这样的治疗等于是对她的惩罚。晓雅在父母心中，生活习惯紊乱，大逆不道，难以管教。母亲若菱总是出于"关心"去叨念或干涉晓雅，而晓雅则是激烈反抗，母女俩在家里，大小争吵不断。"在开头之后，我们就再也听不到你自己，只听到争吵……就是说一个独立的完全的你，一个独立个体的你。你似乎迷失在争吵中。母女两人面对争吵时，同样都极为无助，她们不得不攻击对方；同时却也痛恨这种争吵的过程。因为她们互相视对方为麻烦的根源，无法体察到自己的情绪和行为。"而达维则似乎成了"夹心饼干"，一方面他觉得妻子似乎管得过多过严，另一方面，他又觉得女儿应该多体谅、尊重她的母亲，故而立场总是摇摆，莫衷一是，变成两面不是人。

而另一位成员，第一次治疗中被全家人"默许"不必出席的小堂，则有自己的想法，也对这些情况很了解，但后来他偏向于采取轻视和保持"局外人"的态度。或许，这也是一种相处模式，但到了现在，这样的相处模式却似乎变成家庭气氛不安的另一个不定时炸弹。小兰，作为达维夫妇最小的女儿，虽然年纪最小，但当家庭成员因冲突而各自选边站、变成"一边一国"的时候，她也难以幸免被卷入。他的哥哥小堂会欺负她，因为他视管教他的父母和妹妹为"同一阵线"。她害怕父母之间因为晓雅而争吵，更担心晓雅因为母亲的压力而"永远不回来"。"他们都努力保守一些秘密，但显然每个家庭成员却都知道得很清楚……他们所想要隐藏的、害怕别人知道的，就是他们的苦痛；在这样的疏离、隔绝中，他们全都感觉到非常的孤单。"

在协谈的过程中，惠特克仿佛在和这个家庭的每位成员"过招"。更贴切的形容是，他不是在面对每个成员，而是在面对一只"大怪兽"。惠特克透过对话，渐渐点出了这个家庭冲突的核心，其实并不在于老是引起争吵的晓雅身上；晓雅只是代罪羔羊，而真正的主因是她的父母——达维和若菱日渐疏离的夫妻关系。"大多数人，包括心理治疗者在内，都抱着一个梦想而结婚，以为婚姻能使我们得到滋润、照顾、关爱和同情，甚至一些婚前无法由家人那里得到的良言美意；以为婚姻能使我们获得更多自尊，使生活更容易、更安全。婚姻刚开始时的确如此：夫妻形成一个关系紧密、互相依赖的一体，以各种方式相互扶持，例如劝告、同情、抚慰、教导等，好像彼此有很多可以给予对方的。""但好景不长，给对方心理治疗的计划和最初取悦怜爱的热度，会被错综复杂的因素冷却下来。最重要的原因是，夫妻在依赖关系中，常因害怕失去自我认同而感到恐惧。一如在过去成长期间，他们也曾经以同样的方式在原生家庭中失去自我。夫妻便开始疏远，不信任对方。这种不信任其来有自，谁能放心地信任那个你得在你们二人关系中挣扎支配权的另一半呢？"此时，如果夫妻双方都能保有一些自己的空间，并且忍受短时间的孤独，问题也许就解决了。他们可以克服依赖感，对于婚姻也不会觉得那么威胁。但事实并非如此，人们常常会寻找一个替代品来取代依赖感。因为惧怕亲密而互相退却，然后找到一个替代品：达维过度投入工作，若菱则过度关心孩子和母亲。但婚姻中的互相依赖感和其他的问题仍然没有得到解决。

从达维夫妻关系出现的问题，以及衍生到其他家庭成员身上的问题，都是惠特克所要一一分进合击的。惠特克形象生动地说："真正的问题在于整个家庭，在这场'家庭舞蹈'中，每个人都无法不用复杂而又痛苦的方式去跳舞。他们仿佛感觉自己脚上正穿着一双钢鞋舞动，步步都踩在其他家庭成员的脚上。""冲突，就是全家发出的求救信号。"前来治疗的家庭都自有其结构、情绪气氛和常规；这些都是经过好几年生活经验而形成的，对每一个家庭都非常有意义。但同时也是非常痛苦的包袱。家庭因为这些包袱而受苦，但这些包袱却在家庭成员的世界里给他们带来熟悉感以及可控制、可期待的稳定感。"大部分的家庭只是让不愉快继续下去，从不设法脱离这种卢梭所说的'沉默的绝望'。这让我想到我家的冲突。"当问题一直无法获得解决，在潜意识里家庭成员就会用一些方式，针对某个对象，将冲突扩大。他们采取扩大事端的作法，虽有其谬误，但他们求生存的意志却不可摇撼。事实上，那正是在危机背后所驱策的一股强大力量。当家庭要寻求改变、放下包袱的时候，相应的也会产生极大的不安。需要支持和肯定，才能继续走下去，而治疗者就扮演了这样的支持和协助的角色。

"上帝的治疗"

惠特克相信治疗过程中的"个人投资"。除了治疗过程中的个人投资外，惠特克似乎并不十分清楚为何他的治疗有效。他讲述了他治疗一个 10 岁男孩的故事：在整个治疗中，男孩拒绝说话，始终盯着空中看。治疗程序包括，每周为男孩打开门让他进来，治疗者坐一个小时而男孩站着，然后打开门让他出去。10 次会谈后，老师打来电话说，男孩身上发生的巨大变化让她很是惊讶。他不再烧窗帘，也不再干其他捣乱的事。老师问："我不知道你是怎样做到的。"惠特克透露说："我没有告诉她，这是个专业秘密，因为我也不知道是怎么做到的。"惠特克还回忆起一个从 2 岁起就不说话的 8 岁男孩。治疗为期 6 个月。每次会谈中男孩都不说话，两人来回地掷足球。惠特克说话，男孩听。最终，惠特克感到挫败，就告诉孩子妈妈，他无能为力，终止了治疗。3周后，母亲打电话来说男孩开始说话了。每当惠特克认为他有了如何进行有效治疗的答案时，发现他不能丝毫不差地"复制"这个过程。他表示，每次互动都是不同的经历。"我认为是上帝在帮助我治疗。"

尾声：家庭治疗"也促使我成长"

当惠特克年老时，曾有个少年问惠特克："你们整天都在干这种事吗？怎么受得了呢？你难道不会对这种争吵感到很厌烦吗？"惠特克回答："不会，我很喜欢看到人们在这当中成长，你知道为什么吗？因为这也促使我成长。我做这工作不单是为了你们，也为我自己。原因是，我想要活得更有意义，更有生命感。你不会觉得我是在做慈善事业吧。"少年又问："我以为是为了钱。"惠特克回答："说得好，但只对了一点点。如果我执意做个开业医生，帮人接生小孩什么的，那可以赚更多的钱。"

鲍文：敢于第一个吃螃蟹的家庭系统治疗大师

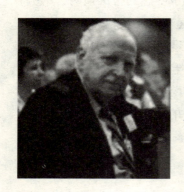

第一个吃螃蟹的人一定是个勇士。

——鲁迅

是谁敢公开反对精神病学的主流思想，逆潮流而上，提出截然不同的观点？是谁始终坚持自己的观点，韬光养晦几十年，发展了完整的家庭治疗理论，从而成为家庭治疗的先驱？他就是默瑞·鲍文（Murray Bowen，1913—1990）。你想知道他是如何成为家庭治疗领域一位独创性的思想家吗，你想了解他是怎样走上心理咨询师的道路吗？那就让我们一起走进这位心理咨询与治疗大师鲍文吧！

平淡无奇的早期经历

1913 年，鲍文出生在美国田纳西州一个小镇。作为父母五个孩子中最大的一个，他稳重严谨，坚韧不拔。他于 1934 年在田纳西州大学获得学士学位，1937 年获得田纳西州大学医学院硕士学位。1938—1941

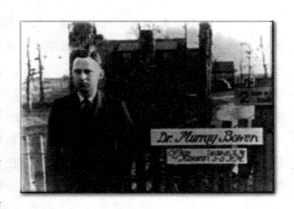

青年时期的鲍文

年，鲍文进入医院开始了他的实习生活，为今后当外科医生做准备。1941—1946 二战期间，他一边接受医学训练，一边参军服役，转战于美国和欧洲，军衔从中尉升到少校。军队生涯结束后，他被一家诊所录用了，生活似乎已经踏上了一个既定的轨道，驶向体面的外科医生的世界。

众里寻他千百度，蓦然回首

曾经以为外科医生就是他将为之奋斗终生的职业，一场战争却改变了鲍文的生活轨迹：目睹士兵们在战争中遭受的精神压力和精神创伤，一个医生的道德感、职业感和对科学的潜在的兴趣超过了外科医生对他的吸引力。他觉得精神病学是一个更有挑战力、更值得为之奋斗的领域。从此，他的生活拐了一个弯，由外科医生转向了精神病学。至此，医学界少了一位优秀的外科医生，心理咨询界却多了个家庭治疗方面的领军人物。

学者的敏感性，让他有了自己的聚光灯

一个家庭中如果孩子出现了问题，那仅仅是孩子的问题吗？错！鲍文认为，往往是孩子所在的家庭出现了问题，让孩子不得不作出某些反应来平衡这个失衡的家庭系统。

1946—1954 年，鲍文在美国堪萨斯州首府托皮卡的梅宁格诊所学习精神病治疗法和精神分析，并留在了梅宁格诊所供职。在那里，一件事情引起了他的注意：有个精神分裂症患者在他所在的医院住院治疗，恢复状况良好。有一天，他母亲来看他，他非常高兴，有点羞涩地跑过去拥抱住她的母亲。她母亲一把推开他，抱怨道：你永远不知道怎样向我表示亲密！那个患者当时很沮丧，一副不知所措的样子。当天晚上他脾气就变得非常暴躁，并带有暴力倾向，本来得到很好控制的病情迅速恶化。

一个精神病医生的敏感性让鲍文开始思考这之间是不是有什么关联，精神分裂症患者与母亲情绪的相互影响对病情的产生、发展有没有什么作用。他所学的精神分析理论告诉他，精神分裂症可能起因于未解决的情绪依恋，孩子的一切情绪都以母亲为中心，无法摆脱母亲的情绪对自己的影响，而母亲自身的不成熟使她不自觉地控制孩子的情绪来满足自己的情绪需要。果真是这样吗？鲍文开始把研究聚焦于精神分裂症患者与母亲之间过度的情感关系——他称之为"母子共生"，他被患者与母亲之间的情绪融合所深深吸引。

思想转折点

1954—1959 年，鲍文将他的专业研究活动迁到了在马里兰州的贝瑟斯达（Bethesda）国家心理健康研究所（NIMH）。在那里，他如鱼得水，马上把他母子共生的设想用临床实践来检验。他让带有精神

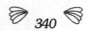

340

分裂症患者的家庭每次都在医院的研究病房里生活几个月，在那里他和他的同事仔细观察他们之间所进行的家庭互动。鲍文发现，母子之间的情绪纠葛比他猜想的还要强烈。更重要的是，不仅母子之间，而且父子之间、夫妻之间都存在强烈的情绪互动。总而言之，精神分裂症患者整个家庭的愤怒、指责等外露情绪的强度都非常大。

经过一段时间的研究，鲍文意识到母子共生的概念太过于狭窄，概括不了家庭成员之间彼此依附、不能成功进行自我分化的事实。因此他作了扩展，视整个家庭为一个失衡的情绪单位，由关注个人到关注家庭这个整体，并聚焦"家庭情绪系统"。这种观念的转变被认为是鲍文思想的一个转折点。

在国家心理健康研究所 5 年的工作时间中，鲍文的家庭情绪系统理论初步形成，逐步走在了家庭治疗领域的最前沿。

宝剑锋从磨砺出，梅花香自苦寒来

1959 年，结束了国家心理健康研究所的项目，鲍文带着他初步形成的关于人类行为的全新理论一头扎进了华盛顿特区乔治城大学的精神病学系。他在那里辛勤耕耘 31 年，一边教书育人，一边不断完善他的家庭系统理论。

经过近 20 年的总结、归纳、临床实践检验，他对自己 60 年代提出的概念不断进行提炼，精益求精，终于在 1978 年出版了《临床实践中的家庭治疗》一书，详细阐述了他 20 多年的理论研究成果，并提供了与其理论相一致的治疗技术。1977 年，鲍文成为新成立的"美国家庭治疗协会"的第一任会长，逐步走上事业的巅峰。

几十年磨一剑——"家庭系统理论"

家庭系统理论假定，我们每个人身上都有一种原始的生命力，推

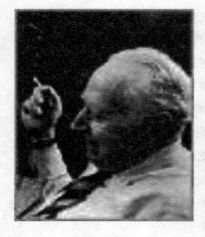

思考中的鲍文

动我们为独立地思考、感受和行动而努力；同时，另一种相应的原始的生命力推动我们要和家庭保持亲密的关系。我们都受到这两种相互抗衡的力量所驱使，既想保持独立性，摆脱父母的影响，又特别重视家庭的整体感，想维持与家人的亲密关系。当家庭力图在个体成员的整体感与分化感之间保持平衡时，慢性焦虑便产生了，并一代一代传递下来。这便是家庭系统理论的前提假定。

作为家庭治疗发展中的一个关键人物，直到 1990 年逝世，鲍文一直都奋斗在家庭治疗领域理论研究的第一线，强调理论对于实践指导的重要性。鲍文的家庭系统理论是以焦虑为核心紧密联系在一起的八个概念组成的，它们也是塑造家庭功能的八种力量：

1. "自我的分化"

这是家庭系统理论中最重要的概念，主要是指个体面对焦虑时能否控制自己的思维和情绪，不受他人尤其是家庭的影响。自我分化良好的人，既能体验到与他人的亲密关系，表达自己的强烈情感，同时又能作为独立的个体抑制情感的冲动，不被卷入到家庭的情绪纠纷之中。而不能自我分化的人则倾向于"情绪化"，易被周围人的反应所驱使；患有功能障碍（如精神分裂症）的人，往往自我分化的水平非常低，他的生活完全被周围人的情绪所支配。

2. "三角关系"

依照鲍文的观点，家庭的情绪或关系系统的基石是"三角关系"。家庭中的冲突会让两个人的焦虑感上升，这两个人，尤其是自我分化程度低的两个人，为了缓解焦虑，往往会"伸出双手"将另外一个人拉进来，而将焦虑分散到三角关系中，以缓解他们自己的焦虑。因此在家庭生活中，脆弱的孩子经常是三角关系的"牺牲品"：他解决了父母的焦虑，而他自己的分化水平却下降了；不能解决父母的焦虑，就会被贴上"病人"的标签。例如夫妻之间存在矛盾，妻子往往把感情寄托于孩子身上，减少因与丈夫的冲突所造成的压力。但这样，不仅不能改善夫妻关系，还损害了孩子的独立性。

3. "核心家庭情绪系统"

这个概念表述的是家庭中的情感力量。鲍文相信，个体在婚姻选择和其他重要关系中，倾向于重复他们在原生家庭中所学到的关系模式，并把相似的模式传递给他们的孩子。

4. "家庭投射过程"

这是父母将自己的分化水平通过"母亲—父亲—孩子"的三角关系传递给孩子的过程。不过，父母对孩子的反应方式并不总是相同的，有可能更关注某个孩子。因此，与父母未成熟的方面接触较多的孩子，分化水平较差，容易受父母情绪的影响；而与父母未成熟方面接触较少的孩子，分化水平较高。父母未分化的程度和在家庭中体验到的焦虑水平，会影响到家庭投射过程的进行。

5. "情绪阻断"

被父母卷入到三角关系中（比如夫妻关系疏远，母亲溺爱孩子）无力自拔的孩子，他们的自我分化水平往往较低：一方面希望与家庭亲密无间，另一方面又渴求独立，故而自己无所适从。他们为了摆脱与父母间的情绪联系，往往会采取极端情绪距离的方式，即情绪阻断。他们可能通过离家出走、不再与父母联系等极端方式，来使自己与家庭隔离出来。

6. "多代传递过程"

这主要是指分化的水平在代际间传递的过程。鲍文认为，人们会选择和自己的分化水平相当的人作为自己的配偶。例如，两个分化水平较低的人会相互吸引，他们的孩子中至少有一个由于投射过程的作用，将会出现更低的分化水平；这个子女可能又找一个类似的自我分化水平低的人结婚，而将更低的分化水平传递给下一代，下一代又会依次传递给再下一代。

7.“同胞兄弟姐妹的地位”

鲍文觉得夫妻双方的出生顺序会影响他们的交互作用方式，因为出生顺序时常预定了他或她在家庭情绪系统内的特定角色和功能。比如我们可以预期，与老小结婚的“老大”，可能担当更多的责任，而“老小”往往是被照顾者的角色。

8.“社会退行”

鲍文后来把他的思想进一步扩展，认为社会与家庭一样，也存在两股相反的力量，并产生“社会焦虑”。他认为在人口增长、自然资源耗竭等压力下，社会可能出现更多的焦虑和压力。

我自横刀向天笑

作为一名心理咨询师，鲍文越来越意识到保持独立思考和控制自己情绪的重要性。为了在咨询时保持客观并避免陷入三角关系，他必须提高自己的分化水平，就如同想要成为精神分析师必须先作自我分析一样。

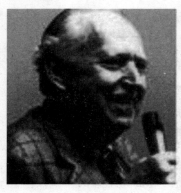

分享自我分化经历的鲍文

为了从原生家庭中达到自我分化，鲍文利用回家参加一个远方亲戚的葬礼的机会，在家庭成员都在体验焦虑的时刻，他综合运用他的有关融合、三角关系等新观点，通过重提旧的家庭情感问题而有意地激起反应。而在大家情绪波动时，他却成功地保持了客观和独立，不被家庭的情绪影响自己的思维，一劳永逸地达到了自我的分化。

鲍文自我分化的成功，让他更加坚信自己理论的实践性和指导性，于是他昂首阔步走在家庭治疗领域的最前列。

家庭系统治疗的方法

鲍文认为，人应该具有自我反省的能力，对来访者来说，其自我觉察更加重要，可以帮助他们修复家庭关系和增强个人自主的能力。因此他很少给来访者建议，更不会帮助来访者解决问题。他认为治疗师应该是一个引导者，帮助来访者看清楚自己在家庭中担当了什么样的角色，应该担当的角色是什么，引导他们自己去寻求解决的办法。

家庭系统治疗按阶段进行：首先是评估家庭过去和现在的情绪系统，其次是进行干预治疗。治疗的目标是：降低家庭成员的焦虑，提高家庭成员的分化水平。在整个治疗过程中，治疗师应采取中立的、客观的角色，避免卷入来访者的家庭三角关系中。

我们以一个案例来具体说明鲍文的治疗方法：雅内和兰登要求治疗师帮助他们15岁的儿子马丁，因为兰登夫人在儿子的内衣抽屉里发现了装在塑料袋里的大麻。从第一次电话联系时，咨询师就已经开始对这个症状家庭进行评估了：其实很多15岁的少年都接触过大麻，只不过不是所有的人都留下证据被妈妈发现而已，他们之间是否还有其他隐性的问题存在？当然这样的评估仅仅是初步的设想，更重要的是进行面谈评估。因此，接下来，咨询师要求同时会见父母和孩子。

父母和孩子到来后，咨询师首先进行了家庭会谈，然后分别与孩子和父母交谈。评估会谈始于对当前问题的历史性回顾，再逐渐扩散到家庭教养方式，与孩子的互动方式，夫妻双方的原生家庭等各个方面，广泛搜集这个家庭的信息。通过一系列开放式问题的提问，咨询师试图评估这个家庭的情绪功能模式以及现在这个家庭的情绪强度。

家庭系统咨询与治疗大师

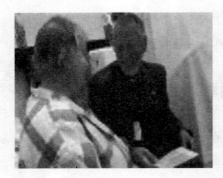

鲍文在家庭会谈中

当前的应激源是什么？家庭成员的分化程度如何？现在家庭成员之间的关系如何，存在怎样的三角关系？有没有发生情绪阻断？初步的会谈一般会持续几次，目的是寻求以上这些问题的信息，以评估当前家庭功能障碍的程度。

本案例的会谈评估持续了三次。初次会谈，治疗师排除了马丁有严重药物成瘾的可能性，并发现大麻只是这个家庭中一系列问题的冰山一角。

接下来与马丁和他父母的两次会谈，分别涉及核心家庭的历史，包括父母何时相遇、求爱、结婚和抚养孩子等信息。注意的细节还包括家庭在何处生活、何时搬迁、配偶双方的出生、在同胞兄妹中的位置、孩童时期的重大事件的历史以及父母在过去和现在的身体状况。在询问这些问题的时候，咨询师完成了来访者的"代际图"。这是鲍文独创的一种方法，它使这个家庭的基本信息一目了然（当然，一些细节还需要继续补充）：

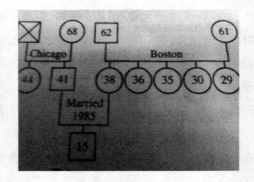

兰登的"家庭代际图"

事情是如何发展到今天这个地步的呢？

原来，兰登先生在父亲去世后一直由妈妈单独抚养，他和姐姐寄托着妈妈的全部希望，同时也被妈妈完全控制着生活。青少年后期，痛苦不堪的兰登终于在 20 多岁时离家，以此来摆脱妈妈的专制。而雅内来自一个亲密的、有四个姐妹的大家庭。她在是否继续读大学问题上与父母产生了冲突，最后还是离开家去读了大学，但疏远了与父母的关系。

就像鲍文所说的，离开家并不意味着难题已经解决了。我们仍然携带着没有解决的敏感性问题，不管我们走到哪里，它都会在我们的亲密关系中现身。我们可以忽视它，却不能阻止它带来的危害。

这两个自我分化水平比较低的年轻人走到了一起。从来没有在一个独裁家庭中真正获得自我分化的兰登，与妻子保持着相当疏远的距离，不愿受任何人的控制。只要雅内有一点点想改变他或与他保持亲密关系的意思，他就变得怒不可遏。相反，雅内特别渴望像从前一样，在家庭中保持亲密的关系。两个人之间产生了冲突，焦虑感上升。直到一年后，儿子马丁出生了，雅内特别依恋孩子，把全部的精力放在了孩子身上。至此，一个三角关系建立了，它既满足了兰登保持距离的要求，也符合雅内对亲密关系的需求，缓解了兰登与雅内的婚姻冲突，降低了两人的焦虑。但对马丁来说，母亲的过度溺爱，严重阻碍了他的成长，最终导致他问题行为的出现。

到了这一步，咨询师已经把评估的焦点从带症状者那里转移，进而扩展到整个家庭系统中。了解了这个家庭的情绪系统，鲍文开始通过有节制的指导性提问，来定义和澄清他们对彼此的情绪反应，让他们自己发现其实根本问题存在于他们两人之间，而不是儿子马丁，并驱使夫妻双方思考导致他们困境的原因，自己寻求解决的途径。

在这个案例中，鲍文认为主要是雅内和兰登采取情感阻断的方式从原生家庭中分离，而在婚姻中仍然采取距离和退缩倾向来处理问题，最终导致儿子马丁的问题行为。因此鲍文的治疗主要是训练雅内和兰登在其核心家庭和双亲家庭系统的背景下改变自己。他指导他们在家庭和原生家庭中重新定义自己的角色，从父母和多代家庭模式中去"三角"化，通过提高雅内和兰登的自我分化能力，进而改变整个家庭系统，以达到家庭成员都有较高的自我分化水平、低焦虑，并且与父母和自己的家庭成员都有很好的情感联系这一目标。结果表明，鲍文的方法是非常有效的。

鲍文喜欢称自己是家庭治疗的"教练"，只是帮助家庭成员探索他们自己的情绪表达方式的一个引导者。当教练教会来访者如何表达"我的观点"、控制自己的情绪时，剩下的就是"修行在个人了"。作为治疗的基本目标，家庭成员的自我分化必须来自于他们自己，而不是治疗师。

鲍文的启示

军队生涯结束后，鲍文完全可以开始他体面的外科医生的职业生涯；但是他遵从了内心的召唤，一头扎到浩瀚的精神病学的世界，并全身心投入到家庭疗法的探索中。他对科学的潜在兴趣使他打开了家庭治疗的一扇全新的大门，他对知识孜孜不倦地追求使他在这个领域潜心研究了半个多世纪，成为家庭治疗发展中的一个关键人物。

梅宁格诊所 8 年的学习和工作，让鲍文有了坚实的理论基础和工作经验。正是在那 8 年的实践中，鲍文观察到精神病患者与母亲之间过度的情感联系，开始研究精神分裂症患者及其母亲之间的情绪融合，并为此进行了一个又一个研究项目，以实际观察检验他的理论假设。在他的研究工作受到限制时，他毫不犹豫地将他的专业活动迁到了国家心理健康研究所，在那里进一步深入观察家庭互动过程。经过实践研究，他将研究的重点转向了家庭情绪系统，视整个家庭为一个失衡的情绪单位，这让他的理论构想大大上升了一个层次，奠定了他今后研究的基础。华盛顿特区乔治城大学 31 年的时光，他一边实践一边对他的理论精雕细琢，从而奠定了他在家庭治疗领域的地位。

鲍文最初是在梅宁格诊所学习精神分析理论的，他关于母子共生的构想也是由精神分析理论推断得出的，但是他并没有局限于此，而是很早就认识到精神分析过分关注个体，难以应用到家庭中。他经过实践和思考，认为人类所有行为的动力来源是家庭生活中的压力，以及家庭成员之

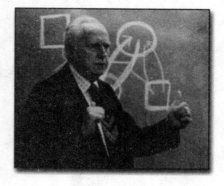

鲍文在讲授"家庭情绪系统"的模型

间为获得独立感和亲密感而进行的斗争。这是所有人类的核心问题。

在家庭治疗强调以技术为导向的年代，鲍文强烈谴责那些忽视理论而只"凭感觉"进行治疗的做法，大力宣传理论对于实践的指导意义。他那精益求精的、条理清晰的、建立在理论之上的方法，使其与无理论基础的家庭治疗方式形成了强烈的对比，在同时代的众多家庭治疗师中脱颖而出。

萨提亚："每个人的家庭治疗大师"

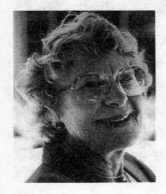

自由地表达你的感受和想法，而不是表达那些你"应该"表达的。

——萨提亚

"家庭疗法的哥伦布"

一种新的心理疗法的产生，大多都来自于心理咨询师所遇见的某位或某类特殊病人。例如，布罗伊尔和弗洛伊德遇见了安娜，科胡特遇见了怒火无法平息的来访者，萨提亚（Virginia Satir，1916—1988）则遇见了精神分裂症少女。

萨提亚在学校所受的训练深受当时流行的精神分析学派的影响，她认为应该着重治疗"病人"，并且应该分开会见家庭治疗的成员。直到1951年，作为一名精神科的社会工作员的萨提亚，为一名被诊断为精神分裂症的少女进行心理治疗，才改变了她的治疗观念。

为少女治疗了 6 个月后，病人基本康复，并回到家中。就在萨提亚满心欢喜，庆祝自己又挽救了一个来访者之时，却接到了病人母亲打来的电话。在电话中，这位母亲用几近绝望的语调，声称自己将要控告萨提亚离间她们母女的感情。

萨提亚并没有被这位母亲激烈的言词所吓倒，而是听出了请求的意味，并且敏锐地感觉到，这个电话后面似乎隐藏着什么。于是，萨提亚尝试邀请这对母女一起来做咨询会谈。当这位本已康复的精神分裂症少女在母亲的陪同下，再次出现在萨提亚面前时，她吃惊地发现，她之前与女孩已建立的良好的治疗互动关系居然彻底瓦解了！同时，这位少女又回到了 6 个月前的问题状态。

"这是怎么一回事？是我的治疗有问题，还是女孩回到家中发生了什么事？"带着这些萦绕心头的问题，萨提亚开始了与母女俩共同进行的心理治疗。渐渐地，一种崭新的、良好的治疗关系在三人之间形成，精神分裂症女孩的症状又开始得到好转。由此，萨提亚想到邀请这个家庭中的父亲也加入到治疗过程中，可能对少女的康复会有帮助。意外的是，当这位父亲真的走入治疗室后，萨提亚原本与母女二人形成的治疗关系再次消失，少女又回到了最初的糟糕状态。

"怎么会这样？这个家庭的成员之间有什么相互影响和制约的力量存在吗？"萨提亚意识到，自己开始接近问题的核心了。

在再次开始治疗之前，萨提亚询问了这个家庭中是否还有其他成员，并将剩下的那位被家人描述为"黄金宝贝"的儿子邀请来共同面谈。当这位被认为是"天之骄子"的男孩加入治疗、并很快展现出他在这个家庭中至高无上的地位时，萨提亚清楚地看到精神分裂症少女在家中毫无地位的尴尬角色，以及她为了在这个家庭系统中生存下去而作出的痛苦挣扎。

萨提亚由此理解了精神分裂症少女的真正的发病原因。为了使家庭成员意识到问题的症结之所在，萨提亚使用了后来成为她的治疗体系中最重要的治疗技术之一的"雕塑技术"。萨提亚让这位"天之骄子"站在椅子上，并要求他的父母尽力对他摆出顶礼膜拜的姿势，同时完全忽略女孩的存在，不给女孩留有丝毫的空间。通过整个家庭对这一场景的演绎，萨提亚帮助他们意识到了家庭中的不平衡，以及他们常常试图否认或忽略的感受。同时，他们也因此开始尝试改变彼此之间沟通和互动的方式，并取得了良好的治疗效果。

这次几经波折的治疗，以及之后的几个相似的治疗案例，让萨提亚确信，治疗不应该仅限于"那认定的病人"，而是需要整个家庭系统的参与。也就是说，必须通过改善家庭成员之间的关系来达到治疗效果，并带动家庭每个成员的改变。萨提亚不断完善自己的理论，并尝试和发展各种治疗技术，以达到干预整个家庭系统的目的。

萨提亚将上述这些观点以及"雕塑技术"等治疗方法一并汇集为她的第一本著作《联合家庭治疗》。随着这一被誉为家庭治疗的"圣经"的经典著作的出版和热销，心理治疗界掀起了一场从系统的角度来帮助来访者解决家庭问题的革命。萨提亚从精神分裂症少女的案例出发，逐步形成了与那个时代的精神分析主流观点背道而驰的家庭治疗方法——"萨提亚模式"（The Satir Model），对心理治疗的发展作出了历史性的贡献。

在治疗过程中，病人往往会给心理咨询师很多启发，特别是失败的案例往往说明了现有的咨询理论和技术的不足。这时，敏锐的洞察力和职业敏感性就显得极为重要。早先社会工作者的背景使萨提亚有着与普通的精神病学家和心理治疗师截然不同的视角，她对家庭细腻的观察和深刻的理解为她成功地对家庭进行干预奠定了基础。

她的魅力，不仅仅在"萨提亚模式"

亲和坦率的朋友

萨提亚最为人称道的是其享誉世界的萨提亚模式。实际上，萨提亚所取得的巨大成就，与她自身的人格魅力及坚韧不拔的品质是分不开的。萨提亚在世界各地拥有数以万计的追随者，吸引他们的，不仅仅是萨提亚模式。

萨提亚在心理咨询和治疗界扮演着重要角色，她还创建了"先锋网络"这一国际性团体治疗组织，并成为最有个人魅力的家庭治疗大师和领导者。在朋友和追随者眼中，萨提亚是感性与亲和力的化身。

在萨提亚的晚年，她参加了一个重要友人保罗的葬礼。在追悼会上，萨提亚当众痛哭，追忆与自己相伴多年的朋友。后来，有人问她是否介意当着那么多学生和晚辈的面哭泣时，她自省道，"保罗借着他的去世送我一个礼物，我从不曾在一群人面前哭过，但我今天就是没有办法控制"。

萨提亚总是能够坦诚自己最真实的一面。生活中的她像一般家庭主妇一样，热衷于下厨房和购买鲜花。她曾离异两次，但始终幻想有位白马王子能够出现在自己面前。她对爱情和家庭的期待众所周知。

兢兢业业的学者

萨提亚早年从事教育工作，20 岁时已经是一位小学校长。作为一名基础教育工作者，她以慈爱和宽厚的仁心看待孩子们。这一段当校长的经历，为她后来的心理咨询事业积累了宝贵的经验。

后来，萨提亚在芝加哥大学修读社会工作专业，取得硕士学位，毕业后成为精神社会工作员。在采用精神分析的方法进行治疗的那段时间，萨提亚发现，很多经个案治疗已经大有成效的病人，不久之后又要再次接受治疗。萨提亚认识到，康复的人如果重新回到原来的病态的家庭环境中，治疗的效果是没法持久的。她开始致力于研究家庭动力对个人的影响，并放弃了个人治疗法，专心研究和发展家庭系统治疗法。

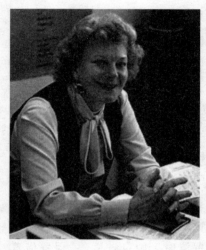

萨提亚在她的咨询室

1951 年，萨提亚开始私人执业，发现家庭系统治疗的效果十分理想。4 年后，她加入了伊利诺伊州精神病学院，讲授《家庭动力学》课程。1959 年，萨提亚和杰克森（Don Jackson）、里斯金（Jules Riskin）等人，在加州创立了"心理研究学院"（Mental Research Institute，简称 MRI）。他们积极推动有关家庭治疗方面的研究和训练，并且举办了第一个家庭治疗训练课程班。

自从 1964 年《联合家庭治疗》出版，萨提亚在家庭治疗方面的理论和方法逐渐受到很多专业人士的重视，而这本书至今仍是美国各大相关科系的教科书。接着，欧洲各国也接受了她的理论。从此，萨提亚的身影便经常在世界各国出现，演讲、教学或者举行研讨会。每到一处，都留下了萨提亚热诚的爱和希望。1970 代，精神医学会发表了一篇全美家庭研究专题报告，列出 21 位"最具影响力的治疗师"，萨提亚是名单中唯一的女性，且高居首位。

1988 年，萨提亚在苏联度过了 5 个月。她长久以来梦想着能够在苏联留下自己的足迹，终于在晚年做到了。在这次涵盖了 40 个城市的巡讲中，她向人们介绍了自己的理论，并展示了自己在家庭治疗中的方法和技术。而所到之处，无论是专家学者还是普通民众，都给了萨提亚最热烈的欢迎。

在这次旅行的归国途中，萨提亚感觉到自己身体不适。但是，当时她认为胃痛是食物引起的，并相信自己能很快康复。同年 6 月，她参加了在安大略湖举办的 Avanta 网络年会。7 月份，她的身影又出现在了科罗拉多州的克雷斯特德比特山，参加"萨提亚夏季第八次国际年会"。在大会的准备过程中，周围的人明显感到萨提亚非常疲惫，快要筋疲力尽了。

在大会的高级培训项目开始的第一天，萨提亚就出现了黄疸症的症状。在当场一位内科医生的建议下，她才同意被人开车送往医院接受身体检查。后经斯坦福德医疗中心确诊，萨提亚患上了胰腺癌，并已转移到肝脏。她拒绝了只能起到拖延作用的化疗，而是选择回家进行营养性的治疗方案，这样，她才能有更多的时间完成她的工作。

在她最后的日子里，萨提亚几乎都是和同事们一起度过的。她为自己的离去做好了充分的准备，并积极参与到临终前所有的准备工作和最终的决策之中。她会常常说起，希望自己能够活到 125 岁来完成所有她认为必要的工作。在与病魔进行了殊死搏斗之后，萨提亚的身体再也承受不了沉重的营养治疗方案了，她做出了一个艰难但是意愿明确的选择：放弃治疗，接受死亡。

她立下了遗嘱，将财产送给亲密的人，并带着优雅和尊严，等待死神的降临。在最后的日子里，萨提亚嘱咐学生们不要去称颂她个人，而是要守护她的信念和模式，并将之广为传播。她还让身边的人不要效仿她毫不关心自己的生活方式。她说："我一直留意和照顾这里的每一个人，除了维吉尼亚。"

就在即将溘然长逝之前，萨提亚这样写道：

　　1988 年九月五日，星期天
　　致我所有的朋友、同事和家人：
　　我把爱送给你们。也请你们继续支持我走向通往新生活的道路。

除此以外，我没有别的方式来表达我对你们的感谢。你们曾经在我的爱的滋长过程当中扮演着极为重要的角色。

最终，我的生活变得丰富和充实，所以我会带着巨大的感激之情离开。

——维吉尼亚

1988 年 9 月 10 日 16 时 50 分，萨提亚在自己家中安详而又舒适地离开了这个世界。

由于她在心理治疗领域的卓越成就，萨提亚的两所母校——威斯康星大学和芝加哥大学曾分别授予她荣誉博士学位及"人类杰出贡献"金质奖章。同时，她也被美国著名的《人类行为杂志》誉为"每个人的家庭治疗大师"。萨提亚一生致力于探索人与人之间，以及人的天性上的各种问题。她在家庭治疗方面的理论和方法备受从业人员的尊崇与重视。直到去世之前，萨提亚一直致力于将心理学中丰富而实用的观念深入浅出地介绍给大众。

心理咨询和治疗的派别不胜枚举、各有其妙，自然有集各派之所长而用之者，但真正千古留名的，恰恰是那些用心钻研一种疗法并将其发扬光大的伟大学者。

以人为本的大师

萨提亚之所以受到同行的尊崇，其中一个原因，是她有一套既异于传统疗法又相当完整的理论，但更重要的，是她那深具个人魅力的实务运作方法。从她曾担任美国人本心理学会会长一职，可以知道她是个典型的人本主义者，凡事皆以人为本位，以人为关怀。她认为个人都是独特的，不可以复制的，原本就应以自己的方式去生活。她也表示，真正的人本主义者所着重的是"你和我"，而不是"你或我"；关心的是"我们"，而不是"我"，否则便沦为自私自利了。萨提亚所做的，都是提醒人们要尊重自己和他人的生命，相信生命在任何时候都是可以改变的，希望每个人都能以更好的方式生存于世上。

在萨提亚系统性的方法中，"对过程的关注可以带来改变"，这常常被认为是萨提亚最重大的治疗贡献。她不仅相信改变是有可能的，而且还提供了有效的工具和方法来促成改变的实现。她是第一个在心理治疗中阐释改变是如何产生的大师。

因这种以人为本位、以人为关怀的信念，她在进行家庭治疗的过程中发展出许多特别的活动，例如家庭雕塑、影响轮、团体测温，以及用一条白色绳索展现出的家庭关系图，显示个人与家庭之间的心理脐带关系。这些活动均灵活地融合了行为改变、心理剧、来访者中心等各派心理治疗技巧。这也表明萨提亚并不抱持强烈的本位色彩，她尊重并实际运用各种不同取向的治疗方法，兼容并蓄。这些方法和手段都是为了帮助人们变得更加表里一致，具有更高的自尊，更加完善，并且能够承担更多的个人责任。在一个又一个案例中，萨提亚看到了人们所拥有的心理弹性和巨大能力来作出改变，能够从功能不良的应对模式转变为完善的、表里一致的生存和互动方式。

萨提亚鼓励治疗师在"作为具有平等价值的人类"这一基础上与来访者接触和沟通。她说，这种做法同时赋予双方以权利，并增加每个人的内心力量。同时，萨提亚也要求治疗师作出表里一致的沟通方式的示范，这样才能在具有深刻意义的程度上给予来访者力量。萨提亚的心理治疗方法，其最大特点是着重提高个人的自尊、改善沟通方式以及帮助人活得更加"人性化"，而不仅仅是追求改变行为或消除"症状"，其最终目标是个人达致"身心整合，内外一致"。

就像罗杰斯、马斯洛等革新者一样，萨提亚发展并深化了一种看待人的方式，将人看作是拥有巨大潜能，可以将自身的内部资源、自尊以及生存和行动的选择权最大化的生物个体。怀有一颗以人为本的仁爱之心，是她作为心理咨询大师之根本的特质。

一切源于生活

萨提亚模式中最著名的一些概念，例如自尊、"冰山"比喻、表里一致等都来源于她的生活或者治疗经历。而她追求美好家庭生活的经历，也给了她理解个人与家庭之关系的契机。

经验是理论的导师

早在遇见精神分裂症少女之前，萨提亚已经学会从生活中总结经验。在萨提亚模式中，自我价值，即自尊是很重要的概念。萨提亚认为，自尊是头脑中形成的自我概念，通过人们的行为表现出来。萨提亚阐述自我价值的方式就来源于自己的生活经验。

萨提亚还在从事社会工作的时候，有一天，有一家人来到她的办公室，家庭中的每个人都想尽办法向其他成员表述自己的想法，但效果总是不好。萨提亚想起了一只黑色铁罐，就给他们讲了这个"铁罐"的故事。

在萨提亚童年时，家里的后门廊上放着一只很大的黑色铁罐，罐子有三条腿，圆圆的很可爱的那种。这只罐子一年中的大部分时间都装着母亲用来做肥皂的肥皂水。每到夏天打鼓队来的时候，罐子里就装满了炖菜。其他时候，萨提亚的父亲会用它来积攒肥料，给花施肥。渐渐地，家人就称它为"三用铁罐"。谁要是想用罐子就要先考虑两个问题：一是现在罐子里装着什么？二是罐子满到什么程度？

听完之后，这一家人就讲起自己的"罐子"来，这罐子或是盛着自信，或是装着罪恶感、羞耻感甚至是自我否定。后来，这家人告诉萨提亚，这个罐子的比喻对他们帮助很大。不久之后，这个简单的代名词使好多人能够表达出自己的感觉，而在此之前这似乎是件很难的事情。某个家庭成员可能会说："我的罐子很空。"这就是在告诉其他人他找不到自己的价值了，他感到疲倦、无聊、有挫败感，尤其觉得自己不受欢迎。这可能意味着他一直都不够自信，他对一切都只能被动地接受，而不敢有任何抱怨。有了这个"罐子"的比喻之后，人们觉得表达自己和被人理解都不是那么难了。突然间，他们会觉得自己可以摆脱文化禁忌的限制，更自由地表达自己的想法了。每个人都有对自己的自我价值的感觉，或强或弱，因人而异。和萨提亚家中的那个"罐子"问题一样，我们也要问一问自己：现在我的自我价值是强还是弱呢？是什么程度的呢？

除了自我价值，萨提亚还从治疗的经验中，提炼出了冰山比喻。萨提亚认为，我们每个人都是一座"冰山"。人的外在行为等正如冰山浮出海面的一角，只占整个冰山的一小部分，还有更多的价值观、期许、希望等"内在"的东西，正如冰山在海面下的大部分。所以我们不应该只注意外在的表面，更要注意内在的更多东西。这些"内在"依次是：应对方式、感受、观点、期待、渴望和自我。例如，当我们遇到某一件事情时，我们便会不自觉地使用习惯化的应对方式；隐藏在应对方式后面的就是我们的感受，可能是喜悦、恐惧或愤怒等；当我们体验和察觉到这些感受时，可能又会有进一步的感受；而所有以上这些都来源于我们很早就形成的一些观点、信念；在这些之下便是我们的期望、人类共同的渴望；最后才是我们的自我。

与冰山比喻相关的，是沟通模式。萨提亚通过多年的总结，认为人们有许多不同的沟通模式。概括起来主要有讨好型、指责型、超理智型、打岔型和表里一致型。讨好型的人往往忽略自己，内在价值感比较低，行为上过于和善，习惯于道歉和乞怜。指责型则相反，往往忽略他人，习惯于攻击和批判，将责任推给别人，他们通常宁愿与别人隔绝而保持表面上的权威。超理智型的人极度客观，只关心事情是否合乎规范，是否正确。他们总是逃避与个人或情绪相关的话题，表面上很理性，但实际上内心很敏感，有一种空虚和疏离感。打岔型的人抓不到重点，习惯于插嘴和干扰，不直接回答问题或文不对题。他们内心焦虑、哀伤，精神状态比较混乱，没有归属感，还常被人误解。萨提亚所倡导的沟通模式，是表里一致。这种模式建立在高自我价值的基础之上，达到了自我、他人、环境三者间的和谐互动。表里一致型的人往往表情流露与言语一致，内心和谐平衡，自我价值感高。萨提亚认为，表里一致的人能够获得真正的自由，能够积极利用自身的资源，向好的方向改变。萨提亚的小诗《五种自由》表达了这种表里一致的状态：

自由地去看和听存在于这里的一切，

而不是那些应该存在、过去存在或是将要存在的；

自由地去表达你的感受和想法，而不是表达那些你应该表达的；

自由地去感受你所感受到的，而不是感受那些你应该感受的；

自由地去要求你想要的，而不是永远等待许可；

自由地代表自己去冒险，而不是仅仅选择"安全"和不捣乱。

"我就是从这种经验中学习的"

尽管终身致力于家庭治疗方法，萨提亚本人的婚姻生活并不算幸福，一生中的两次婚姻均以失败告终。她的主要学生之一玛丽亚曾回忆，在一次家庭治疗训练中，有人这样问萨提亚："你自己离婚过两次，怎么能指导家庭治疗？"

萨提亚坦承道："我就是从这种经验中学习的。"

当然，这并不意味着要想成为一名优秀的心理咨询师就必须尝尽人间疾苦。因为大部分优秀的临床心理学家，还是通过学习前人的理论和经验，以及自己对问题的感悟来帮助来访者的。但的确有一部分心理咨询师是从深渊中走出来的。经历过苦痛的他们，更能明白来访者的感受，也才能更好地帮助他们。因为自己曾经的心灵痛苦，他们特别关注和思考人类的心灵，并发展出某种让心灵痊愈的方法。

海灵格："家庭系统排列"之"道"

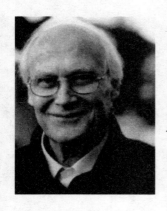

> 洞悉爱的法则是睿智，跟从爱的法则是谦恭。
>
> ——海灵格

伯特·海灵格（Bert Hellinger, 1925—）是德国颇具盛名的心理治疗大师。他所整合发展的"家庭系统排列"心理治疗方法，在欧洲，乃至全球范围内都颇具影响。20世纪90年代以来，海灵格受邀前往世界各国举办工作坊，也曾数次来访中国介绍他的"心灵工作法"。所到之处，皆引起极大反响。

尽管海灵格和他的治疗法依然不为一些正统的学院派心理学家所认可，然而，但凡亲身参与其工作坊的成员，皆会被其深深地震撼和吸引。因此，在世界各地都有一大批海灵格忠实的追随者。

那么，海灵格究竟何以让如此之多的人为之慕名而往？他的治疗方法究竟何以能发挥如此令人叹服的效果？为一探究竟，就让我们一起走进海灵格和他的家庭系统排列之"道"吧。

海灵格其人

参加过海灵格家庭系统排列工作坊的人，必然会为其大师风范所折服。治疗中的海灵格，威严，睿智，往往一语中的，切中要害。同时，他又沉静，温和，给人以安宁祥和之感，令人信服。这种能够把握全局的淡定自如，这种将尊威与慈祥完美融合的修养与内涵，是经过时间和岁月锤炼之下的产物。正是 83 年的人生经历，让这个老人洗去了喧嚣和浮华，濡染了笃定和安宁，造就了一代心理治疗大师。

受难的耶稣

海灵格生于 1925 年的德国。在当时德国国家社会主义的背景之下，他的家庭依然虔诚地坚持着天主教的信仰。年轻的海灵格拒绝参加希特勒青年组织的集会，反而成为天主教青年组织的一员，被盖世太保视为"人民的敌人"。第二次世界大战期间，17 岁的海灵格被抓去当兵，被迫参加了战争。此后，他经历了战斗，被俘，战败，并且在比利时的战俘营里度过了一段时间的牢狱生活。

海灵格头 20 年的生命，可谓运途多舛。他所面对和承担的，是战争的残酷，是死亡的威胁，是阶下囚的屈辱，然而，在磨难的锻造之下，他涅槃重生。受难的经历让他在此后的人生道路上始终保持了一份对命运的谦恭。无论成功或者失败，幸运或者苦难，得到或者失去，他都坦然地接受，不抱怨，不逃避。这也是在他后来的治疗过程中如此强调"同意"的原因。他认为，"同意是唯一成为自由的工具"。

值得一提的是，在这一段的经历中，海灵格的家庭给予他的影响，是深远而悠长的。在与国家权威相悖的情况下，他的家庭毅然坚持了自己的信仰，纵使被误解、被威胁、被视作异类，他们也没有放弃自己的坚持。在家庭的影响下，海灵格发展了对自己灵魂的无比忠诚和信任，对于权威，不盲信，不屈从。这种执著和信仰，在海灵格日后作出重大人生抉择的时候，发挥了重要的作用。

布道的牧师

结束了战俘营的生活后，20 岁的海灵格开始了天主教牧师的学习，在漫长的学习与沉思中涤荡净化自己的心灵。其牧师生涯的 16 年是在南非的祖鲁度过的。在那里他管理着一所很大的学校，身兼教师与教区牧师的双重职责。无论是作为教师还是传教士的工作，海灵格都做得得心应手。他能说一口流利的祖鲁语，作为一个欧洲人，他并没有和当地人产生隔阂，他们就像一家人一样融洽相处。

在祖鲁，他接触的是和欧洲完全不同的文化和价值观，这种思想的震荡培养了他对文化差异性的敏感度。同时，他敏锐地洞察到了这种文化差异之下所潜在的人的天性的共通之处。他发现祖鲁的很多传统仪式和天主教的弥撒在结构和功能上都有很多相似之处，两者都是指向人类共同的经验。种种发现让海灵格相信，"神性"是无处不在的。另外，祖鲁人所具备的将自身与自然力量相结合的人类基本能力，也使得海灵格在日后的工作中更关注身体的基本感受和体验，这也成为其治疗方法的一大特色。

身为牧师的 16 年布道，让海灵格积淀了对于世界和世人的仁厚与大爱，使他得以在这之后的人生中，以耶稣之博爱来疗治尘世中千万劳苦大众。

求索的学者

在海灵格牧师生涯的后期，他参与了一个由英国圣公会教士主讲的关于种族间关系的集体动力训练，该训练从美国引入了一种关注对话和现象以及个体体验的工作方式。这让海灵格接触到了一种全新的疗治灵魂的形式。

其间，培训师向学员提的一个问题造成了海灵格人生的一个重大转折："对你而言什么更重要，是你的信念还是别人的？为了他人你愿意牺牲什么？"这个问题让海灵格彻夜未眠，他意识到这问题背后的深远意义。可以说，正是这个问题改变了海灵格的人生。他平静地结束了 25 年的教会生活，毅然离开了他熟悉的环境，前往维也纳开始接受精神分析的训练。本着执著求索的精神，他读完了精神分析领域中弗洛伊德的全部著作，以及该领域的很多其他文献。

也正是在维也纳，他结识了他未来的妻子，荷塔。经过一段时间的交往，他们喜结连理。在生活中，荷塔是他不离不弃、相濡以沫的伴侣。在工作中，她是他志同道合的伙伴，他们一起学习共同求索。正是在荷塔的协助下，海灵格最终整合多家流派，自成一家之言。

纵观这段经历，海灵格之所以走上心理学的道路，那位集体动力培训师的引导固然重要，然而最终的抉择还是取决于海灵格的洞察和果断。易地而处，很多人未必能够如此义无反顾地抛开做得顺风顺水的旧业，选择新的方向开始新的学习。而海灵格毅然地听从了自己心灵的声音，遵从了自我成长与实现的需要，踏上了心理学的求知之路，从此孜孜不倦上下求索。

行吟的诗人

海灵格求知若渴，对真理有着无尽的探索和热爱。他不满足于现有的知识，每当他学到了他需要学习的内容，他便会继续前行，去追寻新的知识。他让自己永远处于一种"在路上"的状态，且行且学，乐此不疲。

在研习了精神分析之后，他又先后将众多不同流派的心理学理论纳入自己的知识体系。他在美国接受了"简诺维原始疗法"的训练，在鲁思·科恩和海拉瑞昂·佩佐尔德门下接受了"格式塔疗法"的训练，学习了埃里克·伯尔尼的"交互分析疗法"，从鲁思·麦克莱顿和莱斯莉·卡迪斯那里接触到了"家庭系统治疗"，接受了米尔顿·埃里克森的"催眠治疗"和"神经语法程序学"训练，研习了弗兰克·法瑞利的"激情疗法"和依琳娜·皮瑞柯甫的"拥抱疗法"。以上种种加上此前对于精神分析和集体动力学的学习，最终造就了海灵格独特的心理治疗方法——"家庭系统排列"。

可以说，对于知识，海灵格有着海纳百川的包容，因为他从不盲信一家的理论和权威。在他的观念中，理论只是为他所用的一个工具，而非恒久不变的真理。正因如此，他可以做到博采众长。就像海灵格自己所说："理论解释的东西常常比实际经验要少。我把人们大量的实际经验积累起来，并把它们添加到我的宝库中。我总是乐于接受新的经验，也不担心看到的东西和理论相抵触。如果出现一些新的和意外的事情，那只是在我的宝库里又增加了另外一个经验。"基于海灵格这种对待理论的态度，有人评论说，"从某种意义上说，他是彻头彻尾的经验主义者"。

这位经验主义者对于心理治疗界的贡献，不在于他创立了新的理论，而是他整合了各家各派所发展的有效实用的治疗技术和方法。在这个过程中，海灵格不是没有遇到过阻力和反对，然而，他贯彻始终的对于自己心灵的信仰和忠诚又一次发挥了巨大的作用。德国主流精神分析学界对于他这种基于身体感受的治疗方法嗤之以鼻，甚至有人认为他离经叛道，建议将他从精神分析学会除名。在这种矛盾冲突之下，海灵格顶住压力坚持了自己的信仰。现如今，海灵格每年都会用大量时间，在世界各地以主持工作坊的形式介绍他的家庭系统排列法。

在工作坊，海灵格可能并不是一位正统的科学心理学家。或许，他更像一位行吟的诗人，在不同的国度里，用他诗一般的语言，敲击闭锁的心灵，疗救受伤的灵魂。

海灵格其"道"

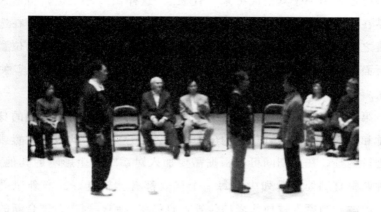

海灵格"家庭系统排列工作坊"现场

"爱的法则"是海灵格之"道"的核心。他认为，家庭中潜藏着"爱的系统动力法则"。一切家庭问题产生的根源，在于家庭系统的动力遭到破坏，爱的法则被打破。这使得家庭成员之间的关系受到伤害，并且这种影响甚至会一直延续到后代身上。基于这样的理论假设，海灵格进行心理治疗的目的，就是把家庭中潜藏的、阻碍爱的破坏性动力呈现给当事人，让他能够看到这种动力是如何对自己产生影响的，从而使当事人得以遵从爱的法则，让爱在家庭中和谐地流动。而海灵格借以达到这一目的的工具，便是家庭系统排列法。

"家庭系统排列"是海灵格经 25 年的研究整合发展起来的，它是一种团体治疗的方法。其具体的操作步骤主要可以分为三步：

第一步是前期的准备。当事人向治疗师陈述他有待解决的问题以及希望达到的治疗目标。治疗师随后收集有关当事人生命中和家庭内发生的重大的生活事件或对其产生重要影响的人物。

第二个步骤便是排列。在前期准备的基础上，治疗师指导当事人进行家庭系统排列。治疗师决定哪些人需要被排列，然后由当事人选择其他与会的参与者，来分别"代表"其家庭中的人物，包括当事人自己也要由一个其他成员来"代表"。这样做的好处是，当事人可以站在一个局外人的视角去看待自己家庭所展现的动力关系。在选定代表之后，当事人遵从自己内心的想法随意地排列代表所站的位置以及所面对的方向，直到他认为该排列符合了自己家庭的现实关系为止。

第三个步骤是再排列。这一阶段，治疗师会询问各个代表的身体感觉和内心感受。得到代表的反馈之后，治疗师会对代表的位置或方向进行调整，在此期间可以根据需要加入对系统产生影响的其他人。这种调整直到处于排列中的每一个代表都有比较良好的心理感受为止。最后，当事人替换代表的位置，自己参与到排列中，体会新的排列所带来的感受。这种排列的工作让当事人用一个更广阔的视野去认识家庭中的动力。当一个新的排列或一个更符合爱的法则的动力关系呈现时，可以给当事人带来身体和情绪上的放松，继而对其生活产生深远的影响。

家庭系统排列的效果让很多人觉得难以置信。它的两个显著的特点为这种方法添上了一抹灵性的色彩。其一，该方法是超越时空的。家庭中的每一个成员，只要对系统动力产生作用，都可以被纳入排列之中，甚至是已经逝世的家庭成员也不例外。其二，之前对当事人及其家庭全然陌生的代表可以感受到他所代表的角色的情绪和想法，并且往往这种感受与真实人物的感觉和想法是很接近的。对此，海灵格说："我解释不了这种现象，但我看到它们就是如此，并且能应用它。"

"处无为之事，行不言之教"

老子的"无为"思想对海灵格的工作有深远的影响。海灵格一直强调一种与"道"结合的助人方式，这种方式，有别于一般意义上的助人。海灵格认为，治疗师常犯的一个错误，就是太想帮助太想给予，他们所做的往往超出了来访者的所需，反而削弱了疗效。而所谓助人的艺术，就是没有想要帮助的企图，在别人需要的时候让自己在那儿。对于当事人的改变与否都表示尊重，在治疗过程中只进行最小的干预和控制，只做能够引起最小变化所需的工作，给当事人以足够的自我思考体悟和面对问题的空间。往往，这种无为的工作方式，反而能够产生奇妙的结果。

　　海灵格在台湾的一次工作坊培训中有一个案例。当事人是一位年轻的女性，她母亲在她 16 岁的时候去世，她父亲有十几年的肝硬化病史，至今尚健在，与病魔作着斗争。她为家人而痛苦，前来寻求咨询。海灵格挑选了另外的一位女学员，让她们面对面站立，他指着这位女学员，对当事人说："这是你爸爸和你妈妈的命运，现在你向他们鞠躬，并且去同意。"当事人照做。此后，海灵格便一语未发，良久的静默。整整十多分钟，当事人终于泣不成声。但是，在失声痛哭之后，当事人擦干眼泪，脸上表露出之前所没有的安宁和舒坦。海灵格知道对于这位当事人，同意是最好的解脱，去同意命运的安排，去面对现实的残酷，是她可以获得自由和重生的方式。然而，在这个案例中，海灵格只是说了那么一句话，他把之后所有的思考都留给了当事人自己，却依然收获了治疗的效果。这就是无为的力量。海灵格一直坚信，太多的干预是对爱的亵渎和不敬。本着满腔仁爱，他奉行无为而不言。

"生者未有不死者"

　　老子有云："众类繁衍，变化万千。未始不由有而归于无者也。生者未有不死者，故生不以为喜，死不以为悲。"海灵格吸纳了这一观点，在治疗中强调对于不可抗力的"同意"。他让当事人明白，世界上有更强大的力量存在，比如死亡，对于不可避免的死亡，对抗的姿态是徒劳的。面对这种力量，同意、认可、谦恭地接受命运的安排才是积极的应对。

有个案例，一个男性在事业生活上一再受挫，来寻求治疗。在为他的原生家庭进行了系统排列之后，问题显而易见。原来，他的母亲在生下他之后死去。他并不需要为这个死亡负责，然而，内心深处对母亲的联结使得他一再地为此自责内疚，并通过不知不觉在生活中为自己制造一些失败的形式来弥补这种内疚。他儿时与母亲的联结中断造成了他不当的动力模式，要解决这个问题，治疗师让母亲的代表对他说："我很高兴你活着，我希望你好好活下去。"而他要对母亲的代表说："我还要再生活一段时间，请你祝福我。"

这么做的目的，就是让他意识到自己对于母亲的联结，并且认识到母亲并没有被排除在家庭系统之外，她依然占有一席之地，在自己的心中发挥她的作用。唯有抱有对生命的敬畏和谦恭，才能让爱自然地流动。

"上德不德，是以有德"

此语出自《道德经》，意思是，真正品德高的人，并不依据世人以为的道德行事，而是以"道"为标准，这才是真正的有德，正所谓"行道而现德也"。因为对道的信念，老子并不执著于世俗的善恶是非的道德观念，也正因此，才获得了一种真正地超然物外的淡定从容。

海灵格亦是如此，作为一个心理治疗师，他将自己放在了一个更高更远的位置去看待问题，从而作出超越道德的判断，得以更系统全面地去开展工作。他所追寻的，是心理治疗的解决办法，因此，他会尽量避免笼统的价值判断，在系统中去观察人们的处境。这种观念，尤其体现在海灵格对于乱伦问题的处理上。

对于乱伦的问题，一般的心理咨询师都会以施害者和受害者的模式来处理，他们站在孩子的一方，谴责施害的一方，并把他排除在家庭系统之外。然而，这么做往往并不能给孩子带来解脱，因为乱伦所涉及的，往往是一个父亲和一个女儿，而不仅仅是一个男性和一个女性的关系。治疗师如果没有从家庭系统的角度考虑问题，只能使系统中的每一个成员都更加烦恼，使系统更加混乱。根据海灵格的观点分析，乱伦的发生主要是由于父母双方的付出与得到之间的不平衡造成的。父亲为家庭付出了努力，但没有得到足够的重视和回报，这种不平衡可能体现在情绪上或者是性需求的满足之上。从这一意义上说，乱伦的出现正是为了补偿系统的不平衡，孩子便成了解决父母问题的渠道，承担本不该承担的责任。因此，一味地谴责施害者并不利于问题的解决，更恰当的做法是让孩子对父母说："我是为妈妈做这些事，我同意为妈妈做这些事，因为我爱你们。你们错了，这不是我的错。你们必须承担它的后果，而不是我来承担。"这么做的好处是，把事实的真相揭示出来，指明了家庭系统的动力特征，让孩子意识到自己在这个不平衡的系统里所扮演的角色，让他们能够勇敢地表达对父母的本能的原始的爱，继而将本不属于自己的责任交还给父母。唯此，他们方能获得真正的解脱和自由。

在海灵格的治疗实践中，确实证明这样的尝试比单纯的谴责具有更积极的治疗效果。当一个受害的女孩说出这些句子以后，她会感到自己身体和内心的变化。对家庭中隐藏动力的公开，使得孩子能够放下包袱，找回自尊，更轻松地去面对今后的生活。海灵格的做法或许和主流的价值观甚至是道德判断相背，但是，他所做的一切努力，都是为了更好地治疗孩子的心理。正是秉承着对于世人的一份大爱，才使他得以超越是非善恶，去坚持自己信仰的"道"。

积极心理咨询与治疗大师

塞利格曼：人的积极品质和
积极力量的发现者

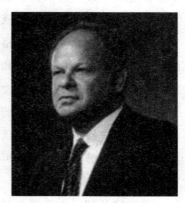

H（幸福）= S（先天遗传力量）+ C（后天生活状态）+ V（主观选择）。

——塞利格曼

马汀·塞利格曼（Martin E. P. Seligman，1942—）美国著名心理学家，"积极心理学"（Positive Psychology）的创始人，主要从事积极心理、解释风格、习得性无助、乐观情绪、幸福感等方面的研究。1996 年当选为美国心理学会主席，并被评选为"20 世纪 100 位最著名的心理学家"之一。

人生经历篇

有其女才有其父

从心理学正式以一门科学的身份出现在人们面前，已经有一百多年了。在这段还不算漫长的时间中，心理学一直以心理问题作为主要的研究主题之一。但在塞利格曼的大力倡导和积极推动下，近 10 多年来，心理学开始逐渐关注如何使普通人最大限度地发掘他们的潜在力量，如何让没有任何心理或精神疾病的人生活在最佳的状态下。

那么，是什么使得塞利格曼跳出了传统的心理学思想和观念，转而关注个体潜在的积极品质和积极力量的呢？

是他的女儿。他五岁的女儿。

一天，塞利格曼与五岁的女儿尼基一起在自家的园子里割草。塞利格曼如完成任务一般，认认真真地割，只想快一点干完；而身边的女儿尼基却陶醉其中。天真可爱的尼基，蹦蹦跳跳，时不时欢快的将草撒向天空。

塞利格曼却一本正经地教训了尼基一番。

女儿则向他提出："爸爸，我想和你谈谈。"

"当然可以，尼基"，塞利格曼回答说。

"爸爸，你还记得我五岁生日之前的情况吗？你说我从三岁到五岁经常哭闹着，抱怨着。我对许多事情抱怨，经常说许多人或许多事这里不好，那里不好。但从我五岁生日那天起，我决定不再对任何人和任何事抱怨和哭诉了，不管它们是重要的还是无关紧要的。这是我作出的最困难的决定。"

塞利格曼被女儿的话深深地震撼了！

"女儿尼基的话一直回响在我的耳边，这些话让我感到羞愧和不安，但是却让我清楚地意识到了自己的使命：发起一场积极心理学运动。"

然而五岁的尼基怎会知道，她的几句话，她自身积极的态度，不只改变了父亲塞利格曼的想法，甚至也改变整个心理学。

从此，塞利格曼告别了过去，开始了积极的生活；在他的影响下，心理学，也一扫过去消极心理学的阴影，走向了积极的方向。

桥牌风云人物

塞利格曼在他的著作之一《真正的幸福》中，记录了这样一段真实的经历：

很多年以前，塞利格曼有幸和桥牌大师鲍比·奈尔（Bobby Nail）同队竞技。然而当他见到这位桥牌风云人物的时候才发现，这位桥牌风云人物已经因慢性骨病而造成了严重的残疾，几乎任何行动都需要他人的帮助。

这次的经历让塞里格曼印象非常深刻。然而触动他的，并非是这位桥牌大师的精湛技艺或者严重的残疾，而是这位传奇人物，在几乎是被抱着进出汽车和房间的时候，他所表现出来的那种对别人帮助的欣然接受和发自内心的感激。

"你丝毫感受不到他因为寻求他人的帮助而感到自卑，反而这种帮助让你感到自己的神圣和高大。"

塞里格曼深深地思考鲍比·奈尔所拥有的神奇力量所在。后来他发现，那是一种"被爱"的能力。与爱的能力一样，被爱同样是一种能力。

基本理论篇

在心理学界，"积极"这一概念早在 20 世纪中期就被学者提出，但在当时并没有得到足够的重视。直到 1996 年，担任美国心理学会主席的塞利格曼正式发起声势浩大的积极心理学运动时，"积极"这

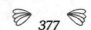

一概念才逐渐得到普遍的认可。

一般来说，在心理学领域中，"积极"有"正向的"和"主动的"等含义。它的范围很广，既包括外显的行为上的积极，也包括内在的心理情绪和态度的积极。

"习得性无助"

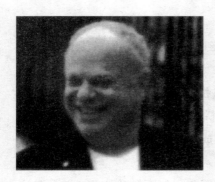

乐观的塞利格曼

1967 年，身为宾夕法尼亚大学学生的塞利格曼，无意中观察到了他的教授和助手所做的条件反射实验中一个特殊的现象。他们原本设想，那些被关在由矮栅栏隔开的笼子的一边并受到过电击的狗，会在听到与电击有关的声音时跃过矮栅栏，跳到笼子的另一边去。然而实验结果并不是这样，狗在听到与电击相关的声音后，没有任何反应，茫然的一动不动的蹲坐在那里，发出悲惨的叫声。

这个现象引发了塞利格曼的思考。他认为，按照条件反射的理论，在一次次的听到声音并受到电击之后，狗显然应该学会了声音和电击这两者之间的联结，理应在听到声音后预感到电击的来临，而越过栅栏。为什么观察到的现象却不是这样呢？塞利格曼认为，在这个一次次的被电击的学习过程中，狗一次次的挣扎，试图逃过电击，却从来不曾成功过。因此在这个学习的过程中，狗不只是学到在这个声音后会有电击的出现，它也学到了无论它怎么挣扎都不能逃脱电击。因此，新的情境下，当声音再一次想起，狗便不再挣扎着试图逃脱，而是黯然接受这种被电击的命运。

这就是塞利格曼提出的"习得性无助"现象。

此后，塞利格曼又和他的同事们一起合作进行了进一步的实验。

他们将狗分成三组，让它们分别经历三种不同的情境。第一组的狗被绑在电椅上接受设定好的电击，无论它们怎样挣扎，电击都不会随便停止。第二组的狗也被绑在电椅上接受电击，而与第一组不同的是，当他们挣扎到一定程度，头碰到两侧特定的位置时，电击就会停止。第三组狗，不作任何处理，仍然保持它们的天性。在经过一段时间的处理后，他将这三组的狗放在被矮栅栏隔开的一个大笼子里，栅栏的高度是狗完全可以跃过去的。他想观察的是，当把狗所在的这一边笼子通电后，狗会不会越过矮栅栏，跳到没有通电的另一边去。

实验结果发现，经过前面处理的第一组的狗没有一只能够成功地越过矮栅栏；而第二组的狗几乎全部成功地跳了过去；第三组中虽然有的狗没有成功跳过去，但大部分都跳了过去。

依据这个现象，塞利格曼对人类作出了推测，认为人类也存在与此类似的情况。之所以有的人存在诸如抑郁等心理问题，也是因为在发展的过程中慢慢积累了"习得性无助"。他们并不是能力有限解决不了问题，而是先入为主地认为自己对现实情况无能为力。也正是这种无可奈何的态度，让他们倾向于不通过主动的努力去解决自己的问题，去改变现阶段的状况。

为了进一步完善这个理论，塞利格曼将自己的理论与罗特（J. B. Rotter）提出的"内外控制点理论"作了很好的整合，提出了"解释风格"理论，即人格可以分为乐观型解释风格和悲观型解释风格。塞利格曼认为，在个体遭遇挫折或者失败等消极事件时，乐观型解释风格的个体倾向于认为，这是由外界环境引起的，是短暂的，特定的，不会泛化；而悲观型解释风格的个体更倾向于认为，这是由自己内在的原因引起的，是永久的，普遍的；相反，在获得成功时，乐观型解释风格的个体往往归结为自身的原因，并且将这种感受泛化到生活的方方面面中去；而悲观型解释风格的个体却认为成功只是偶然的，是由外界环境因素引起的。日积月累，悲观型解释风格的个体更容易出现"习得性无助"的情况，产生抑郁等心理问题。

这一解释风格理论成为积极心理学的人格理论的基石，也成为一种新的心理咨询技术——认知疗法的核心内容。

"学习乐观"

上述实验被收录在霍克（Roger R. Hock）所著的《改变心理学的 40 项研究》中。通过这个实验，塞利格曼不仅得到了"习得性无助"的结果，还作出了关于"学习乐观"的推测。

在积极心理学中，"乐观"主要指个体内心有这样一种坚定的信念：相信正义终究会战胜邪恶，并且对周围环境中的客观事物以及自己所表现出的外显行为能够产生一种积极的体验。

积极心理学家彼得森曾经系统地研究过乐观。他认为，乐观既能够调节当前的行为，也能够对长远的行为起到很好的调节作用。乐观的人通常拥有更好的心境，忍耐力更强，更容易坚持。综合这些心理和行为的特征，乐观的人成功的可能性更大。

塞利格曼进一步认为，乐观虽然受到遗传基因的影响，但后天的学习起着更大的作用。他认为，乐观是一种习得的解释风格。这一思想在他的著作《学习乐观》中作了详细的阐述。他认为，一个人之所以乐观，是因为他学会了把遭遇的挫折或失败、消极的事件和体验归因为外在的、暂时的、特定的和不可泛化的因素。

那么，应该如何学习乐观呢？

塞利格曼指出，个体的解释风格主要受三个方面因素的影响。首先是先天的遗传因素；其次是个体生活的环境，而个体生活环境中他人的解释风格对儿童的解释风格的形成有较大影响，尤其是父母；第三个因素是个体日常生活中获得的体验，尤其是儿童从父母、老师以及其他有亲密接触的成年人那里获得的体验。他还将这个因素细化成两个方面：一是成年人对儿童的思想、行为的评价方式；二是儿童所亲身经历的重大事件。对于乐观的培养，塞利格曼强调通过改变后两个因素的影响，以促进个体的乐观解释风格的形成。

塞利格曼和贾伊克斯等人曾于 90 年代初在美国宾夕法尼亚州进行了为期两年的针对在校中小学生的"宾夕法尼亚预防项目"。这个项目的目的，就在于通过有意识地培养学生的乐观解释风格，来预防学生产生抑郁的问题。它不同于传统的心理治疗，主要内容包含两个方面：第一是帮助这些学生树立积极的信念，主要通过对实际问题的分析来使学生明白积极信念的重要意义；其次是教会他们处理问题的具体行为技巧，其中包括怎么样与人交流，怎么样做决定以及怎么样自我放松等。

从实验结果来看，参与预防的实验组的孩子患抑郁症的人数，只有未参与预防的对照组人数的一半；随后经过对两组中正常儿童进行的测验，他发现，实验组的孩子表现出的抑郁症状也比对照组少得多。这主要是因为，通过训练，学生直观地了解了什么是乐观的方法，更重要的是，他们学会了如何用这些方法和技巧来处理现实中的问题。经过长期的纵向研究，他们发现，这个预防项目一直到这些孩子进入青年期以后还发挥着作用。即使当年参加实验的孩子已经进入了青年期，他们患抑郁症以及出现抑郁症状的概率仍然显著低于对照组。也就是说，他们真正学习到了乐观地处理生活中的应激事件和各种危机的方法与技巧。这个实验结果足以说明，乐观是可以被学习到的。

治疗个案篇

他改变了奥运会

1988 年的奥运会上，几乎所有美国人都对当时的游泳名将马特·比昂迪寄予厚望，大家都认为他会成为马克·德皮兹，在奥运会上大展神威，一举拿下 7 枚金牌。但是，在第一场的 200 米自由泳和第二场的 100 米蝶泳比赛中，比昂迪的表现均不尽如人意，连续两次

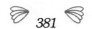

与金牌失之交臂。

随后，体育界的记者们纷纷在各大媒体发表自己的"高见"，认为这两场比赛的失利足以使比昂迪的斗志受挫，大多数国民也都这么随声附和着。

在接下来的几场比赛中，比昂迪却并没有像人们所预料的那样与金牌擦肩而过。相反，他重整旗鼓，一口气夺得剩下的 5 枚金牌！

这样的结果让所有的人瞠目结舌！

唯独只有一个人对比昂迪的辉煌战果毫不吃惊，他就是美国宾夕法尼亚大学的积极心理学家塞利格曼。

原来，在大赛开始前，塞利格曼就对比昂迪作过测试。在测试中，他让比昂迪尽力大展身手。尽管比昂迪表现不错，但塞利格曼却故意让教练告诉他说，他的表现较差。在比昂迪的前两场比赛失利后，塞利格曼让他稍事休息，并告诉了他赛前测试的实情。

结果，在几乎所有人都对连续两局失利的比昂迪表示失望时，比昂迪却奋起直追，连夺 5 金。

虽然这个事例很简单，但从中不难看出，微笑、肯定和鼓舞对人有多大的作用，乐观的情绪和积极的心态对人有多大的作用。这就是塞利格曼一个简单的治疗方法。虽然简单，但是却易行、即时且有效。

这种乐观的思想始终贯穿在塞利格曼的理论和治疗方法之中。积极心理学所推崇的乐观，并不是盲目的乐观，并不是"阿Q精神"，而是要帮助人们在心中树立坚定的信念。其目标是使人们变得乐观，但不否认客观存在的环境或突发的事件。积极心理治疗希望帮助人们达到这样一个目的：在面对挫折和失败时，从积极的角度作出一种合理的解释，争取从挫折和失败中找到原因，吸取经验教训，让自己在挫折和失败中成长，为将来的成功奠定基础。

要实现这个目标，就需要个体心中有乐观的信念。这种精神力量能够帮助人们摒弃消极的影响，让人们即使在挫折和失败中也能够找到前进的方向。这也就是塞利格曼所指出的，好的心理治疗应该遵循培养积极力量和积极品质的原则。

塞利格曼强调，心理治疗的重点应该放在培养个体的积极力量上，而不仅仅是教病人简单地学会暂时性地摆脱问题的办法。只有培养个体的积极的力量，才能从根本上预防个体各种心理疾病的发生。

在所有积极力量的培养上，心理治疗尤其应该注重培养"幸福感"（subjective well-being）、"自我决定"（self-determination）、"乐观情绪"（optimism）和"快乐感"（happiness）。此外，还应该培养个体的勇气、人际交往的能力、爱与被爱的能力、乐观主义精神、诚实正直的品质，对未来充满信心，增强寻找有意义目标的能力、洞察力以及理性思维的能力。

除此之外，心理治疗必须坚持慢慢灌输的原则。心理治疗不能指望像治疗身体疾病那样，药到病除。心理治疗更应该起到改变人的一种行为、一种态度的作用，这是一个慢慢积累的过程。

伟大的贡献篇

没有塞利格曼，就没有积极心理学。

塞利格曼不光大力宣传和倡导积极心理学，还提出了很多推进积极心理学的具体措施。他亲自指导和负责建立了一个新的网站专门用来宣传积极心理学；他拉来了大笔的赞助款以鼓励那些投身于积极心理学事业的杰出的年轻学者。他的不懈努力终于促成了第一次积极心理学高峰会议在美国召开。

塞利格曼第一次提出"积极心理学"的概念是在 1998 年美国心理学会的年度会议上。在他的发言中，他明确提出，心理学发展到 20 世纪末这一很长的时期中存在着两方面问题：一是在解决民族矛盾和宗教冲突上，心理学的介入还远远不够；二是二战以后心理学停留在消极的模式上，着眼于问题，而对注重人的积极品质和积极力量并没有给予足够的重视，这在一定程度上偏离了心理学的主题。心理学的目的不只在于帮助人们解决心理或行为上的问题，更重要的是要帮助人们建立健康的、良好的心理或行为模式，使个体能够解决自身的一些冲突，自己决定自己未来的发展方向。他指出，21世纪的心理学，应该把这两方面的任务作为研究工作的核心内容。

这是心理学历史上第一次提出积极心理学这一概念。但对于当时的心理学界来说，这一概念还非常模糊。随后，越来越多的心理学家进入了这一领域，试图了解正常的人应该怎样在更好的状态下获得本属于自己的幸福。积极心理学的概念也逐渐明朗起来。

谢尔顿和劳拉·金对积极心理学曾给出了一个确切的定义："积极心理学是通过利用目前已比较完善和有效的实验方法以及测量手段，致力于研究人类的潜在的发展力量和美德等积极品质的一个心理学新思潮。"积极心理学不再将研究的重点放在治疗人的精神或心理上的疾病，而是转向人自身的积极力量方面。它主张激发人自身的积极品质和积极力量，让普通人学会用一种积极的心态面对周围的环境和应激事件，使他们都能最大限度地发掘自己的潜力，获得最大限度的幸福，更好地生活。

此后，积极心理学运动在美国掀起了一场狂潮。2001年3月，《美国心理学家》杂志也专门开辟了一个积极心理学研究的专栏。2002年，斯奈德和洛佩兹主编的《积极心理学手册》正式出版，宣告了积极心理学正式形成。此后，积极心理学运动呈现出一派欣欣向荣的景象。一些大有影响力的著作相继出版。目前，积极心理学的影响已然从美国扩展到了很多欧洲国家及澳大利亚、日本等国家，真正成为一场世界性的心理学运动。

格拉塞：给心灵吃"西药"的"现实疗法大师"

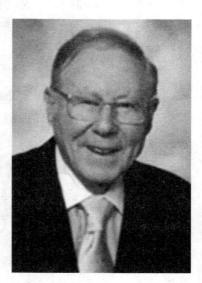

我们虽不能命令自己感到好受些，但我们总能命令自己做得更好些；而做得更好些，就会使我们感到好受些。

——格拉塞

随着全球经济一体化，生活节奏也变得越来越快，各种各样的速食文化开始兴起，"快餐"、"速食"、"闪族"等都似乎暗示着对速度和效率的渴望。在这种趋势下，心理咨询与治疗似乎应该适应这样的变化，没有人再能忍受弗洛伊德的长达几年的治疗，人们需要的似乎更多的是，"医生，请你告诉我，我现在应该怎么办？"正是在这样的背景下，"现实主义"的治疗大师——威廉·格拉塞（William Glasser，1925—）向我们大步走来。

向弗洛伊德挑战的"化学家"

与其他的心理学大家相比，格拉塞的成长道路相对"平坦"。在美国的俄亥俄州克利夫兰受完教育之后，于1953年毕业于凯斯西储大学医学院。他在19岁时获得了化工学士学位，本来他应该成为一名化学工程师，但是当他接触到精神病学时，他很明显地感觉到，这才是自己的兴趣所在。于是，28岁的格拉塞成为一名执业医师。

1956年，格拉塞在凡图拉（Ventura）的女子学校担任心理咨询师，该校是加州处理少年犯的公立机构，格拉塞就在一个州立医院为这些违法的少女作咨询。开始的时候，他采用和这里以前完全不同的咨询方式。他提出改变纪律和教学实践，但是遭到了同事的反对，后来，人们渐渐发现格拉塞的方法对咨询很有帮助。在格拉塞1965年出版的《现实疗法》一书中，他展示了注重优异和责任对这些女孩的作用。他的方法包括个体和群体治疗，以及工作人员训练。他在凡图拉女子学校创造了一种针对吸毒少女的特定的方法，而《现实疗法》的问世，就标志着现实疗法的正式形成和推出。

1957年，格拉塞在洛杉矶退伍兵管理中心和洛杉矶加州大学参与精神病治疗训练。在训练期间，他感到传统的精神分析治疗有很大的局限性，认为精神分析不是教人对自己负责，而是固守过去并因过去而总是指责别人。因此，在《现实疗法》中，格拉塞就对传统的心理治疗的一些基本观念提出了批驳。

心灵的"西药"——"现实主义"

如果说传统的精神分析是细水长流的"中药"的话，那么格拉塞创立的现实疗法就是疗效快速的"西药"，因为传统精神分析强调的是过去的经验对现在的影响，而现实疗法强调的是现在和将来，重视"怎么办"，而不是"为什么"；它反对以医学的或"疾病"的模式来看待人的心理困境，而强调人的自主自立、自己对自己负责这些品质的作用。

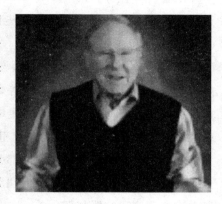

作为现实主义的创始人，格拉塞为心理咨询打开了一个新的视窗。

现实疗法关于人的假设是，每个人都力求较好地控制自己的生活，以达到一种"成功的同一感"（success identity）。在其早期理论中，格拉塞提出了人的两种需要：爱的需要和自我价值感需要。80年代以后，格拉塞提出人有五种基本需要：生存，归属，力量感，乐趣和自由。这些需要都得到很好满足的人，就能体验到成功的同一感。与具有成功的同一感的人形成对照的，是具有"失败的同一感"的人，他们相信没有人爱自己，觉得自己卑微渺小，没有能力做任何有意义的事情。在格拉塞看来，有心理困境、需要咨询的人就是具有"失败的同一感"的人。

现实疗法帮助来访者认清什么是他们真正需要的；认清自己为什么需要这些；辅助他们对自己当前的所作所为进行分析评价，看看现有的行动是否有益、有效、负责任；协助他们选择负责任的行为，制定建设性的行动方案，达到对自己生活的有效控制。格拉塞是这样描述"负责任的行为"的："满足自己的需要，而这样做的时候，其行事方式又不剥夺他人满足需要的可能性。"

　　格拉塞现实疗法的理论是源于控制论。比如，格拉塞用汽车的运作来比喻"综合行为"（total behavior）这个概念。人的综合行为就如同汽车的四个轮子引导车子行驶，这四个要素分别是："行动"（doing），"思考"（thinking），"感受"（feeling），"生理反应"（physiology）。其中，"行动"和"思考"最重要。因为正如汽车的前两个轮子引导着车子的方向一般，要直接将感受与行动或思考分开是困难的，但是，我们几乎都有足够的能力去改变正在进行的行动与思考。格拉塞指出："在现实治疗里，我们的工作重点放在协助当事人去选择或改变他们所能改变的部分，即他们的行动与思考。这并不是说，我们忽视或否定感受及生理反应，而是说我们无法强调任何人都无法直接改变的那些部分。"

　　格拉塞认为，"感到沮丧"，"感到头痛"，"感到生气"或"感到焦虑"等说法，意味着被动与缺乏个人责任感，是不正确的行为方式。正确的说法应该是，将这些困扰想成是综合行为的一部分，并以动词形式来描述，比如，"沮丧着"，"头痛着"，"生气着"，"焦虑着"等。格拉塞认为，是人自己使自己沮丧、生气，而不是因被逼迫而感到沮丧或生气。人们选择沮丧并表现出痛苦的行为，乃因为在当时这些行为是他自认为最佳的行为，采取这些行为通常能得到自己想要得到的东西。"沮丧着"可解释为个体作出的主动选择。"我要表现沮丧"的过程是为了抑制怒气及寻求别人的帮助。格拉塞认为，只要认为自己是沮丧的受害者或不幸已降临在我们身上，我们就无意去寻求较佳的改善。当人们开始告诉自己："我正在选择表现沮丧"，此时他们便倾向于不再表现沮丧。

　　控制论为现实治疗提供了概念性的结构，现实疗法的咨询师正是应用此理论所蕴涵的原理和实践来协助人们进行改变。同时，格拉塞还发展出"积极的嗜好"（positive addiction）观念，作为在生活中培养心理力量的主要来源，常见的做法是跑步与冥想。

功能失衡的"汽车男人"

格拉塞的一个经典案例是关于一名叫梅维的男子。在妻子抛弃他之后，他决定自己要开始"沮丧"，他不去工作，睡不着觉，只想知道怎么做才能挽回太太。他的注意力都专注于妻子身上，却不去了解有哪些方法可以改变他的不幸。由于生活失去平衡，他正努力夺回对生活的控制权。

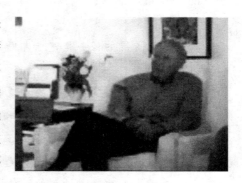

格拉塞试图用"汽车"的运作来解释人的心理机制

从现实疗法的观点来看，梅维正选择使用"沮丧"这个招数，想借此控制太太，做他所愿意的事。对他而言，选择沮丧是他处理此事的最佳方法，他只将焦点放在综合行为中的一个要素，即感到自己很不幸。依据现实疗法的方法，期望当事人去处理其综合行为，不过此时的焦点应放在他正在做什么（即行动）上。经过治疗者的协助，他可选择某些更有效的行动和思考方式。从梅维的情况来看，他较能控制其行动与思考（前两轮），而非其感受与生理反应（后两轮）。如果梅维学会驾驶前两轮而往不同的方向驶去，他就会发现，不愉快的情绪和不舒服的生理反应随即会消失。

"我们是朋友"

格拉塞还首创了"咨询循环"的方法，强调现实治疗由治疗环境和改变行为的特定方法所构成。咨询师和来访者建立互相信任的朋友关系，在咨询的后期，这种关系得到了进一步的强化。治疗环境和行为改变的结合由 8 个阶段组成，格拉塞将之称为"步骤"。这是一种循环的方法，根据咨询环境的不同，这个方法可以加以调整。现实治疗的"步骤"如下：

- 最首要的任务是建立友好的咨询环境，并贯穿整个治疗的过程。
- 要积极探索来访者的希望、需要和知觉。
- 要积极探索来访者的综合行为，特别是行为中"做"的那部分。
- 帮助来访者计划如何改变行为。
- 探索来访者对计划的评价。
- 不接受来访者所谓"计划失败"的借口。
- 治疗师保持中立，不批判、不辩论，也不处罚来访者。
- 治疗师永远不要放弃来访者，所要做的只是不断地支持他。

格拉塞认为，人们行为改变的历程必须具备两个条件：第一，当事人清醒地认识到，自己当前所做的行为无法获得自己想要的东西；第二，认定自己有其他行为可供选择，而且这样的行为更有可能获得自己所想要的东西。

"WDEP"可用来说明现实治疗的操作方法，其中，W = 欲望；D = 方向与目前的行为；E = 评估；P = 规划与承诺。

欲望（探索当事人的欲望、需求与知觉）

"你想要得到什么？"首先，治疗者通过富于技巧性的询问，鼓励当事人确认、界定并重新检查自己希望如何满足其需求。咨询师会探索当事人内在的"意向"，探讨各种可促使其对外在世界的知觉能接近其内在世界的行为方式。

390

下列问题能协助咨询师探索当事人的欲望：

- 假如你已经是一个你想成为的人，那么你是一个怎样的人？
- 假如你已经拥有你所想要的，那它们是什么？
- 如果你的欲望与家人的欲望相一致，你的家庭会怎样？
- 假如你以自己期望的方式生活着，你会做些什么？
- 你似乎无法从生活中获得的东西是什么？
- 什么事情在阻止你作出你想要的改变？

当事人探索其内心世界之后，咨询师就会要求他正视自己目前的行为，以探索其现在所做的一切是否能使他得到自己想要的。

方向与目前的行为

现实治疗法强调当事人的目前的行为，也会探讨对目前行为具有影响力的过去事件。这种对于现在的重视，可从治疗者经常发问"你现在正在做什么"而看出。即使问题有可能源于过去，当事人也必须在现在学习更好的方法去处理，以便得到自己想要的。格拉塞认为，不论当事人过去如何挫败，当事人与治疗者均已无法改变，那么现在唯一能做的，就是协助当事人去做一些能满足其需求的选择。

如果探索过去有助于当事人规划出更好的明天，那么就可以加以讨论。例如，如果有一位成年当事人小时候曾遭受过性虐待，咨询师仍会强调目前问题的解决。唯有在有助于解决目前的问题时，才可探索孩提时的虐待事件。格拉塞对深入探索"幼年时期的事件"的做法持怀疑态度。他认为，咨询师的工作在于引导当事人处理目前的情况，当事人必须学习如何过好目前的生活，而不要去管幼年时期发生了些什么。

现实治疗法着重改变当事人目前的综合行为，而不注重针对态度与感受。此时常问的问题如下：

- 你现在正在做什么？
- 在上一星期里，你实际上做了些什么？
- 在上一星期里，你想要做些什么不同于以往的事？
- 是什么阻止你去做你想要做的事情呢？
- 你明天要做些什么？

评估

现实疗法的重点是要求当事人做如下评估："你目前的行为对于你现在想要的会有合理的机会达到吗？这些行为能引导你走向你想去的地方吗？"咨询师通过有技巧的发问可以协助当事人评估其行为，这些问题包括：

- 你现在正在做的事情，对你是有利还是有弊？
- 你现在所做的正是你想做的吗？
- 你的行为对你有帮助吗？
- 你现在所做的是否违背常规？
- 你想得到的是否切合实际？你能够获得吗？
- 从这样的角度来看事情能帮助你吗？
- 对于通过咨询来改变你的生活，你对行动的决心会承诺至什么程度？

咨询师借着询问当事人的欲望、知觉及综合行为，可以鼓励他作出价值判断。咨询师的责任在于协助当事人检讨其行为的后果，并督促"他们"对自己行为的好坏作判断。如果没有这些自我评价，当事人将不会改变。

要求当事人对其综合行为的各项要素作评价，是现实治疗法的主要任务。当咨询师询问一位沮丧的当事人，这种长期的沮丧行为对自己是否有帮助时，就是在告诉对方，他可以作出其他的选择。当事人应对其综合行为中的行动、思考、感受以及生理反应作评价。

规划与承诺

一旦当事人确定想要改变时，他们通常已准备要去探索各种可能的行为方式，并撰写一个行动计划。在咨询师与当事人共同努力下拟定计划后，当事人必须承诺执行此计划。

咨询中的许多工作包括由咨询师协助当事人澄清哪些特定的途径能够满足自己的欲望。行动计划的拟定与执行，正象征着当事人如何重新控制其生活。这很像是咨询中的教导阶段，也即提供给当事人各种新信息，协助他找出更有效的方法去满足欲望。计划的目的在于使当事人能体验到成功的经验。在整个规划过程中，咨询师要不断地让当事人为自己的选择和行动负责，并提醒他世界上没有人会替他做事或替他过生活。

"拿来主义"

格拉塞在心理咨询与治疗的道路上是持续发展的。从私人执业、宣讲和写作，并最终出版著作20多部。《现实治疗》是他于1965年出版的第一本书，《学校没有失败》发表于1969年，大大扩展了认知、动机和行为的选择理论。《精神病会危害你的心理健康》是为了帮助人们改善他们的心理健康以得到幸福。在2005年，他制作了一本小册子，为确定将心理健康作为一个公共卫生问题提供了一个新的资源。最后，在2007年，《幸福婚姻的八堂课》是他与妻子卡琳（Carleen）合作的，为改善夫妻关系提供了一个重要的学习工具。格拉塞的观点是非传统的，他不相信"精神病"这个概念，除非有大

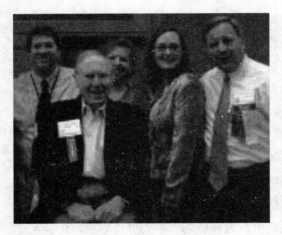

如今，"现实主义"疗法的传播
在世界上遍地开花。

脑的病变。早些时候他就得出结论，人类世世代代都是社会的动物，我们需要和人交流，所有的心理障碍都是由于人们无法与生活中重要的人友好相处而造成的。

1980 年，格拉塞已经开始形成并最终导致他的选择理论的诞生：为何有那么多人在他们的人际关系中感到不快，是因为人不像其他的生物，地球上只有人是被动机所推动的。我们尝试满足他们想要的需求，而外部控制的心理学从字面上看是试图迫使人们做我们希望他们做的事情。最终，格拉塞倡导了选择理论，并用他一生的教学和研究来支持这一理论。

格拉塞的控制论和现实治疗不是很重视实验研究，他更重视实践——在教育和其他机构中实施现实治疗。他认为"一般来说，治疗效果评估不是很有意义了"。在他对管教所的女孩进行治疗后产生了明显的改变，再犯罪率明显减少。在 1970—1990 年间，他有 82 次关于现实治疗的医学演讲，其中有 60% 是关于现实治疗和控制论在教育中的效果，有 15% 是关于犯罪、药物滥用和身体疾病的，其他的则是关于现实治疗的理论和方法在商业和老年心理中的应用。

正如格拉塞的一位同事所评价的那样："现实疗法很容易被形形色色的人士掌握，而不是局限在少数专门受过训练的治疗者手中，它被广泛地应用于学校、监狱、戒毒中心、社区和其他社会服务机构。尤其是在学校咨询和辅导中大受欢迎。事实上，格拉塞在学校咨询中也做了大量工作。他的《人人成功的学校》提供了各种适用于课堂的现实治疗方法。他还创办了'教育工作者训练中心'（ETC）等培训机构，举办讲习班、研讨会传授'人人成功的学校辅导方案'（SWF）。直到现在，格拉塞每年还在美国和海外举办许多个讲习班。"

格拉塞的成长道路虽不算坎坷，但从他身上我们应该看到的是一种不屈服于权威的精神。在治疗过程中，不是将当事人的行为赋予理论的解释，而是真正对行为本身进行思考，这是值得我们中国咨询师们学习的地方。

佩塞施基安：幸福生活
源自我们的内心

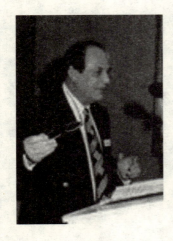

所谓跨文化，就是要集合东、西方文化的智慧，因为每一种文化都有自己的哲学观，这些哲学观里都有一些积极的、精华的东西，那么就应该把每一个文化中的精华用来帮助来访者解决问题。

——佩塞施基安

积极心理治疗的创始人佩塞施基安，从他的游走生活中，传播积极心理治疗的种子，从东方的波斯到西方世界的德国。东方思想的熏陶伴随他成长，度过了美丽单纯的童年和青年；旅居德国的岁月，忽然发现文化冲突对人们生活的影响是如此的强烈，从而开始了他以跨文化为基础的积极心理治疗的研究与传播之路。几十年中他的足迹遍布世界各地，积极心理治疗的种子也撒遍世界的每个角落。

行走中生命精彩迭出

诺斯拉特·佩塞施基安（Nossrat Peseschkian，1933—）出生于现伊朗。早年他曾在德国、瑞士、美国等地接受心理治疗培训，1954年最后定居德国。他经过多年的心理学训练，1969开始在德国威斯巴登开设心理治疗诊所，开创"积极心理治疗"（Positive Psychotherapy）理论，成为积极心理治疗的首创者，为心理治疗开辟了另一条从健康者角度看待心理治疗的有效途径。其间，结合科学的研究和多年的治疗实践，他把积极心理治疗推上了世界心理治疗的舞台，成为一支不可忽视的力量，广为心理学界所推崇，并创立积极心理学协会，现为"世界积极心理治疗协会"的主席。

作为一名国际大师，他曾去过65个国家讲学，在其中的21个国家建立了积极心理治疗中心。他的12种著作被译为22种文字（包括中文），其中《冒险一试的勇气——用于积极心理治疗的东方故事》一书多次再版（在德国再版了25次），深受心理学家与普通读者的欢迎。他与中国有着不解之缘，由于生在东方，他对东方文化有着特殊的和深刻的理解。他把东西方文化和心理学知识结合起来，使其积极心理治疗独具魅力。

当诠释了丑的反面之后——积极心理学的革命

据说，苏格拉底请求一位著名的诗人谈论美，但令人大吃一惊的是，这位诗人并未谈论美，相反在那里大谈美的反面即丑。于是苏格拉底问这位诗人，他为什么这么歌颂美，却又并不谈论美。诗人回答说，"我描述了什么是丑，那么凡不属于丑的便都是美。"

心理学从弗洛伊德以来，大多专注于心理的障碍、病态、消极方面的研究及治疗。这样的心理学，实际上是一种"消极心理学"。消极心理学作为长久以来心理学的主要方面有着不可忽视的意义。消极心理学只看到心理的问题、外部世界中的不良事件和那些恶劣的环境，把心理学定位于消除人们心理和社会上的各种问题；期望问题在被消除的同时，能使人们自然而然地体验到快乐，促使社会进步和繁荣。在消极心理学看来，消极的社会动机是真实的，放之四海而皆准，而积极的社会动机则是人们的偶然为之。这在一定程度上，丑化了人性。事实上，世间所有事物都有它的两面性——积极和消极，我们在思索消极方面、以此为鉴而采取措施的时候，同时也要看到它的积极意义。

"积极"的意义，对于我们这个社会有着巨大的重要性。心理学从本质上说，是一种社会性的、历史性的实在，帮助人类获得幸福是当代心理学最迫切的任务。积极心理学也就应运而生。"积极"（positive）一词最先在 1958 年被提出。当时，美国心理学界出现了一个心理学运动，其中包含两个概念：初级预防和增进幸福。随着人们对积极问题的关注，20 世纪 90 年代后期，积极心理学运动正式兴起，积极这一概念才逐渐在心理学界得到了明确的界定。

积极是人类固有的一种天性，但并不是在任何情况下都能自发地表现出来。积极心理学充分体现了以人为本的思想，它的使命就是为了充分发挥人们的潜力，并得到幸福的生活，真正地体现博爱和人的积极品质。人的积极的品质不仅是作为克服缺点的手段，而是作为健全的人格去重视、去培养。积极心理学家汉弗莱斯（Tony Humphreys）在 2002 年说，"经常被冠以消极的思想、态度、行为、感情和疾病，实际上起到了保护你的一种积极作用，防止你的感情和社会生活受到威胁。与其设法立即丢掉所谓的消极行为，还不如先鼓励自己抓住它们"。我们应该积极地采取行动，让我们自身的积极品质和积极力量（如爱心、胜任、爱美性、乐观、勇气、工作热情、对未来充满希望等）大放光亮，同时也是预防心理问题产生的最好工具。

　　我们与其花大气力去探寻不幸的各不相同，还不如先想想幸福的普遍相似性，也许对我们更有启发。同情、理解、宽容、利他、乐观、坚持等，这些都是幸福具备的普遍共性，同时也是每一个人都具有的积极力量和积极品质。我们为何不把研究这些积极力量当作是帮助人们获得幸福的有效途径呢？如果我们只是一味地研究生活中的各种不幸，那我们面临的任务也许就是成千上万；而如果我们反过来研究幸福，那人类面临的任务就会轻松许多。

　　正因如此，积极心理学以它特有的优势得到相当多的关注，同时，以佩塞施基安为代表的积极心理治疗，也乘着这股积极心理学的潮流跨过重重障碍，在先前成果的基础上，进入了一个更高的平台。

走近你健康的心理世界
——积极心理治疗的理论与应用

　　人们不应该将旧习惯一下子扫地出门，而应该把它当作可爱的客人送到门外。——东方格言

　　积极心理治疗中的"积极"一词，强调治疗并非首先以消除病人身上的紊乱为主，而是努力激发起他身上的某种能力或潜能。它强调疾病—文化—家庭—教育与心理治疗的连续性，不是简单地把心理治疗看成孤立的治疗形式，而是置于三项活动的密切关联之中，即以"关系人"为核心的教育，以"来访者"为核心的自助，以"治疗师"为核心的治疗。

　　积极心理治疗强调"关系人"作为环境因素的重要影响意义，以及来访者自身的潜能充分发挥下的自助，同时也体现了前人关于心理疾病的"无病变原则"。弗洛伊德曾说过，"只有研究了不正常的东西，才能试着弄明白正常的东西"。这也体现了一种悠久的传统——"人们是通过疾病才获得健康感的"。这其实也是当今社会中人们所遵循的生活方式：放弃健康而追求物质的满足，却没有时间去享受物质富足所带来的生活质量的提高，精神世界空虚、孤独，怀疑人生的意义。只有当深入体会到这种空虚的生活方式之后，才会重新选择别的生活方式，这体现了东方的一句名言："吃一堑，长一智"。但是，我们为什么不在一开始的时候就选择一种健康的生活方式，从而放弃那些曾经经历的痛苦？这正是积极心理学、积极心理治疗所要探讨的首要问题所在。

为了回答这个问题，佩塞施基安深入地对 18 种不同的文化概念作了比较研究，并将各种文化中的普遍性因素加以整合，进而提出了在治疗中的希望性、平衡性和整体性原则。这些原则都旨在强调，不要与来访者的观念直接发生冲突，心理治疗师可以运用东西方的寓言和故事作为治疗者与来访者之间的媒介，启发患者运用直觉和想象，对个人的潜能重新评估，重新树立信心，调整心态，使来访者最终主动放弃自己的片面观念，找回心中那些曾经失去的积极的心理素质，从而战胜心理疾病或困扰。

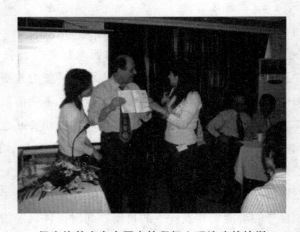

佩塞施基安在中国主持积极心理治疗的培训

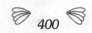

佩塞施基安的积极心理治疗强调跨文化的研究，正如他在第五次访华时，针对积极心理治疗的跨文化的意义说道："正如萧伯纳所说，两个人各有一个苹果，互相交换之后，每个人仍只有一个苹果；可是，如果这两个人各有一个主意，互相交换以后，每个人将会有两个主意。没有一种文化系统是完美无缺的，不同文化系统有着不同的行为标准（饮食习惯、睡眠习惯、家庭传统、风俗礼仪等），所以各个文化系统之间应该相互学习、相互理解。"

佩塞施基安的理论是在西方的德国成熟起来的，但是承载这些果实的大树却植根在东方的伊朗，那是他出生和度过青年时代的故乡。从东方游历到西方，他接触过许多种心理治疗方法，但每一种都各执一词。所以他一直在寻找一种普遍的跨文化模式。将东方传统的智慧、直觉思维与西方新的心理治疗方法结合起来，并对东方人和西方人具有同样的意义。

由于佩塞施基安自身的经历，跨文化的意义就如一根红丝带贯穿于整个积极心理治疗。在此基础上，他形成了"以冲突为中心"的治疗体系，主要包括三方面的内容：积极的概念、冲突的内容和五个阶段的整合治疗。

"积极"的概念

一种行为、一种疾病或一种症状，从不同的文化观点来评估，就会得出不同的含义；从相互作用的观点看，一个人看待事物的标准会有某种偏见，并阻碍了他与别人的交往。积极心理治疗不是去解释那些奇怪的行为本身，而是要寻找为什么会使这些行为看起来那么令人奇怪的深层原因。这就意味着，我们要把其他文化的观点、概念和内涵运用到我们的心理治疗系统之中，既看到当事者紊乱的一面，又看到他积极的潜能的一面。下面的例子可以准确说明不同的视角看问题的积极意义：

	传统解释	积极解释
性欲缺乏	无法达到性快感	不能以身委人
抑　郁	被动的情绪低落	能对冲突作出深刻的情绪反应
懒　惰	没志气、不勤奋、性格软弱	能避免争强好胜
怕独处	跟自己都处不来	说明要求与他人相处
神经性呕吐	食欲缺乏、青春期过分地追求苗条	能约束自己；能用饥饿摆脱女性角色；能分担世界饥荒

这些重新评估的"积极解释",开辟了新的治疗途径,既能使治疗者易于接纳当事人,又能使当事人更易于处理那些与疾病有关、而又未曾暴露的心理问题。

冲突的内容

佩塞施基安认为,人均具有两种基本的能力:一种能力是基于对现实社会的认识而塑造成的守时、有序、整洁、礼貌、诚实、节俭等能力,这是社会对人的客观要求而塑造成的人的社会性格;第二种能力是指,爱的能力由于个人性格的差异而派生出不同的诸如耐心、交往、信心、信任、希望、信仰、怀疑、确定、团结等能力,这是个人性格在行为上的差异。我们每个人都出生、成长在不同的国家、不同的城市、不同的家庭,我们每个人所受的教育、文化的熏陶也都不完全一样,这势必造成了人与人之间的差异。有差异就有矛盾,就有冲突。

佩塞施基安研究了不同文化背景下个人心理与现实的冲突,并把这些冲突归纳为四个领域,当我们感到烦恼不安、压力沉重、被人误解或生活紧张而没有意思之时,就会以如下四种方式表达出来,它们都与我们的认知的四种方式相联系:

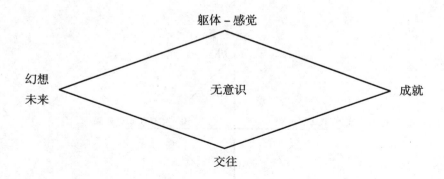

1.　"躯体－感觉"

即以心身疾病的方式来反映冲突。小而持续的应激会造成身体上的伤害，生病是解决冲突的一个方法。它在一定程度上是一种逃避，是对过度的精神压力的一种缓解，此时会对自己放松要求，以缓解压力事件。

2.　"成就"

与个体的"自我"概念相结合，逃避到工作中，希望获得成就，也可能通过逃避成就而获得放松。重视成就的人，对生活中的其他矛盾冲突容易淡化；又比如，许多对家庭、婚姻不如意的人，解决问题的方式就是埋头工作。

3.　"交往"

在与家庭成员、情侣及社会群体的交往中获得良好的心境，淡化其他矛盾冲突。比如利用度假来消解工作中的不顺利。

4.　"幻想未来"

直觉和幻想可以超越现实，能够包罗生活中的一切事物，对遥远的将来想入非非，从幻想中谋求冲突的解决。例如面对自己喜欢而不能得到的衣服，可以想象那衣服穿在自己身上时的美丽情景。

按照佩塞施基安的观点，这四个方面如果正常发展，没有什么冲突、矛盾或解决了冲突时，则呈现出一个标准的平衡的四边形。如下图：

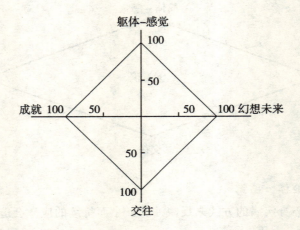

反之，如果哪一方面过于发达，或过于萎缩，都会引起病态性行为。比如西方人过于偏重身体和成就，缺少丰富的想象力，缺少对未来的思考。图形则变为不平衡的偏态。如下图：

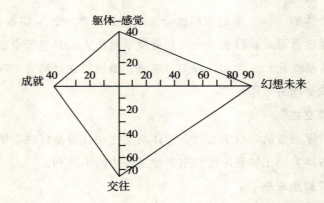

而东方人提倡集体主义文化，具有丰富的想象力，比如《西游记》、《聊斋》、《牡丹亭》等都是中国人想象力的代表作；但东方人对身体的关注表现在吃上（"吃在中国"已是世界公认），并缺少对成就的孜孜以求，所以图形也就呈现出另一种不平衡的偏态形。如下图：

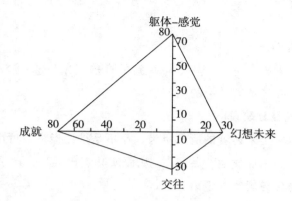

　　以上只是一个大致的勾勒。对于每个人来说，都可以以自己的方式去体验世界，每个人都可以画出一张属于自己的心理状态的四边形。如果此四边形是平衡的，那就意味着此人心理健康；反之，则为不健康。心理治疗师就是根据每个人不同的四边形，了解到当事人的基本紊乱的方面，并给予对症治疗。而这些紊乱的方面，恰恰是我们在器官医学的诊治中通常看不到的。

　　积极心理治疗强调跨文化的沟通，强调文化和阶层的平等。不论来访者属于哪个社会阶层，哪种文化群体，他们在治疗师面前都能够明白地表达自己，说出心中的困惑与挣扎，得到治疗师的倾听与理解。来访者不仅在社会身份上得到平等的待遇，而且突出来访者健康的能力，从而启动来访者身上固有的自疗能力——病人不只是疾病的忍受者，同时也是自疗者。这使得来访者对自己疾病的控制感增强，从而对自己命运的掌控感得到强化，最终从"他救"完全转化为"自救"。

积极心理治疗的五个阶段

1. 观察/保持距离阶段

以深切的关注倾听来访者描述症状，并用跨文化的例子和哲学给予积极的解释（例如，可以把抑郁解释为"能对冲突做出深刻的情绪反应"）。

2. 调查阶段

请来访者讲一讲5—10年间碰到了哪些印象最深的5—10件事，从而探索和弄清他的冲突的内容。

3. 处境鼓励阶段

积极地肯定来访者的所作所为，而不是批评指责。可用讲东方哲理故事的方法来启发他"顿悟"，从而使其走出误区，改变观念，改变习惯，缩短与现实的距离。

4. 语言表达阶段

请来访者说一说，还有哪些问题需要解决；在今后的5—6周内，能够再解决哪些问题。以此启发来访者的主观能动性，挖掘其潜能。

5. 扩大目标阶段

这是积极心理治疗的最后步骤。使来访者扩大视野，站在更高的层次上，为自己今后的健康、职业、家庭、社会多做一些有益的事情，扩大自己的平衡四边形。

佩塞施基安开创了积极心理治疗的先河，以跨文化为背景对心理治疗进行了扩展，从积极的角度看待心理治疗，使心理治疗从消极和病态中走出来，并于实践中卓有成效地总结出影响人们心理的各种因素。

后现代主义咨询与治疗大师

福柯：探寻"终极意义"上的
心理咨询与治疗

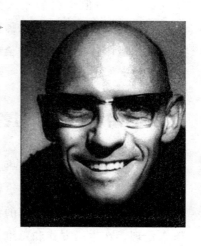

我是人人，我是无人。我是别人，
　我是他而不自觉，我曾见过
另一个梦——我的醒。他评判着
　他栖身局外而微笑着。
　　　　——博尔赫斯：《梦》

　　对于心理系的许多学生来说，米歇尔·福柯（Michel Foucault，
1926—1984）并不是一个熟悉的名称，学院派心理学的教科书上也
几乎看不到他的名字，但他是法国 20 世纪下半叶最重要的哲学家和
思想家之一，是后现代思潮的主要代表之一，也是一位魅力独特的心
理学家。他的著作就像"心理学"大海中孤立的岛屿，而我们的文
化就镶嵌在这片海洋之中。如果我们能更全面地关注人类的构思方式
以及他们行为的解释方式，就会找到大量福柯影响的痕迹。事实上，

他的研究几乎涵盖了哲学、心理学、历史学、语言学、文学等各个领域。福柯不仅是位当之无愧的真正的学者，更是一位不惜用整个生命来探索人类迷宫的先行者，无论他的著作还是个人生活，都在不断地突破现有的界限。一言以蔽之，福柯正是一位颠覆传统界限的理论大师。

尽管福柯自己没有从事过心理咨询的具体实践，但他的思想和理论对心理学、对当今的咨询界尤其是后现代心理咨询流派产生了深远的影响。福柯在世时已经声名远播，饱受赞誉，被称为"20世纪法兰西的尼采"，但也引起了激烈的争议，被一些人攻击为虚无主义者。这位备受争议的理论大师，终其一生都在探索自身扩及人类的界限，追求极限体验，而他的全部著作在某种程度上也都是他的个人体验的产物。

少时阴影——面对着荒凉的世界与残酷的真相

1926年10月15日，福柯出生在法国维埃纳省省会普瓦提埃的一个医生世家。在普瓦提埃这样一座古老安谧的小城市，充斥着沉闷的市民资产阶级氛围，福柯的家庭便是其中的典型，浸透着种种资产阶级伦理，在生活方式和思维方式上都是循规蹈矩、墨守成规的。福柯排行第二，有一姐一弟，一家人过着衣食无忧的小资生活。在如此安谧保守的环境中，福柯却形成了极为反叛的性格。

我们有理由困惑：命运为何物，福柯的命运是什么？他为什么会向传统的价值观发起挑战，为什么会对癫狂、犯罪和性甚至S/M虐恋亚文化有着浓厚的兴趣？是因为他与生俱来的孤僻怪异的性格吗？是由于他的童年有些什么不同寻常的经历吗？

在福柯小时候的一张与同学们的合影照片中，我们看到：这位未来的思想家孤零零地站在一边，眉头紧锁，似乎在深思什么，眼神中满是与这个世界格格不入的不解和不屈，仿佛他看见的是一个无比荒凉的世界，仿佛面对着残酷的真相，他无法停止思考，也不能卸下拯救人类的使命，他仿佛看到了整个人类的命运都被绑在西弗里斯的巨石上，而人，只不过是生活在虚拟中的幻觉。

普瓦提埃小镇上有个神秘庭院，里面常年囚禁着一个疯女人，她出生于富人家庭，25 岁时偷尝禁果怀孕，孩子出生后被溺死。家人为了掩盖丑闻，宣布她"精神失常"，先后把她送进医院和修道院，最后将她关在这间悬挂草帘的黑屋子里。此事后来被曝光并在当地广为流传。还是小男孩的福柯常常路过这个庭院，每当看到依然悬挂着的草帘，他就会不由自主地想象那恐怖的场景。

儿时的福柯确实是个孤僻的孩子，没有什么人能走进他的内心世界，他的内心如同深海般看似平静实则波澜频生。他自视甚高，好斗易怒，常常令人摸不着头脑，或许都是因为内心深处的需求没有得到满足吧。他对母亲充满了依恋，包括姐姐，也是他的依恋对象，而父亲，却是他所讨厌甚至仇视的。

从精神分析的理论来看，在福柯身上体现了典型的伊底普斯情结，他对母亲始终保持着尊重和依恋的情感，对父亲却怨恨且叛逆，父子关系一直很紧张。福柯在自己的名字中将父名"保罗"砍去，从此变成简单的米歇尔·福柯，似乎是他表达抗争的一个小小预告。

就是这个讨厌的父亲，希望子承父业成为收入颇丰又受人尊崇的医生，然而福柯志不在此，后来父亲只好把这个期望转移到小儿子身上；就是这个讨厌的父亲，为了培养儿子的勇气，把他带进普瓦提埃的医院的手术室让他旁观鲜血淋漓的截肢手术过程，令幼小的福柯惊骇不已，从此在福柯心灵上投下了第一道浓重的阴影；就是这个讨厌的父亲，虽有才华却专横无礼，总是一副颐指气使的派头，显示父亲的权威，令福柯有种透不过气的压迫感。于是，反抗的幼芽自小就在福柯的内心深处扎根了。

14 岁时，福柯遭受了人生第一次重大挫折。他一直是个好学生，

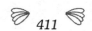

各科成绩总是名列前茅。但由于德国入侵法国，班上突然来了一些随父母从巴黎逃难来的犹太学生，这些插班生成绩优异，趾高气扬，由于他们的插入，福柯的名次顿时下降。因此福柯对这些犹太学生恨之入骨，在心里悄悄咒骂他们。然而时隔不久，他就看到这些孩子神情沮丧地被押送进集中营。当时的法西斯主义和二战的恐怖给福柯留下了深刻印象，他从中看到了一种大众集体的暴力，而在他看来，法西斯主义的深刻根源在于人的无意识的权力意志。

少年时代的福柯似乎像查拉图斯特拉一样忍受着一种强烈而高傲的孤独之苦。他后来对这一时期的回忆几乎都是阴暗的：保守、压抑、威胁、恐怖。这种体验不仅塑造了他的人格，也影响着他未来的思考和研究的走向。

学术生涯——知识不过是人类惯有的自欺

福柯自小聪慧过人，不到 4 岁就被送进普瓦提埃亨利四世公立中学的小学部，6 岁起正式上学。1942 年，福柯以优异成绩进入了哲学预备班，次年顺利通过了毕业会考，将目标瞄准了巴黎高等师范学校，那是教师和哲学家的摇篮，20 世纪法国思想史上许多有影响的人物都毕业于这所院校，如柏格森、萨特、梅洛·庞蒂、列维·斯特劳斯、迪梅·齐尔、康吉兰、伊波利特等。

在预备班学习期间，福柯对哲学产生了浓厚的兴趣。他学习极其刻苦，几乎总在读书。他后来曾谈到经常重复的一个噩梦，在梦中他眼前摆着一本读不懂的书，他装作在读书，然后书上的文字忽然模糊成一片，根本读不成了。这时，他从一种异样的紧张恐惧中惊醒过来。对无知的恐惧、对知识权力的无形崇拜，令福柯终其一生都求知若渴，仿佛只有埋首于书海与文献资料中、凭借渊博的学识和艰苦的研究搞清庞大的知识权力体系如何操纵人，他才感到安全。

　　1946年福柯以第四名的优异成绩考入世界名校——巴黎高等师范学校，学习哲学和心理学，1949年获心理学学士学位并获得巴黎心理学研究院文凭。福柯性格孤僻乖张，在高师期间他变得更加孤僻、脾气暴躁，动辄就与同学吵架，激烈嘲讽不喜欢的同学。自然地，他很快就成为大家公认的"不受欢迎的人"。

　　但是所有的同学都承认，福柯是一个学习狂。他的文化素养之高、学习能力之强、涉猎范围之广，在同学中是有口皆碑的。毋庸置疑，这段埋头书海的求学生涯牢牢地奠定了福柯的学术基础，从此他便踏上了看似传统却又不同凡响的学术研究之路。

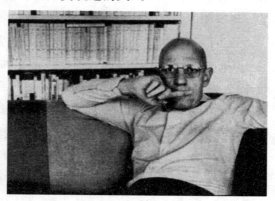

福柯在书房中

　　从1952年起，福柯一直在不同的高校讲授心理学或哲学。经过国外几年的撰写，福柯于1960年完成长达943页的博士论文《疯癫与非理性》。不久，这篇论文获得当时颁发给哲学学科的最高奖励——"铜奖"。福柯的头衔也随之升为教授。这一年，福柯才35岁。

　　福柯在世时的名望随着一部又一部引人注目的学术著作的出现而不断攀升，后来更是众人瞩目，尽管他很厌烦无谓的崇拜，极力保持低调，人们却热切期望他替代萨特成为"哲学王"。在巴黎时，他常常被狂热的崇拜者围住；演讲时不得不动用警察来维持秩序，因为教室内人满为患，听讲者已经挤满了走廊；即使在美国他也是一位受到众多青年学子追捧的"学术明星"；而福柯死后，据说有五万人参加了他的葬礼。

酒神狂想——在伟大的尼采式探求的太阳照耀下

福柯天性中有着永不止息的好奇心与探索精神，他研究哲学、历史、心理学、医学，也研究不同时期的文学作品，凡是他感兴趣的、能够解答他的疑问或有助于此的知识，他都会涉猎。

通过海德格尔，福柯接触了尼采哲学，尼采对他的重大影响贯穿其一生的思想。有一段时间，福柯沉迷于阅读尼采的《不合时宜的思考》，并从中确立了毕生研究和思考的主题，找到了"在伟大的尼采式探求的太阳照耀下"去研究西方思想史的切入点和突破口。尼采的出现仿佛一道曙光！照亮了他的研究进程。他开始清晰地感受到自身思想的走向，显然，他继承了尼采对理性的批判，并要继续担负起重估价值的使命。尼采提出的酒神精神，也是福柯所赞赏备至并努力遵循的。

尼采曾宣称上帝死了，在西方文化界掀起轩然大波，后来福柯终于再次发出震耳欲聋的断语：人，也死了！他指出人这张面孔，会像沙滩上的沙砾一般，被轻轻抹去。在西方社会，越来越庞大的理性体系造成了令现代人不堪承受的生命负荷，非理性因素在被压制、被掩藏中看似越来越微弱，然而并没有熄灭！福柯要做的就是将火种煽起，燃烧起一片大火，烧毁理性机制的框框，烧毁人们缺少觉知的、麻木不仁的生活。

说到他所研究探讨的领域，不能不提到他为世人周知的性取向，他是同性恋，并且迷恋 S/M 虐恋亚文化。显然，他与众不同的性取向一定会使他格外关注性这个主题，如同疯癫、犯罪等主题，这同样是一个充满界限和权力机制的领域。私下里，他并非过着只与书斋打交道的苦行僧生活，而是充满激情，有着众多秘而不宣的同性情人，包括后来一直陪伴他并对他影响至深的恋人德费尔。

由于上述种种原因，福柯对精神病学、心理学和性错乱问题很感

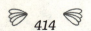

兴趣，他喜欢阅读萨德、巴塔耶和布朗肖等作家的作品，对反常行为乃至癫狂尤为关注。福柯发现，从 17 世纪开始，西方社会有某类排斥体系在大肆排斥被西方文化所驱逐的"反常的"东西，其中主要是疯癫、反常的性、怪诞的性。福柯之所以对荷尔德林、萨德、马拉美、雷蒙鲁塞尔津津乐道，是因为自 17 世纪以来就被撇在一边的癫狂世界突然在他们的文学作品中涌现出来了。非理性因素在这一阶段历史的突然现身，唤起了福柯研究疯癫与精神病的浓烈兴趣。

疯癫之秘——穿梭在非理性暴雨的密林中

福柯关于心理学、疯癫与精神病方面最受关注的作品，便是《疯癫与非理性》（1972 年再版时改名为《疯癫与文明——古典时代的疯癫史》）。这部书不但哲学思考鞭辟入里，发人深省；分析论证技巧独特，令人耳目一新；并且文字华丽，意象鲜明，语言凝练优美，深刻奥妙而又形象生动，可称得上是一部才华横溢、学术性与文学性交融的作品。

该书从哲学高度梳理了理性与非理性、理性与疯癫之间的区分在整个 17 世纪得以出现的历史条件，对癫狂经验作了历史理解，从而检验了心理学和精神病学在 18 世纪末产生和发展的可能性条件。福柯在书中提出了一种全新的智力活动，即：融合历史和哲学的分析来揭示人类心理学的根本方面。

同现代精神病学的观点相反，福柯认为，疯癫不是一种自然疾病，而是一种知识建构、文化建构，而弗洛伊德不过是第一个极其严肃地承认医生与病人这种结合关系的人，第一个严格遵从其发展后果的人。精神分析一方面消解了疯人院的各种观察、缄默、监视结构，另一方面开发了医务人员的魔法师能力，用被观察者的无休止独白，即无回应的语言结构，加倍扩大了观察者的单向观察结构。医生同病人的关系变成了一种绝对的观察，一种纯粹而谨慎的缄默，一位在审判时不用语言进行赏罚的法官。尽管精神分析能够消除某些形式的疯癫，但它始终不能理解非理性的活动。对于非理性活动的本质，它既不能给予解放，也不能加以转述，更不能给予明确的解释。这样，作为"精神疾病"的疯癫完全被所谓的"现代医学科学"所控制与支配。

在福柯看来，"疯子"并没有失去人的本质或基本的人的天性。他们恰恰构成了人的基线、人的本真；变成真理、正义、直言和诚实的化身，构成一种对社会现实、伦理道德、科学文化的激烈否定和有力批判。事实上，由于他们作为一切事物的发端和归宿，与事物具有一种更直接、更紧密的认知和实践关系，往往会比一般常人更直白地"向恋人谈论爱情，向年轻人讲生活的真理，向高傲者和说谎者讲中庸之道"。因此，他们也往往会比"理性更接近于幸福和真理，比理性更接近于理性"。因某些独特的幻想和野性的冲动而躁动不安，并非不道德。这类极限体验应被视作一种方法，借助它可望重新找到一条进路，来探索人的被幽闭的狄俄尼索斯要素。

隐秘之死——以有限的生命抵达无限的虚空

福柯的死颇具悬念。

他死得很突然。那是 1984 年，福柯正年富力强，处于才能的巅峰期，然而 6 月初就已在他的巴黎公寓里一病不起了，可是人们却盛传他在复原。不久就传来了福柯的死讯。

在生命接近尾声时，福柯曾为"每个人的自杀权利"作了辩护。他认为，死亡是体验一种绝对单纯的快感的无形之形，一种无限的快乐，它的坚韧不拔的准备过程，既无片刻的停顿也无预先的决定，将照亮人们的全部生命。通观福柯的生活道路，他不是在开玩笑。他曾试图自杀，曾随瓦德（美国历史学家）驱车前往死亡谷体验迷幻药，也曾在旧金山的同性恋社区融入疯狂的虐恋人群。他像波德莱尔一样，过着放纵的色情生活，无限制地考验着他"跨越每一条特定界限"的自由。

死亡及其意义，是纠缠了福柯一辈子的谜念之一。福柯领悟到"死亡是梦的绝对意义"，"存在"在死亡这种梦中获得有关自身的最根本的东西。这位哲学家把死亡看作一个人可以得到的唯一的特赦形式。他套用人们在赞美殉难的耶稣时所用的语式，称赞"为自己的色情活动殉身的人"所显示的，不是天国上帝永恒的荣耀，而是"人的抒情诗般的内核，他的隐形的真实，他的可见的奥秘"。他就像博尔赫斯小说中的某个虚构人物一样，预先评论过他自己的死所包含的意义。这就足以说明，为什么福柯每一部作品都那样惊世骇俗。他曾经说过，一个作家的私生活，他的性爱偏好，与他的工作是相互关联的，因为工作既包含了著作，又包含了整个的生活。

福柯死后谣言蜂起，人们盛传他可能死于艾滋病。人们有理由怀疑，福柯生命的最后时期在旧金山同性恋社区的 S/M 狂欢，是不是感染上了这种该死的传染病。或许，他是在用自己的生命实践"对一切可能性开放"的箴言？

对这位毕生探求生命的人来说，同性性欲正是他生命的一部分，既是他生活的巨大障碍，又是他从事研究的巨大推动力。他把自己作为性欲探索的试验品推向思想的极限，以求在更深层次上解释一切由性或性欲引起的种种关系，获得一个原原本本的自我，而这个原原本本的自我就是真理的一种表现形式。探索这种同死亡奇特地纠缠在一起的体验，即使需要花费毕生精力，用生命来换取，福柯也在所不惜。这是一种怎样隐秘而可怕的力量啊！

生存美学——人，究竟可以成为什么

生命偶然，人生短暂，究竟应当怎样度过一生，这是每一个有灵魂的人在人生的某一时刻必定会思考的问题，也是心理咨询师启发人们过健康美好生活的落脚点。福柯的人格魅力之一就在于他极力倡导并一生不懈实践的"生存美学"，尤其晚年他的关注点落在了"关切自身"上。

从艺术的角度来看，福柯的一生洁净高雅，我行我素，超凡脱俗，如同古时的瓷器般美不胜收、独一无二，却又脆弱得令人不忍触碰。对于生活，福柯充满审美的热情，他力图使自己的生活具有美的形式和美的内容，不仅使自己的生活成为一件美不胜收的艺术品，也倡导人们将他们的生活塑造成艺术品。

福柯认为，人的"自我"是被发明出来的，而不是被发现出来的。他最痛恨按照规范生活，他热爱自由，以自己的方式生活，像古代雅典的狄奥奇尼斯一样自由自在，傲世轻物。他提出的"生存美学"所关注的正是我们自身，关注的是我们自身如何通过自我教育、自我实践、自我完善来创造自己的新生活。而心理学作为研究人的学科，最终目的也是为了让人更好地生活。那么福柯强调"关怀自身"的生存美学必然会对心理学产生重大影响，这些问题也正是心理学家们尤其心理咨询师所应思考及探询的。

颠覆存在——探寻终极意义上的心理咨询与治疗

福柯的思想为心理学及心理咨询提出了一种元理论，其考古学和谱系学方法对当代心理学的研究具有重要的方法论意义。福柯认为，"认识型"并不是"现实的"自然现象，而是一种现代文化的产物，比如"疯狂"、"异常"等等。他提醒我们，不应在肯定某些方面的同时排斥和压抑另一些方面，应该罢黜现代话语的霸权，还"疯狂"、"异常"等这些话语应有的权力。比如，社会建构论心理学就已经运用类似的方法来研究心理失调，结果表明：所谓的心理失调是随着30年代心理治疗和心理学的出现而出现的，也是一种现代文化建构的产物。福柯的这两大方法作为一种质的研究方法，与实证主义方法有着很大区别，这也值得以实证主义为基础的现代心理学借鉴。

福柯在对精神病治疗、疯癫等的研究过程中发现，人们通常会采用正常/不正常、理性/疯癫、健康/不健康等二元对立的分类法，而其实这种分类是极其不公平的。他对"人"的批判也表明，人只是"社会建构"的一个产物，并进而提出"人之死"，这对当代心理学来说更是一个大的冲击，这些都从理论和实践上影响了心理治疗。他的这种对"主体性"的批判，让我们重新思考"人"这一概念，如何界定人的"正常"与"异常"，以及人与人之间的关系等。

福柯的思想深刻地影响了当代心理咨询与治疗，尤其是叙事治疗。近年来，把福柯的观点融入心理治疗中的研究日益增多。基兰（Elizabeth King Keenan）把福柯的"规训权力"与"反抗"运用到了跨文化心理治疗中。麦克怀特把福柯的知识和权力的论述运用到叙事治疗中，创造出了一种故事形式的治疗方法。贝斯利（A. C. Tian Besley）探讨了福柯与叙事治疗这一转向的关系，并研究了福柯关于忏悔的自我的谱系学研究在心理治疗中的作用。埃德沃兹（Richard G. Edwards）在咨询中采用话语的立场，洛克（Andrew Lock）在叙事治疗中采用福柯的观点来研究厌食症或易恶症，等等。

作为现时代的心理咨询师和心理学家，更应该循着福柯走过的道路去探查人性的本源，探查人通过心理咨询究竟能够向何种可能性开放，该如何判断是否是"精神病"，怎样才能为病人提供最好的治疗，而不是仅仅根据主流的标准来判定，或仅仅局限于某个具体的咨询技术和基于二分法的传统观念对来访者作片面诊断。

让我们缅怀并铭记这位特立独行的思想大师，他以其探求真理的精神和不朽的著作，在哲思的天空留下了自己的独特光芒。他的著作、他的个人生活乃至他的整个生命，全部交织在同一个光环之下，在虚空中获得最后的解放，那或许——正是福柯毕生渴望的终极自由。

怀特和艾普斯顿：说出你的故事，寻找生活的意义的"叙事心理治疗"

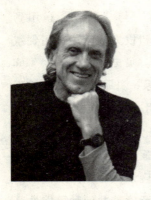

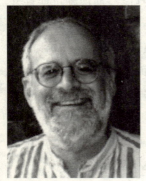

叙事治疗绝对不是"指出积极的方向"，这样就是把治疗师的观点而不是来访者的观点放在讨论的中心。实际上，要引出来访者自己对他们自己的生活事件和情境作出评价，从而可以让他们获得按他们自己希望出现的生活方式来生活的力量。

——怀特

"共感"是基于双方在同一处境下有着相似的体验；但是如果有些处境不是你所能掌握的，尽管你很努力地去想象，因此我决定用人种学作为咨询的基础。

——艾普斯顿

怀特和艾普斯顿：说出你的故事，寻找生活的意义的"叙事心理治疗"

20 世纪 80 年代中期，由于"后现代主义"的影响迅速扩展到心理学领域，引发了许多临床心理学工作者对现代心理治疗理论和方法的批评。其中要以"叙事心理治疗"（narrative psychotherapy）的创始人和代表人物澳大利亚的迈克·怀特（Michael White，1948—2008）和新西兰的大卫·艾普斯顿（David Epston）为后现代疗法的新生力量，他们在从事家庭治疗的基础上提出了叙事心理治疗的理论和技术。

在家庭治疗实践中，他们发现，个人的经验是说不清楚的，遇到问题时总会很迷茫。针对同一个来访者的问题，不同文化背景的专家会运用不同的治疗理论作出不同的解释。如果来访者向不同的治疗师咨询，就会得到多种多样的反馈，那问题不是变得更加混乱吗？所以叙事疗法提出，要将问题释放到谈话中，通过"说"让来访者自己寻找谈话内容的意义、生活的意义，将焦点放在人身上，亦即将"问题"与人相分离，而不再是像传统疗法那样，去解释问题的产生，追溯其源头。

怀特和艾普斯顿发扬了人本主义的优点，以人为本，不拿治疗师的权威压抑来访者，反而与他们像朋友般相处。引导来访者自己找到生活的意义，引导他们靠自己的力量，转换全新的视角去看待问题，让他们用自己的语言叙述着自己的"故事"。

怀特

怀特曾做过福利官员见习生，从事过机械方面的工作，很快他发现自己对人的兴趣要高于机械。1979 本科毕业，主修社会工作，之后便投身于社会工作中，当过儿童医院的精神病社会工作者，这是他进入家庭治疗的起点。在那里，他的才能和想象力得到激发，在与患大小便失禁、厌食症、夜惊的孩子的相处中萌生了一些想法。起初对控制论有兴趣的他，渐渐地对人们如何建构他们生活的意义而不是他们的行为方式本身感兴趣。他是那种不愿意自己的思想受到束缚的人，敢于挑战传统思想，敢于创新，在与孩子们的接触中感受到一些治疗方法的局限性。做社会工作不仅要热心，还要有耐心。也许正是他这份热诚助人之心，他开始质疑传统疗法，并提出了从人自身出发的叙事疗法。

怀特与他的家人、朋友

怀特总是善于从他人的角度去看问题，这与他的性格、他与家人和朋友的关系紧密联系着。

怀特在最近的一本新书上，充分表达了他对母亲的感激之情："我以此书献给我的母亲，琼，她总是那么慷慨宽宏，永远爱着，不知疲倦地照顾着她的孩子，让他们得到她所从未有过的机会。"怀特和他母亲一样，同样有着智慧和怜悯之心。

9岁的妹妹很想看一部电影，怀特就带她去了，由于那部电影是怀特不想看的，妹妹觉得要被他讨厌了，可是没想到怀特居然很兴奋地告诉她，"太棒了，看9次都行！"他总是知道说什么话最恰当，这也让妹妹不会尴尬。怀特从小就是很会替他人着想的人，站在他人的角度看问题。

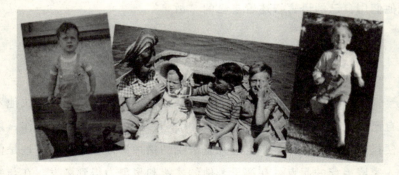

年幼的怀特和他的兄弟姐妹

怀特在事业上很成功，但他为人谦逊，喜欢与家人在一起，夏天会邀请亲戚去他家，围坐在游泳池旁畅谈。他的朋友喜欢和他在一起，说着恐怖笑话。他是很喜欢运动和有冒险精神的人。和很多朋友一起去飞行、游泳、骑自行车、赛车、冲浪、打网球。他飙车时速度快得能让头发都飞起来了，转弯时简直是两只轮子着地的。年少时和弟弟一起骑自行车上山，玩弹弓，放鞭炮，喜欢把小鞭炮放在空的罐头里，看它在空中炸飞。有时会和弟弟比赛，看谁在小鞭炮爆炸之前拿在手中的时间最长。参加弹弓大战，用小石子互打。用老房砖搭建堡垒，还把沙地变成泳池。爬到后院的松树上，从上面自由落下，看谁在落地之前抓住最下面的树枝。爬过树、围墙、房顶，因此弄坏过栅栏和瓦砖。怀特很慷慨，他的侄子、侄女都很喜欢他，他的同事和学生都向他学习并使他的思想传承下去。来访者能从他那里重新获得希望和勇气，他的开朗和乐观的确感染着周围所有的人。

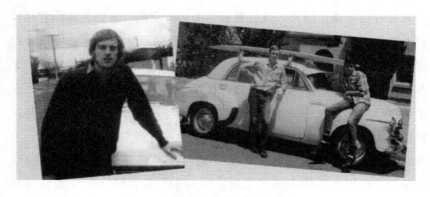

很喜欢飙车的怀特

从案例中感受怀特的魅力

怀特很热爱咨询师这份工作，说起工作时他就会非常振奋。他一

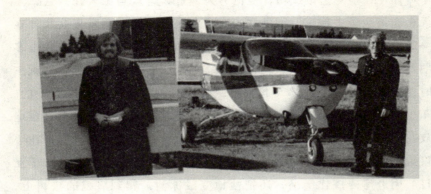

怀特喜欢的飞行运动

向低调，不在乎名利，后来开了私人诊所，也是为了能更好地检验和发展他的理论。他经常四处游学，介绍他的叙事治疗的理论和方法。

一个患多动症的男孩来咨询，他一见到怀特就说："你好，我是多动症"。怀特说："你好，我是迈克，你的多动症是什么颜色的？你有没有在半夜里醒来，好好看看你的多动症吗？也许你能在它还没有发现你之前就抓到它？"很快，这个男孩就以新的视角来看待多动症了。将问题与人相分离，用"拟人"的方法，将多动症看成一个和男孩玩捉迷藏的不明物，一直在玩耍嬉闹。这么一来，男孩就不会认为多动症就是自己身体的一部分，而是与身体分离的。怀特就是这样让很多孩子找到新的突破点，更积极地参与到生活当中。

叙事心理治疗的"独门秘笈"是以文本或信件作为交流方式。怀特会突然因为某件事情而想起以前的来访者，便给他（她）写邮件，例如：

亲爱的福瑞德：

收到这封信是不是很惊讶？我自己也很惊讶会写这封信给你。这完全是因为，昨天我在公园里为了看一个人做俯卧撑，不

怀特和艾普斯顿：说出你的故事，寻找生活的意义的"叙事心理治疗"

> 小心在水沟边扭了脚指头。但是这跟你有什么关系？我还记得上次我们见面的时候，你的脚也扭了。我自己扭了脚，让我想起你的脚，想到你，不知道你近况如何。就这样而已。
>
> 下次见。

迈克·怀特

怀特还提出一种独特的反思方式，鼓励人们进行对话、思考和探究。在"对话"中，发现被忽视的生活事件，由此引出新的故事，开辟新的视角。这些独特的结果便是新的起点。开始时，似乎并不能很好地塑造和丰富它，但是随着对话的进行，咨询师提出关键的问题（比如，在他们的生活中，现在、过去都发生过什么事件，它们是怎么发生的，有什么意义，有哪些有影响、有帮助的人，从而让来访者重新回顾其历史。在这个过程中，会弥补某些"空缺"），唤起来访者的想象力，并确定其意义。这里咨询师的好奇心是少不了的，只有表现出感兴趣，才能让来访者毫无顾忌地说下去。

这里很有意思的是，英文 re-authoring，是"重写"的意思，而 author 就有"第一作者"的意思。这里很明显地强调，"故事"是由来访者自己谱写的，是自己认为有意义的，值得说的；而 re，是"再"的意思，这里体现了故事的可创性。在创造故事的背后，少不了咨询师的提问和启发，不过主角仍是来访者本身。值得注意的是，人们讲故事，每次讲的都会有所不同，没有完全相同的时候，而正是这一点点的不同，却意味深远，是关键之处，很容易被来访者忽略。此时，治疗师就应该敏感地把它识别出来，并进一步丰富。

怀特有一颗博爱、善良的心，通过与来访者的信件往来，他真心诚意地记住每个人，把他们放在心中，像朋友一样的交谈。他也没有把自己当作绝对权威，不是让来访者感受到一种不平衡，而是让人很亲切、很舒适。他是一个注重平等，不愿受传统文化、习俗等约束的人，他更注重个体的全部生活经历和体验。在引领叙事治疗的运动中，他不仅依靠极富想象力的创造性思想，而且还有一种鼓舞人心的坚持——在人们对自己失去信心的时候发掘出他们的闪光点。他不断地挑战来访者的消极信念，用他的乐观感染着人们朝更健康积极的方向去诠释他们自己的生活体验。人们的生活是靠"叙事"而建构起来的。怀特相信，故事不只反映生活，更要塑造生活。把自己的经历变成故事，这才是人们的兴趣所在。

艾普斯顿

"感同身受"难达成，共同合作显真功

艾普斯顿碰到过这样一个孩子，他患有"营养不良大疱性表皮松解症"（DEB）。这是一种罕见的由于基因缺陷而引起的疾病，轻微的压力或触碰就会很轻易地引起患者皮肤起泡或破裂，非常折磨人。唯一能缓解痛苦的方法，是用剃刀刀片切割皮肤。通常父母要先清理孩子的皮肤，再进行包扎，实在苦不堪言。对于这样的病痛体验，艾普斯顿认为是没有办法达到"感同身受"的，即使再怎么设身处地地站在对方的立场，也不能体验到那种痛苦。毕竟，人与人之间的经历、体验、信仰、思想有差异，有些处境或困境不是你所能掌握的，尽管你可以努力地去想象。

因此艾普斯顿决定用人种学作为咨询的基础，而不把自己看成"专家"来给来访者咨询。这是因为，专家总是会用尽他们的专业知识，坦白地承认他们所能做的就是减轻病症。艾普斯顿还提出这样一些问题：怎么可能要求处于危险中的人们停止呼救而依靠他们自己呢？除了奇迹之外，能提供什么东西去取代被抛弃的医学治疗？如何展开不同的人际关系与痛苦的关系？于是艾普斯顿提出了"共同研究"的方向：它与传统的临床应用完全不同，融合了来访者与治疗

师的观点，将问题与人加以分离，让来访者及其家人都参与进来，并提出关于问题的新知识，让人有一种团队合作的感觉。

小男孩阿什利，不到 3 岁时就患有"DEB"。艾普斯顿运用共同研究的思想，发展出由艾普斯顿、阿什利和他的父母共同创造的"知识"。他给阿什利和他的父母写了一封信，大意如下：

> 医学知识跟不上不断变化的问题，很多人都找医生寻求帮助，但都失望而返。与其寻找解决问题的方法，不如提出一切你想到的、意识到的问题，最好是能体验到的。平衡，在这里起到很大作用。很多人都试图寻找正确答案，但它实际上并不存在。父母监督与孩子自我监督之间的平衡，能从更灵活的、创新的视角来看待问题以及进行学习。例如在某些情况下，当学习新技能时，一开始需要 95% 的父母监督，逐渐掌握后，就变成 95% 是阿什利自我监督，父母给予 5% 的监督。这种父母与孩子之间监督比例的平衡，同时也反映了阿什利的成长和能力水平。所以，没有所谓正确的答案，只是平衡的问题，这是每个人都能参与的。

这样，阿什利和他的父母面临着如下三个平衡困境：

1. 父母监督/孩子自我监督

能力被削弱的恶性循环是这样的：如果父母过度监护有疾病的孩子，那他们的自我监护就少，这将导致他们变得更加脆弱。父母也会忽视自己的生活，而整个家庭都围着孩子的健康问题转。反之，家长让孩子自我监督多一些，孩子让家长监督他们少一些，便能达到能力增强的良性循环。阿什利现在才 3 岁，如果他会伤害到自己，这时就需要父母的监督，不过同时也要给他一定的空间进行自我监督。然后到了 4 岁时，这种监督的平衡又会有所不同，要随着年龄与能力的变化而适当调节。

2. 施加压力╱减轻压力

根据他当天的身体状况，适当施加压力。如果阿什利今天状况良好，就给他施加压力，比如让他收拾玩具；反之，则减轻压力。

3. 敏感╱不敏感

孩子对自己敏感而对父母周围的事情不敏感；父母，尤其是母亲对孩子敏感而对自己和夫妻关系不敏感。

从他人的"档案"重新解读自己

所谓"档案"是对来访者咨询过程的记录，包括来访者对自己经历的叙述。艾普斯顿认为它要优于"感同身受"。因为与读者有着相同的症状，感受到的痛苦都很相似，可以从他人的经历中得到启发。通常，专家的文章只会让他们害怕，病情加重，而"我是厌食症患者"这样的自传型档案，不会让读者轻易逃避。那些对厌食或暴食带来的恐惧与折磨进行顽强抵抗的档案，会给很多人以鼓励。艾普斯顿指出，档案不是正确答案，不是药方，而是一种鼓舞和支持。

患有厌食症的爱伦·威斯特这样描述生活中的恐惧："我一点都不了解自己，这是非常可怕的。我像面对一个陌生人一样面对自己，害怕自己，时刻感受不到安全，生活糟透了，充满恐惧，只有无尽的折磨，生活就是监狱，我希望受到折磨，实际上我每时每刻都在折磨自己。"最后她自杀结束了生命。根据她的"档案"，艾普斯顿分析指出，如果她能以"反厌食"的立场来说话，就很有可能认真地拒绝厌食症，而不是承认是她应得的：厌食，你为什么要搞得我如此混乱，矛盾重重？当我下决心时你就突然出现，你为什么要阻挠我的食欲和爱好？如果我和与我一样想法的其他女孩一起反思，你是怎么把我们引进这个充满折磨和痛苦的牢房般生活的，这样我们就能对付你而不是我们的身体、思想和灵魂吗？这里，艾普斯顿把厌食症"拟人化"，与其展开对话，即对它拒绝和批评，而不认为是自己的过错。

怀特和艾普斯顿：说出你的故事，寻找生活的意义的"叙事心理治疗"

艾普斯顿在分析档案时喜欢提的问题是：她对厌食症的叙述，你有何想说的，有什么启发吗？你对厌食症视而不见的情况有吗？是否激起你反厌食的想法；如果是，怎么有这种想法的呢？不论什么方面，你能把自己的经历与她的描述联系起来吗？艾普斯顿指出，这种提问方式会让大多数人产生共鸣，尽管可能不会达成某个特定的共识。

罗宾对厌食的描述

艾普斯顿：罗宾，你能告诉我，你第一次是如何看清厌食的真面目的吗？

罗宾：我和父母发生了一次争执，这之后就不吃东西了，就像启动某个开关，我变得非常难过，决定藏在后院的游泳池旁。我看到它丑陋的一面，吓唬我的无知，同时我也能面对它，它真的是个恶魔，我能感受到它的撕咬。我们争斗了十五到二十分钟。开始觉得恐慌，为自己吃了食物而内疚，身体感觉很不舒服，内心恐惧。但是后来我第一次看清它的真面目，我从来没见过这么丑陋、可怕的东西。它拥有恶魔般的力量，但是我有一种能够与之抗争的力量，我祈祷自己的决心变强，最终我赢了，但这不完全属于我的斗争。（这里把厌食症看作魔鬼，怪物，自己与它作斗争，其实就像小时候妈妈哄小孩那样，小孩生病了，妈妈就说"痛痛飞走啦"，把病痛比作可以飞走的、和人自身可分离的东西。）

罗宾停了下来，显得非常放松，平静，进一步总结说："我现在已经看清它了，它不会再回来了。我见过它令人恐惧、狡猾的一面。认清厌食的真面目是很重要的，我想我对它的底细已经很清楚了。每当它来欺骗我，我只当是骗局。16岁，正值少女花季，厌食便支配了自己的生活，没有决定的权利，让我远离希望和梦想，与世隔绝，变得消极，逻辑混乱，就好像我虽然活着，却无权干涉一样。"

卡拉的故事

卡拉，38 岁，自从一次被性侵犯后，她就得了厌食症，被开除教籍，禁止进教堂做祷告。艾普斯顿会见她时，让她读了罗宾的档案。下面是艾普斯顿写给她的信，大意如下：

  我们很清楚在"反厌食"上有很长的路要走。第一次见面中，你说有些不可思议的体验，宗教上的体验，它能给予你反厌食的特殊能量。这些想法和罗宾的很像。反厌食的能量为什么会让你产生新的想法呢？你认为这些能量是反厌食的表现吗，它与厌食在进行抗衡吗？你说你活了这么久，肯定有某种意义，你说你是一名战士，经历这么多的疾病仍然存活下来。你能看到自己的未来，尽管还很迷茫。厌食告诉你你不配有信仰吗（逐步把厌食症外在化了）？它试图要夺走你的灵魂吗？你的未来使你振作起来了吗？你能记录你所迈出的第一步吗？因为第一步通常是非常重要的，即使显得微不足道。厌食使你失去谈话的能力，只是让你相信你只是一名厌食症患者，其他什么都不是。

  你也反对完美主义，你喊道"人无完人"。你完全意识到厌食症给你设的圈套了：你越是力求完美，就越觉得低人一等；人们越是说你得了厌食症，你越觉得是二等公民。然后你开始觉得这些磨难、惩罚是应得的，因为你不再正常了。

  你有自信的闪光点，积极向前。因为你说到"我开始能控制自己的生活了"。我对此的好奇心仍不满足，又问过你很多问题。你说"我又相信自己了，感觉身后有股力量"。我相信你有，虽然它敌不过厌食症的力量。正如你所说的，如果只是附和厌食症的要求，最终你会这么做，而厌食症也会不干涉你。因此你会失望地发现，除非你死了它才不会缠着你。

  这是你重新振作的口号：人无完人！不再尝试取悦家人，相反地，我要让自己快乐，我要走自己的路。你还说"我以前会为让自己感觉良好而内疚，现在就犹如从噩梦中醒来"。厌食症是个强大的敌人，难道不是吗？我相信公平、正义现在就在你这边。还有你所说的不可思议的事，不正是神灵显现的证明吗？这么多年后又能祷告，可以结结巴巴地说着老圣约诗，你有什么感受呢？

我很真诚地提出这个问题，不是该掀起一场反厌食的革命吗？服从厌食不是将你引进死亡吗？反厌食症不是你神圣的目标吗？我问你厌食是否夺走你的灵魂时，你很认真地否定了，这样我也确定你没有受到它污染！

> 反厌食的战友
>
> 大卫

从这封长信中可以看出，艾普斯顿很善于抓住来访者一些细微的感情变化，反复告诉来访者在病痛面前要表现的积极的一面。他也很客观地分析了感同身受的局限性，并提出了自己具有创新精神的敢于质疑的想法。

站着与躺着看这个世界，都会有不同的惊喜

按照怀特和艾普斯顿的叙事心理治疗观，我们每个人都是一位"作家"，谱写着自己和他人的"故事"。我们也正是在听着各种各样的童话故事、英雄故事、神话故事中长大的，对此大家都不陌生。还有现在流行改写改编经典著作，就拿《西游记》来说，改成了日版，而港版还有动画片版。不同版本的主题不同，给人们的感觉也不同，这与编剧者解读《西游记》这部小说的视角之不同，有很大的关系。而我们又何尝不是在时时刻刻"解读"自己的人生呢，包括遇到的各种问题，面临的各种选择，等等。只是有的时候，我们只认定自己

是一个固定风格的作家，写出来的"作品"一成不变，却没想过走"另一种风格"，而这么去做以后，就会让自己感觉整个人都会有所改变，虽不至于脱胎换骨，但会有一种"就是它"的感觉——一种豁然开朗的感觉。

怀特和艾普斯顿就是将这些"作家们"引入新风格的思考者。这里没有所谓"是否适合这个风格"，也没有说"此风格是正确的选择"，而是说，新风格会带给作家们新的起点、新的思维方式。你会发现，站着与躺着看这个世界，都会有不同的惊喜！

沙泽尔和贝尔格：后现代主义心理学 "焦点解决短期疗法"的创始人

把握进退尺度，拿捏轻重分寸，所有的这些咨询技巧都是基于对人性尊严的虔诚尊敬，是为了帮助人们重建关于自己是谁以及希望成为怎样的人的一种信念。

——沙泽尔和贝尔格

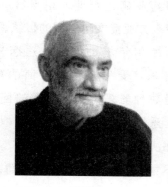

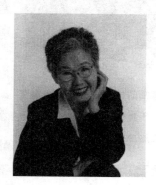

沙泽尔　　　　　　　　　　　　贝尔格

20 世纪中期，在西方发达国家由现代社会转入后工业社会的过程中，在自然科学和社会科学的实证主义夹缝里，一种被称为"后现代主义"的思潮横空出世。它强大的生命力和影响力迅速波及世界范围的各个文化领域。后现代主义疗法逐渐成为继精神分析、行为主义、人本主义等治疗学派之后的"第四大势力"。在这样的背景下，一些具有浓重后现代主义气息的代表性疗法成为此领域内令人注目的焦点。其中，"焦点解决短期疗法"是绝对不容忽视的重中之重。

斯蒂夫·德·沙泽尔（Steve de Shazer，1940—2005）和英苏·金·贝尔格（Insoo Kim Berg，1934—2007）就是焦点解决短期疗法的创始人。

追忆似水年华：那生命中注定的交叉点

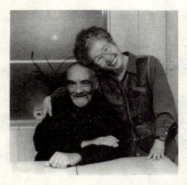

有些幸福的样子，不是摆姿态可以昭著于世的。不经意的一颦一笑，心底冷暖，便一览无余了。

沙泽尔出生于 1940 年，美国威斯康星州密尔沃基市。他的父亲是电器工程师，母亲是一位歌剧演员。贝尔格是韩国人，出生于 1934 年。她的家庭从事药业制造行业，相当富有，却保留着东方亚裔文化典型的传统观念。

沙泽尔年轻的时候，迷恋棒球，痴心音乐。受母亲艺术方面的熏陶，他精通数种器乐，并且曾在巡回演出的爵士乐团中担任萨克斯手。他还沉醉于德法的哲学著作，不知道是不是这样漫无天际的思想遨游，在不知不觉间，就轻易注定了他的一生。注定他成为一个不甘墨守成规的学者，注定他成为一个敢于创新的开拓家，注定他成为一个完满了一段非主流姻缘的世纪爱人。

贝尔格年轻的时候，在一所韩国女子中学静静地念书。母亲最大的心愿是要她得到美满的婚姻，相夫教子，世代相传。1957 年，只身一人，她决定远涉美国，选择了药理学继续深造。她甚至一度以为，在实验室里和温顺的小白鼠形影不离，竟然几近成为爱好。然而这个娇柔温婉的黑眼睛女子身体内，却埋藏了谱写不凡人生交响乐的种子。

沙泽尔获得威斯康星州大学的美术学士学位之后，偶然来到加利福尼亚州的帕罗奥多市，并在那里的精神病研究所结识了家庭疗法的创始人之一约翰·维克兰德（John Weakland），从此与心理咨询和治疗结下不解之缘。

后来，他们幸福地生活在一起。童话式的结局从来不缥缈也不俗套，只是多年沉浮，世事纷繁了我们原本纯真的心湖而已。生活可以为了自己而充实，也可以为了另一个人而相似。他每日早起晨练，她也从不间断。她为家人准备咖啡早餐，他对烹饪的钻研日趋精湛。他的起居工作都离不开音乐的陪伴，她多年来远足、登山、瑜伽的习惯历久弥新。他们都是热爱生活情趣饱满的人，所以他们支撑彼此，关怀众生。心理咨询最根本的伟大之处就在于，它一直都是为了解救精神苦海中的弱者。只有爱自己爱家人的善良心灵，才能拥有让爱增值的可能。他们的结合广博了多么辽阔的大爱，都在他们共同的事业和心血中得以见证。

另一种结晶："焦点解决短期疗法"

其实，沙泽尔和贝尔格的这段异国之恋，在我们所能找到的任何现有资料中，都远不是他们之所以闻名世界的重点。在学术界，特别是心理咨询中不能被忽视的一笔不可或缺的财富，是他们之间的另一种结晶："焦点解决短期疗法"（Solution Focused Brief Therapy，SF-BT）。近年来，此疗法在我国大陆及港台地区被越来越多的心理治疗家和社会工作者应用并称道。焦点解决短期疗法是一种以寻找解决问题的方法为核心的短期心理治疗技术，由 20 世纪 80 年代，沙泽尔和贝尔格在短期家庭治疗的基础上携手共同发展。时至今日，经历了

20 余年的提升与完善，它已成为逐步成熟的心理治疗模式，既浸润了后现代主义精神，又符合亚洲人的心理特点，尤其在华人社会产生了良好影响。

沙泽尔和贝尔格开创的这种新型心理治疗模式，可以说绝非偶然。沙泽尔是威斯康星州密尔沃基（Milwaukee）的"短期家庭治疗中心"（Brief Family Therapy Center）的创办者，是婚姻和家庭治疗领域的前驱和元老级大师，欧洲和美国短期疗法联合会的会员及主席。他在长期的家庭治疗实践中发现，来访者背后的原因往往是复杂的，甚至是来访者"主观建构"的。不同的心理疗法、不同的治疗者，看问题的角度也不尽一致。同一个来访者的问题，精神分析学派认为是精神创伤所致，行为学派认为是有效学习训练不足或奖惩不当造成的，认知学派则认为是不合理的认知导致的，人本主义则认为缺乏应有的尊重和接纳所致。因此，各种心理治疗流派用语言建构出来的心理治疗假说，只能是冰山一角的反映，充其量如同是瞎子摸象得出的片面认识。既然问题本身不是问题，而是解决问题的方法不当，才导致了问题的出现甚至加重，那么，心理咨询和治疗的策略为什么不可以聚焦到问题解决，而不是似乎已经约定俗成了的问题本身？

与此同时，贝尔格的东方文化背景也在不经意间从另一个侧面完善了这种时代背景下应运而生的后现代疗法。在她早期的治疗经历中，一些失败的案例促使她决意放弃"问题导向"的心理疗法。而她那本能的文化敏锐感，又促使她借用中国古代阴阳平衡统一的思想，去充实尚且稚嫩的问题解决短期疗法。她从太极图中受到启发，认为人的心理系统是平衡的，就像太极图的黑白两部分分别代表阴阳，二者互补互动，相辅相成。心理及行为的改变可以由黑的部分着手，去修改问题的结构，也可以由白的部分扩展，探讨问题不出现时的状态。传统的治疗方法是从问题的原因入手，努力减少"黑"；而焦点解决短期心理疗法主张扩展取向，从解决入手，努力增加"白"。"白"之增多，"黑"即减少。即焦点解决短期心理疗法着重于探讨来访者身上问题不发生时的状况，而不像通常的咨询那样把重点放在问题的修订上。针对"白"的方向去努力，引导来访者看到自己身上已经存在的"白"，并运用他们已有的资源去改变，这是一个非常积极正向和乐观的咨询角度。

焦点解决短期疗法的主要面谈技术

焦点解决咨询所用技术的目的在于协助来访者体验改变，维持、扩大并积累成大的改变，并且利用来访者既有的力量和资源达成改变的目标。其具体咨询技巧集中体现在下列五种类型的"问句"上：

把抱怨转化成目标　在咨询中，来访者总是带着问题或困惑而来，对这些问题或困惑的一再叙述，使他们的内心被无助与挫折的情绪塞满。如果咨询师能引导使之注意力转向思考"希望情况有何改变"，来访者就不再陷于抱怨不能自拔，而是转而澄清自己的期待，去思考改变问题的可能及寻找自己的着力点。也就是说，来访者的身心开始准备，为朝向解决问题的目标而动员起来。这正是焦点解决短期疗法把焦点放在问题的解决上，而不是局限于"问题情境中的主旨"的具体体现。面向未来，总有新鲜的风景。

转变问句　焦点解决短期心理疗法，主要是以"可以做什么让问题不再继续下去"这样的问句，取代"问题发生的原因是什么"，以探究此时此刻可以做些什么的问句，来取代那种探讨过去原因的问句。由于焦点解决短期心理疗法专注于朝向问题解决的历程，而非探索原因的历程，所以有可能在不探究问题的原因的情形下，就成功地解决了问题。

例外问句　焦点解决短期心理疗法相信，任何问题都有"例外"，个体有能力解决自己的问题，咨询师要协助来访者找出例外，使之看到自己的能力和资源。当来访者叙述其整日沉溺于忧郁的情绪中，无法自拔，咨询师经由来访者的叙述，向其提问"何时忧郁不会发生"，或是"何时忧郁会少一点"。通过引导来访者认识到做了什么而使例外情境发生，并加强、加多例外情境的发生，使这些小小的例外情境变成改变的开始，逐步发展成更多的改变。

奇迹问句　焦点解决短期心理疗法经常会使用一些"奇迹式问句"，来鼓励来访者发现问题解决的方向。比如，咨询师会使用假设问句："如果有一天，你睡觉醒来后有一个奇迹发生了，问题解决了，你如何得知？是否会有什么事情变得不一样了？"或者使用水晶球式的问句："如果在你面前有一个水晶球，可以看到你的美好未来，你猜你可能会看到什么？"这种极富言语技巧的奇迹问句专注于未来导向，引导来访者去看问题解决后的生活景象，将来访者的焦点引导到一个他所憧憬的情形中去。这样使心理咨询和治疗更富于正向引导性和激励性，鼓舞来访者深入地澄清自己的价值，建构自己生活的意义。

刻度问句　刻度问句协助来访者将抽象的概念以比较具体的方式加以描述。在焦点解决短期疗法中，最常用的刻度问句是 0 到 10 的刻度量表，10 代表所有目标都实现，而 0 表示最坏的可能性。借助刻度问句帮助来访者看到自己已经做了什么，下一步做什么，最终目标在哪里，从而一步步规划自己的行为和心态。

案例举例

来访者信息和状况

露丝，39 岁，中产阶级已婚女性，白种美国人。来访时着装非常整齐，体重超重，不断摆弄衣服，避免与咨询师目光接触，语速很快。一起生活的有丈夫（约翰，45 岁）和孩子（罗布，19 岁；珍妮弗，18 岁；苏珊，17 岁；亚当，16 岁）。一直以来扮演家庭主妇和母亲的角色，直至近年来孩子们都进入青春期，她才半天上大学拿到小学教育专业学士学位。对家庭非常依赖，害怕脱离母亲和妻子的角色。自我报告说有总体的不满。生活没有变化，一直在为别人活着，可以预感到由于马上就到 39 岁而感到恐惧，不知不觉岁月是怎么过去的。两年来有着一系列身心问题，包括睡眠障碍、焦虑、眩晕。有时她强迫自己走出家门。为小事而哭泣，常感到抑郁，有体重问题，担心自私的思维和举动，害怕在职业中不成功，最担心的是当更多投入到职业中去后可能会威胁她的家庭。她最希望从治疗中得到的是，治疗师告诉她应该做什么，促使她去做，使她在事情没有恶化以前能够开始舒心的生活。

治疗的基本假设

焦点解决短期疗法基于这样一个观念：有些时候一个人的特定问题并不成为问题。这个"例外"叫做"问题的一个解决方法"。本疗法假设这个例外在来访者的生活中已经发生过。治疗师的主要任务是帮助来访者寻找这些例外。用来寻找的工具是在与来访者合作中所提的问题。露丝有内部和外部的资源，这些资源是她想要作出改变所需要的。治疗师需要帮助她发现内在的优势以及外在的资源来利用它们。

具体的方法和相关指导思想

1. 尽力把交谈引向非病理学的方向。当露丝以问题为中心来描述自己和生活时，这些描述强化了她对自己的认识，使她坚持过去的行为。这时治疗师友好而又尊重地建议她换一种新的带有希望的方式来描述问题，弱化问题，使问题正常化以及对问题重新进行定义——并非病理学症状，而仅仅是生活中的一些正常挑战。

2. 找出露丝要讨论问题的例外情况。提问："当你感到不是很抑郁时你发现有什么不同吗？"在治疗中改变治疗的方向，从以问题为中心转到以答案为中心，能明显改变露丝对她生活状态的看法。

3. 强调露丝的优点、资源、成就、能力、潜力、技能和成功。如果优势本身变得很明显，就把它作为一种强化的方法。当成就与"此时此刻"的交互作用有关时，常会被认为是真实的。

4. 把露丝看作一个对生活有抱怨的人，而不是一个有症状的病人。共情、同情和真正关心对建立良好的治疗关系很重要。帮助露丝确信，一直以来，即使是过去，她都拥有能够成功解决麻烦的能力和方法，让她积极地看待自我、肯定自我。

5. 复杂的问题不一定需要复杂的解决方法。请求露丝用一些简单的方式去思考。不要认为只有当其他人的行为改变时，自己的问题才能解决。告诉她："我明白让你想象一些事情的发生多么困难，一些事情的不发生多么容易，但我还是很有兴趣想知道你自己想要怎么做。"

6. 暂时接受露丝的世界观以缓解她的抵触，并帮助她发现一些比她通常采用的行为更安全、妨碍性更小的行为。

7. 帮助露丝把她的问题看作是独立于她和她的生活的。这能帮助她把自己的问题看作是一个独立体，这些问题只是暂时影响了她的生活，而不是完全控制着她的生活。

治疗效果及其评价

焦点解决短期疗法一般不到 6 次便可完成，结果调查证明，78%的来访者对治疗的结果感到满意。对于露丝来说，6 次面谈中进行到第 4 次的时候，就基本上是维持和强化成果及解决方法了。在全部过程中，治疗师和她一起在一种合作的关系中设立有用的目标，露丝本人越来越有信心有热情朝着现实的目标付诸行动，些微的效果又继续强化了她的内在动力和成就感。当疗程结束的时候，露丝已经在"做自己的主人，自我发掘"的认知过程上有了长足的进展。

学习大爱：他们教会我们的事

晚年的贝尔格曾在游学亚洲的时候重返故土。站在大韩民国的山巅，银发轻扬，黑眸闪烁，她感慨无限。是为了相伴多年的已故爱人，是为了毕生不曾停歇的心理学探索，还是为了那份身在异乡为异客的离愁别绪。颔首，侧面，低语旁人，说在她脑海里，时光飞苒多年，也不惮消逝的，是童年朝鲜战争中满目疮痍的晦暗城市，是芸芸众生饱含苦痛的空洞神色。是这样不能磨灭的画面，也许在漫漫人生长路中，在无数无数面临选择的岔路口，都似是飘升在白昼夜空的风向标，宛如痕迹鲜明的指路牌，在冥冥中，指引她坚定不移的前进方向。后来，她结识了沙泽尔，沁润在挚爱的滋养中；她接触了后现代主义，沐浴在兼收并蓄的宽容春风里。完满幸福的人生，决定了他们略过往昔和创伤、注重未

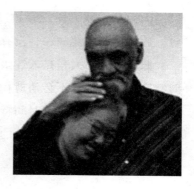

归根结底，大爱是人性最深处灼灼其华的善美本性

来与希望的理论方向，并孕育了他们积极乐观的焦点解决短期疗法。

一种发自内心的大爱使他们的理论和疗法幸运地摆脱了文化差异的禁锢和束缚，在东西方世界中花开两朵，并蒂一枝。同一个世界同一片蓝天，中国乃至亚洲的心理治疗和咨询界何其幸运，能够共享这量体裁衣式的学术和实践财富。

大爱是一种豁达。在治疗中，主张反对权威的介入，强调来访者的主动角色及其能动性，是对个体自我调适能力的积极肯定。哀莫大于心死。不会绝望，才有希望。

大爱是一种尊重。双方处于平等地位，咨询师不以高位自居，不突出医患关系，不轻易给脆弱的心灵贴标签。伤痕累累的内心，渴望这样的认同。

大爱是一种艺术。把倾听当艺术，把语言当艺术，把咨询当艺术。用艺术的标准来要求咨询师，以一种欣赏的眼光面对来访者，悉心精通言语的技巧，为人排忧解难，坚持从事这项事业最崇高的理想。

大爱是一种周到。秉持"助人自助"的精神，简短疗程节约治疗成本，简便、快捷、有效地提供状态改变的可能，使心理咨询和治疗增大了服务更多人的机会。

大爱是一种关怀。假如过往不堪回首,没有人愿意堪受那种疼痛。假如隐秘讳莫如深,没有人愿意揭开颜面的伤疤。中国人尤甚。

归根结底,大爱是人性最深处灼灼其华的善美本性。世代更迭,时空变迁,它却从不会消逝在人类文明的延伸和攀缘过程中。万千年不熄的火种,在特定的时间特定的地点,总会选择一些适合的个体来承载它燎原的欲望。他和她的灵魂位列其中。

参考文献

1. 熊哲宏：《心灵深处的王国——弗洛伊德的精神分析学》，湖北教育出版社 1999 年版。

2. 汪锟：《弗洛伊德——情场上的精神使者》，山东画报出版社 2002 年版。

3. 沈德灿：《精神分析心理学》，浙江教育出版社 2005 年版。

4. ［奥］弗洛伊德：《弗洛伊德自传》，顾闻译，上海人民出版社 1987 年版。

5. ［英］狄更斯：《双城记》，石永礼译，人民文学出版社 1996 年版。

6. ［美］林·施李德：《情感世界——弗洛伊德、荣格、阿德勒》，内蒙古人民出版社 1998 年版。

7. 熊哲宏主编：《西方心理学大师的故事》，广西师范大学出版社 2006 版。

8. ［瑞士］荣格：《回忆、梦、思考》，刘国彬等译，辽宁人民出版社 1988 年版。

9. ［英］芭芭拉·汉娜：《荣格的生活与工作》，李亦雄译，东方出版社 1998 年版。

10. 申荷永：《心理分析体验与理解》，三联书店 2004 年版。

11. ［美］斯蒂芬·A. 米切尔、马格丽特·J. 布莱克：《弗洛伊德及其后继者——现代精神分析思想史》，陈祉妍等译，商务印书馆

2007 年版。

12. 朱月龙：《自从有了心理学》，海潮出版社 2006 年版。

13. ［美］Kenneth C. Wallis：《内化》，王丽颖译，北京大学出版社 2008 年版。

14. 陈彪：《埃里克森宗教心理学思想述评》，中国社会科学院研究生院硕士学位论文，2002 年。

15. 顾蓓：《试论精神分析心理史学的地位与影响》，《中州学报》2002 年第 1 期。

16. Hopkins J. Roy, Erik Homburger Erikson, American Psychologist, 50, 1995.

17. 卢勤：《是继承，还是反叛——埃里克森与弗洛伊德人格心理观的比较研究》，载《西南民族学院学报》（哲学社会科学版）2002 第 6 期。

18. Lawrence J. Friedman, Identity's architect: a biography of Erik H. Erikson, Simon & Schuster, 1999.

19. 叶俊杰：《埃里克森的认同概念与心理历史学》，载《丽水师范专科学校学报》1995 年第 3 期。

20. 王芳：《心理学名著导读》，中国妇女出版社 2006 年版。

21. 张春兴：《心理学思想的流变——心理学名人传》，上海教育出版社 2002 年版。

22. Wake Naoko, 'The Full Story by No Means All Told': Harry Stack Sullivan at Sheppard-Pratt, 1922—1930. *History of Psychology*, Vol. 9（4）, 2006.

23. 黄渭：《弗罗姆心理学思想研究》，载《武汉教育学院学报》1998 年第 2 期。

24. 赵军：《发现弗洛姆》，载《烟台师范学院学报》1998 年第 3 期。

25. 赵春妮：《健全人格的追寻——弗洛姆人本主义精神分析治

疗观述评》，湖南师范大学硕士学位论文，2004 年。

26. 王国芳：《克莱因的对象关系理论研究》，南京师范大学博士学位论文，2001 年 4 月。

27. ［美］Michael St. Clair：《现代精神分析的"圣经"——客体关系与自体心理学》，贾晓明等译，中国轻工业出版社 2002 年版。

28. P. Grosskurth, Melanie Klein：Her world and her work. New York：Knopf. Inc, 1986.

29. R. D. Hinshelwood, A Dictionary of Kleinian Thought, 2rd. Jason Aronson Inc, 1991.

30. 郗浩丽：《客体关系理论的转向——温尼科特研究》，福建教育出版社 2007 年版。

31. Rodman, F. Robert. Winnicott：Life and Work. Cambridge ：Perseus, 2003.

32. Winnicott, D. W. Playing and Reality . New York ：Routledge, 1971.

33. 李晓文：《自我（Self）心理学对精神分析学说的发展》，载《心理科学》1996 第 4 期。

34. 蔡飞：《论科赫特的精神分析方法论》，载《南京师范大学学报》（社会科学版）2001 年第 6 期。

35. 段宝军，周爱保：《广义自身心理学对弗洛伊德人格理论的新发展》，载《甘肃广播电视大学学报》2007 年第 1 期。

36. 郭本禹：《百年历程：精神分析运动的整合逻辑》，载《南京师范大学学报》（社会科学版）2007 年第 5 期。

37. Charles B. Strozier, Reply to Karen Maroda's Review of Heinz Kohut：The Making of a Psychoanalyst. Psychoanalytic Psychology, 2003, 20（2）：pp. 378—381.

38. Kernberg, O. Narcissistic personality disorders. Journal of European Psychoanalysis, 1998, 7：pp. 7—18.

39. Kernberg, O. The treatment of patients with borderline personality organization. International Journal of Psycho-Analysis, 1968, 49（4）：pp. 600—619.

40. ［美］Richard S. Sharf：《心理治疗与咨询的理论及案例》，胡佩诚等译，中国轻工业出版社 2000 年版。

41. Triplet, Rodney G. , Henry A. Murray：The making of a psychologist? *American Psychologist*, *Vol* 47（2），*Feb* 1992. *Special issue*：*The history of American psychology*, pp. 299—307.

42. Anderson, James William, Henry A. Murray's Early Career：A Psychobiographical Exploration. *Journal of Personality*, *Mar*88, *Vol*. 56 *Issue* 1, pp. 139—171.

43. Smith, M. Brewster; Anderson, James William. Henry A. Murray（1893—1988）. *American Psychologist*, *Vol*. 44（8），*August* 1989, pp. 1153—1154.

44. Aron, L. *Clinical Outbursts and Theoretical Breakthroughs*：*A Unifying Theme in the Work of Stephen A. Mitchell*. Psychoanal. Dial. , 2003, 13：pp. 273—287.

45. Berman, E. *Stephen A. Mitchell*（*1946—2000*）. Int. J. Psycho-Anal. , 2001, 82：pp. 1267—1272.

46. Greenberg, J. , *Stephen A. Mitchell*：*1946—2000*. Contemp. Psychoanal. , 2001, 37：pp. 189—191.

47. Willock, Brent. *Stephen A. Mitchell*（*1946—2000*）. American Psychologist, 2001, Vol 56（10）：p. 820.

48. ［美］弗兰克·G. 戈布尔：《第三思潮——马斯洛心理学》，吕明、陈红雯译，上海译文出版社 2001 年版。

49. ［美］爱德华·霍夫曼：《马斯洛传——人的权利的沉思》，许金声译，华夏出版社 2003 年版。

50. 车文博：《人本主义心理学》，浙江教育出版社 2003 年版。

51. 江光荣：《人性的迷失与复归——罗杰斯的人本心理学》，湖北教育出版社 1999 年版。

52. ［美］A. R. 吉尔根：《当代美国心理学》，刘力等译，社会科学文献出版社 1992 年版。

53. ［美］Barry A. Farber 等主编：《罗杰斯心理治疗——经典案例及专家点评》，郑钢等译，中国轻工业出版社 2006 年版。

54. 王松花：《罗杰斯"当事人中心疗法"的理论及其应用研究》，载《心理科学》1998 年第 5 期。

55. Weinrach，S. G. Rogers and Gloria：The controversial film and the enduring relationship. Psychotherapy，27，1990.

56. 刘翔平：《寻找生命的意义——弗兰克尔的意义治疗学说》，湖北教育出版社 1999 年版。

57. ［美］William Blair Gould：《弗兰克尔：意义与人生》，常晓玲等译，中国轻工业出版社 2000 年版。

58. ［美］B. R. 赫根汉：《心理学史导论》（第四版），郭本禹等译，华东师范大学出版社 2004 年版。

59. 杨韶刚：《寻找存在的真谛——罗洛·梅的存在主义心理学》，湖北教育出版社 1999 年版。

60. 叶浩生主编：《历史上最具影响力的心理学名著 26 种》，陕西人民出版社 2007 年版。

61. 郑希付：《现代西方人格心理学史》，广东高等教育出版社 2007 年版。

62. ［美］艾尔伯特·艾利斯：《理情行为疗法》，刘小菁译，四川大学出版社 2005 年版。

63. Rutter，M. & Shaffer，D. DSM－Ⅲ. A step forward or back in terms of the classification of child psychiatric disorders? Journal of the American Academy of child Psychiatry. 1980. 19. pp. 371—394.

64. 江光荣：《心理咨询的理论与实务》，高等教育出版社 2005

年版。

65. 崔丽霞、欧东明：《多重模型疗法简介》，载《心理学探新》2001 年第 3 期。

66. 张源侠：《多重模型疗法》，载《心理科学》1993 年第 2 期。

67. Sidney Bloch, A pioneer in psychotherapy research：Aaron Beck, Australian and New Zealand Journal of Psychiatry, 2004, 38：pp. 855—867.

68. ［美］马裘丽·韦夏：《认知治疗学派创始人——贝克》，廖世德译，学林出版社 2007 年版。

69. ［美］Aaron T. Beck 等：《人格障碍的认知治疗》，翟书涛等译，中国轻工业出版社 2004 年版。

70. ［美］莱希：《认知治疗技术：从业者指南——心理咨询与治疗系列》，张黎黎等译，中国轻工业出版社 2005 年版。

71. 车文博主编：《心理咨询大百科全书》，浙江科技大学出版社 2001 年版。

72. Frederick Perls, Ralph F. Hefferline, Paul Goodman. *Gestalt Therapy：Excitement and Growth in th Human Personality.* 1951, Dell Publishing co. Ing.

73. ［美］Danny Wedding, Raymond J. Corsini：《心理治疗个案研究》（第四版），王旭梅等译，中国轻工业出版社 2005 年版。

74. ［美］Irene Goldenberg, Herbert Goldenberg：《家庭治疗概论》，李正云等译，浙江教育出版社 2004 年版。

75. ［美］维吉尼亚·萨提亚、约翰·贝曼、简·格伯等：《萨提亚家庭治疗模式》，聂晶译，世界图书出版公司 2007 年版。

76. ［美］维吉尼亚·萨提亚、米凯莱·鲍德温：《萨提亚治疗实录》，章晓云、聂晶译，世界图书出版公司 2007 年版。

77. 刘翠娜：《家庭治疗大师——维琴尼亚·萨提亚》，载《大众心理学》2008 年第 1 期。

78.〔德〕伯特·海灵格、根达·韦伯、亨特·博蒙特：《谁在我家——海灵格家庭系统排列》，世界图书出版公司 2007 年版。

79. 李绍崑：《欧洲的心理学界》，商务印书馆 2007 年版。

80. 许金声：《唤醒大我》，工人出版社 2007 年版。

81. 许书萍：《让爱流动——海灵格家庭系统排列介绍》，载《大众心理学》2006 第 12 期。

82. Shelden, K. M&Laura King（2001）. Why Positive Psychology Is Necessary. American Ps ychologist,（56）3, p. 216.

83. Martin E. P. Seligman&Gsikszentmihalyi, M（2000）, Positive Psychology：An Introduction. American Ps ychologist, 55（1）：pp. 5—14.

84. 任俊：《积极心理学》，上海教育出版社 2006 年版。

85. 任俊、叶浩生：《积极心理治疗思想概要》，载《心理科学》2004 年第 3 期。

86.〔德〕N. 佩塞施基安：《积极心理治疗——一种新方法的理论和实践》，中国社会科学出版社 1998 年版。

87. 任俊：《积极心理学思想的理论研究》，南京师范大学博士学位论文，2005 年。

88. 刘北成：《福柯思想肖像》，上海人民出版社 2001 年版。

89. 莫伟民：《莫伟民讲福柯》，北京大学出版社 2005 年版。

90. 文洁：《福柯心理学思想研究》，南京师范大学硕士学位论文，2007 年。

91. 叶浩生：《试析后现代心理学影响下的心理治疗与咨询》，载《心理科学》2003 年第 2 期。

92. 张之沧：《走出疯癫话语——论福柯的〈疯癫与文明〉》，载《湖南社会科学》2004 年第 5 期。

93. Michel Foucault, Alan Sheridan（trans）：Mental illness and Psychology：Berkeley：University of Califomia Press. 1987.

94. Michel Foucault, Ludwig Binswanger, Keith Hoeller（ed）: Dream and Existence: Humanities Press: 1986.

95. Moya Lloyd, Andrew Thacker（ed）: The impact of Michel Foucault on the social sciences and humanities, London: Macmillan Press Ltd: 1997.

96. TOdd G . May, Between Genealogy and Epistemology: Psychology, Politics, and Knowledge in the Thought of Michel Foucault: Penn State University Press: 1994.

97. 魏源：《浸润后现代精神的心理治疗模式——焦点解决短期疗法述评》，载《医学与哲学》2004 年第 4 期。

98. 郑日昌：《后现代旗帜下的心理治疗》，载《中国心理卫生杂志》2005 年第 3 期。

99. 沈之菲：《让心理咨询更有效——焦点解决短期心理疗法探究》，载《思想·理论·教育》2005 年第 11 期。

100. 李明、杨广学：《叙事心理治疗导论》，山东人民出版社 2005 年版。

跋：不懂"心理"（Mind）的 "心理学家"

我得承认：我是个搞理论的。或者说，我只对思想（thought）本身感兴趣；至于"应用"的问题，几乎从没有进入过我的视野。在此我不得不说句天大的真话，要不是近几年在我的教学生涯中出现了某种重要的变故，我是做梦也想不到要编一本心理咨询与治疗方面的书的。

这个重要的变故是：在我带的研究生中，有心理障碍的人多了起来。我不知道这是为什么！我也不明白，为什么自全国研究生"统考"以来，报考心理学专业的人以心理障碍者居多，以没学过心理学的居多，且往往是这些人更容易被录取。我真是困惑极了！我甚至开始怀疑，我现在搞的如此这般的心理学也许是个不小的错误！我从1992年开始带硕士研究生，那时我带的是哲学专业的研究生；那么多年，除了我觉得有的学生的脾气有点儿古怪之外，我从没有感到我的哲学学生中有什么今天所说的"心理问题"（尽管这远非是一个科学概念）。这也就注定了：我对有心理问题的学生不敏感！2003年9月我转到心理学系，也就开始带这个专业的研究生（硕士和博士）。令我始料不及的是，当我还是按过去我带哲学研究生的方式严格要求学生——我的禀性是不能不严格——时，却反过来曾遭其无端的伤害！更让我可叹和无奈的是，有头有脸的人物还乘机插上一杠子——当然从中得到了点儿蝇头小利，却也更加暴露了其愚蠢和平庸。

"生活是荒诞的"——你不得不无条件地接受；作为这种接受的

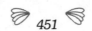

451

结果之一，是我真切地感受到了：什么叫做心理障碍、人格障碍！我也开始对有心理问题的人敏感起来。我更是从反面得到了一个深刻的教训：如果要搞心理学，你就不仅要研究正常人的心理如何运作，你还必须懂得"异常心理"的运作。此刻，弗洛伊德的形象在我的心目中突然高大起来！我过去总在批评他，说他只关注病态心理；我甚至一度认为"积极心理学"可能有希望。但当代进化心理学给我的警示是："人的天性"（Human Nature）中有"恶"（evil or evil instinct）的东西：攻击性、暴力、冲突、战争、同性竞争、强奸、宗教排外、种族隔离、剥削、仇恨、谋杀、复仇、性嫉妒、对地位和财富的追逐，等等。顺便说一下，西文"evil"一词，国内心理学界通常译为"邪恶"、"罪恶"，我以为不妥。此译法带有道德谴责（或宗教教义）的含义；而西方进化心理学家则是在中性的意义——即实证科学的意义——上使用这个词，基本上与"bad"（坏的、不良）、"wrong"（犯错、过错）同义。因此，我主张译成"恶"或"不义"较好。但由此引出的进一步问题是，如果人的天性中有恶（或不义），而有心理障碍的人却正是或往往表现出恶的行为，那这二者之间又是什么关系呢？

我无言以对。尽管我编出了这本关于西方心理咨询与治疗大师的书，但我仍然相信，以该领域现有的发展水平，心理学家并不能回答或解释我所提出的这个尖锐的、甚至致命的问题。由此，又引发了我不得不反思的另一个看似好笑的问题：所谓的"心理学家"究竟有何为？"心理学家"真的懂"心理"（Mind）吗？是不是只有那些号称"心理学家"的人才懂得所谓的"心理"？

我提出这个确乎啼笑皆非的问题，首先是基于中国心理学工作者——我的读者知道，我不喜欢或不轻易使用"心理学家"这个称谓——到底行使了什么样的社会功能，或在当今社会中到底起了什么样的作用？我的回答是，作用不大或甚微。我相信，本来心理学应该是能够对一个社会的文化建设（包括文化导向、文化批评、文化传递等）起作用的，但在中国，搞心理学的人没起到这方面的作用。举个例子：在当下的"文化圈"中，几乎听不到"心理学家"的声音。我手头有被赠阅的《中华读书报》、《文汇读书周报》和《社会科学报》三份读书人的刊物，可是，我从没有看到搞心理学的人在这些本属文化圈内的刊物上——我自己除外——发表过文章（哪怕是在《中华读书报》的"家园"栏目中发表一点学术感言之类的东西），或被记者采访，或就国内重大文化事件作出评论，或反映一点心理学界的动态。没有，完全没有！好像是，纵然这个世界如何动荡万千，我辈"心理学家"仍胜似闲庭信步——一切，哪怕是文化活动，均与"我"无关。仅就上海文化圈而言，上海市社会科学界联合会，每年都要举行盛大的年度学术大会，但我从来就没有见过搞心理学的人参加。也许你会说，我的心理学不属于"社会科学"。那好，是不是有人参加了上海市科学联合会的年度大会呢？据我所知，没有！可是，你的心理学不是号称"自然科学"吗？

由此导致的尴尬在所难免：搞心理学的人，既不属于社会科学，又不属于自然科学，那就只好关起门来自己开自己的"会"了。我不是说自己开会就不好，而是要问你在文化圈子内到底混得怎么样？你是不是只满足于在阴沉死寂的专业刊物上发点儿装潢性的"数据"，然后让它自行"说话"，你的"心理学事业"就这样完成了。难道不是吗？

近些年我跟搞心理学的人打交道多了，才发现有些人相当的自负，好像只有他们这些号称"心理学家"的人才配懂得"心理"。当然，什么样的人拥有关于"心理"的话语权，说起来还是一个"后现代的"问题呢！我暂时把这个问题放一放。这里我只是简短地论证一下，为什么在中国有太多的不懂"心理"的"心理学家"。

我论证的思路，还是我在《你不知晓的 20 世纪最杰出心理学家》（2008 年）的"跋"——"中国人搞西方'科学心理学'的某些先天不足"——中的那个思路："中华集体无意识"（包括其中的常识心理学），是中国人搞西方"科学心理学"的跨越不了的先天制约因素。集中来说就是："西方人今天的所谓科学心理学，源出于他们老祖宗遗传下来的一套常识心理学概念系统，而我们中国人是'另一套'常识心理学，这二者是不对应、不对'路子'的！所以，当我们今天的中国人去搞西方的那种科学心理学时，一开始就相差十万八千里！"

在中国人的"另一套"常识心理学中，有一种被现今搞心理学的人所津津乐道的思维方式，即所谓"整体性思维方式"。据说这种思维方式是中国传统文化的精华所在，它克服了西方人那种片面的"分析性思维"——即将研究对象或问题分解为它的各个"部分"，并对部分进行一种逻辑式的、语义或句法式的解析，直到各个部分都清晰明白、功能分明为止。但我认为，这种整体性思维方式看起来貌似"整体"，实则把什么东西——无论是外部的事物还是内在的心理——都"搅"在一起；其中最致命的，是把科学与道德、事实与价值、实然与应然、描述与解释等截然不同的两个领域的东西，搅拌成具有同质性（homogeneity）的"一个"东西。通俗而形象地说，就是"你"中有"我"，"我"中有"你"；"你"可以是"我"，"我"也可以是"你"——"咱们彼此彼此"。正是这种"整体性"思维方式，冥冥中造就了中国的那些不懂心理的"心理学家"，其中的一个重大谬误，就是把科学与道德混淆在一起，甚至用道德问题掩盖、取代甚至取消科学问题。

你要是不信，我就用咱们日常生活中一个司空见惯、说怪不怪的现象说起，即所谓"包二奶"。这事此刻涌入我的脑海，是因为前不久在网上看到了一个帖子——《二奶，教我如何不爱你！》。实际上，网民们是在用讽刺、调侃的方式向"心理学家"挑战：这种事到底是个什么问题？是个科学问题还是道德问题？作为搞"科学"的"心理学家"，你们为什么从不研究这个问题？

顺便说一下，我极其厌恶媒体和日常言谈中使用"二奶"一词，

454

因为这个词恰好是"中华集体无意识"起作用的表现：中国人（无论男女）在无意识层面上对女性有一种深深的蔑视！为了今天的中国人的颜面，我建议在汉语中彻底剔除这个词（哪怕是作为俚语）！本来，作为一个事实问题，这个词不过是指腐败分子利用权力占有他婚外的女性——说到底，不就是个"情妇"（婚外恋）问题嘛！

呜呼！事情总是这样：每搞出一个"腐败分子"，不论大小，没有一个不是没有情妇的。官越大，情妇就越多。可叹的是，从来就没有中国"心理学家"做过这样一项研究，对那些被揪出来的腐败分子做一统计，按科长、副处、正处、厅局长、部长等自下而上排序，看看是怎样随着官级的递增，他们的情妇越来越多的。我曾在《文汇报》上看到一幅"天呈漫画"：有一个腐败分子情妇多了（共6个），就提拔其中的一个情妇为"首席情妇"，以工商管理的方式"管理"其他的情妇。天底下难道还有比这更滑稽可笑的吗？

滑稽归滑稽，可笑归可笑——"心理学家"却未必觉得可笑。因为他们把这个问题归咎于道德问题，与"我"搞心理学的人无关——"我不是道德学家呀！"。难道真是这样的吗？在西方科学心理学中，婚外恋是一个地地道道的科学问题，是两性关系心理学中不可回避的一个重大主题。婚外恋（俗称外遇）有其特定的所指，对男性来说，是指拥有婚姻关系的男性与另一任意女性所发生的性爱关系——不管这个女性是有丈夫，有性伴侣，还是单身，在这里都不重要。在进化心理学中，婚外恋属于"短期择偶"，这主要是从两性关系持续的时间长短来看的。因为它不像婚姻关系那样能维持很长的时间——至少是相对较长的时间。婚外恋一般可长可短，但"短"也有一个时限，那就是它不短于"一夜情"或偶尔偷腥。从心理机制上说，婚外恋与一夜情或偶尔风流也是不同的。

从科学角度看，或作为一个科学问题来看，婚外恋有其特有的心理机制，它与道德问题无关。一个男人——哪怕他是"腐败分子"——搞外遇，是由进化而来的先天心理机制决定的。美国进化生物学家特里维斯（Robert Trivers）提出了著名的"亲代投资"理论，为解释男人为何"花心"（比女人）更甚这一谜团，提供了一个强有力的理论基础。根据这一理论，男性对随意的性关系——或"多样化的性伴侣"——进化出了比女性更大的欲望。之所以进化出了这样的"欲望"，主要是因为男性对子女的投资比女性要小。

我们人类属于有性繁殖，而从生物适应的角度上说，有性繁殖的物种所面临的最大的难题或挑战，就是求偶或择偶——找到一个配偶（像通常说的，男人要"讨个老婆"），因为这需要耗费大量的精力、资源和时间。在此过程中，雌雄两性各自所作出的贡献，严格说来是不对等的。首先，精子和卵子的生产和消耗就有很大差别。男性可以生产无以计数的精子，每小时可产约一千两百万个；而一个男人一次射精排出的精液重约 5 克，约含三亿个精子。可见，精子说起来算是这世界上最廉价的东西；相对而言，卵子却要珍贵得多。女性一生中生产的卵子数量比较固定，约 400 个。

而且显而易见，女性对子女（子代）的贡献并不止于卵子。实际上，人类亲代投资（父母投资）的关键阶段，如受精、怀孕的过程都发生在女性体内。这样，同样是一次性行为，所导致的结果是不一样的：一次性交，男性只需要付出最少量的投资——射精，却有可能让女性付出十月怀胎的代价（顺便想起一则笑话。江青俨然以女权主义口吻说过："男人有什么用？无非是几颗精虫的贡献。"——她居然知道，仅仅是"几颗"而已）。不仅如此，女性在怀孕期间还丧失了其他的择偶机会（至少减少了性交的次数），这对女性不啻是一个不小的损失。此外，女性还要付出一个长长的哺乳期；甚至在有些文化背景里，母乳喂养还要持续达 3—4 年之久。很显然，女性比男性付出了更多的带有责任和义务的那些亲代投资。

至此，读者就明白了，外遇是一个科学问题，而不是道德问题；婚外恋与道德无关（当然也可以在不顾及外遇是不是科学问题的条件下对其作道德评判，但这已经不是该心理学家做的事情了）。尽管那些假道学家、那些意识形态的辩护士会不遗余力反对这一点，但正是这些伪君子的所作所为，败坏了婚外恋的名誉。正是他们，一面在台上大讲"情操"，一面却在台下利用权力和不义之财，大包情妇。当然，问题还不在于腐败分子有情妇，而在于他们把婚外恋的名誉搞坏了。他们的那些"情妇"，并不是通过他们自身的魅力而得到的爱情，而是利用自己所掌握的权力，加之中国贫穷落后女性对经济资源的依赖，致使他们得到了完全不以爱情为基础的婚外"情妇"。这是对真正的婚外恋的亵渎，是权力不平等的结果。但愿读者看到这里的时候，不至于认为我这是性嫉妒的产物。就算我的性嫉妒强烈，也不至于和腐败分子叫劲吧？

说良心话，"整体性"思维方式所造就的不懂心理的"心理学家"，岂止表现在婚外恋这一小小的科学问题上！我信手拈来一例：有些人热衷于"中国特色的心理学"或"心理学研究中国化"（更谨慎一点儿叫"本土心理学"），可他们没有意识到：如果真有这样的"学问"可做，那你就得承认"中国人"与其他种族的人在"天性"上是不同的。但这是荒谬的！在人的天性上，中国人与外国人，无论在生理方面（系统、器官和组织的复杂设计），还是心理方面（语言、情感、归类、面部表情等），都不存在先天的结构差异。或者说，中华民族与其他种族的成员在"质"上都具有相似性（只是在"量"上有可能存在遗传方面的差异）。既然不同种族之间在心理功能上不存在任何质的差异，那你搞的那种"中国特色的心理学"还有什么意义吗？你不是在把一种价值观、一种意识形态强加于科学、事实之上，那又能是什么呢？

在中华集体无意识中，有曰"人之初，性本善"。于是不懂心理的"心理学家"自豪地断言，我们中国人都是"好人"（按某一权威人物的说法，人是"心理和谐"的呀）：中国地大物博、人口众多；中华民族勤劳勇敢、质朴善良。既然是这样，中国人的天性中就不存在"坏的"、"恶的"东西，或类似动物本能的东西，因为"我们是人呀！"，"人怎么能跟动物相比呢？"——搞心理学的人经常如是说。确实，当某人干了不义的事时，人们会异口同声呵斥道："一点人性都没有！"这里的潜台词是：人性中只有"好的"东西；如果有"坏的"东西的话，那就不是"人"了。更可悲的是，"心理学家"为"好人"辩护，仅仅是出于他的这样一个良好愿望："好人一生平安"——正如一首流行歌曲所唱的那样。不用我多说，这又是一个用价值判断、道德伦理来取代科学真相（事实）的绝好例证。

华东师范大学心理系国家理科基地 2005 级应用心理学专业的大部分同学，情系于 20 世纪西方心理咨询与治疗大师，正如作者之一袁政所感慨的那样，"我们这群挖掘者孜孜不倦地在他们的历史轨迹上插下铁锹、碾平堆积成山的记忆岭土、为仅有的一点点精神交集而欣喜若狂"。他们的辛勤挖掘终于有了回报：呈现给读者的这本《如何成为心理咨询师》，既是他们的学习成果的结晶，也是他们在咨询界崭露头角的一份宣言书。

以下是各位作者的姓名（以本书目录为序）：

李旋（弗洛伊德）、陆静怡（阿德勒）、肖璨（荣格）、胡诗宇（哈特曼）、谢盈（沙利文）、赵婉（克莱因）、李杰（温尼科特）、颜彬（鲍尔比）、姜海霞（埃里克森）、李智颖（柯恩伯格）、陈薇（默瑞）、董敏霞（米切尔）、陈晓铃（马斯洛）、袁政（罗杰斯）、王蕾（弗洛姆）、王欢（弗兰克尔）、李濛（宾斯旺格）、陆佳颖（罗洛·梅）、曲学娟（凯利）、魏威（艾利斯）、庄磊、魏威（拉特）、张金美（拉扎勒斯）、李佳灵（贝克）、刘晨（希尔加德）、唐晓珉（皮尔斯）、沈琳翔（惠特克）、赵红梅（鲍文）、张蔚（萨提亚）、赵云洁（海灵格）、朱林（塞利格曼）、谢蓥滢（格拉塞）、王海静（佩塞施基安）、高小昕（福柯）、李熙（怀特和艾普斯顿）、尚庆萍（沙泽尔和贝尔格）。

书中的行文表述文责自负，体现的是每一个作者的研究成果，并不直接代表主编的观点。在写作过程中，作者们也参考了国内咨询与治疗界一些有关的研究成果。我在此谨向有关成果的作者表示衷心的感谢！我们试图在书中宏观地勾画一下 20 世纪人类心理咨询与治疗的发展脉络和重大成就，这在国内诚属首次，难免有不足或欠妥之处。我诚挚地期待读者和咨询界同人不吝赐教、指正；对于我的学生作者们的某些稚嫩的地方，也希望读者耐心地呵护和宽容。

我的硕士生汪蓓漪出色地承担了本书的助理主编任务。她的清纯、好学、认真和细心的品格和精神，让我这个老师深感欣慰！没有她付出的时间和精力，书稿的质量断不会达到现在的水平。我的硕士生高小昕饶有兴致地撰写了福柯一章。比利时鲁汶大学的留学生陈蓓雯，出国多年也仍忘不了我这个曾经的老师，一直关注我主编的这套丛书的出版情况，并及时地为我提供最新的外语资料。这里一并致谢！

我对心理咨询不是很在行，所以我邀请杨慧副教授做我的主编搭档。她对心理咨询与治疗的精湛研究和丰富的临床咨询经验，为本书的质量提供了保证。我们的合作非常愉快！希望以后还有进一步的合作机会。

本书得到华东师范大学心理系"国家理科基地人才培养基金"（2008）的支持，特此致谢！

熊哲宏

2008 年 12 月 31 日